教育部高等学校生物医学工程类专业教学指导委员会"十四五"规划教材

医学信息集成标准与技术

郑建立　林　勇　编著

电子工业出版社
Publishing House of Electronics Industry
北京·BEIJING

内 容 简 介

本书较为深入地介绍了主流的医学信息集成标准,包括医学数字影像与传输标准 DICOM、医疗信息交换标准 HL7 和医疗健康信息集成规范 IHE,对字符编码与信息表示等技术基础和 fo-dicom、NHAPI 类库等标准实现技术,以及基于 Web 服务的 DICOM Web、FHIR、XDS 等技术的发展进行了详细介绍。

本书适合作为医学信息工程、生物医学工程等专业高年级本科生、研究生的教材或参考书,也可供医学信息领域从业人员学习使用。

未经许可,不得以任何方式复制或抄袭本书之部分或全部内容。
版权所有,侵权必究。

图书在版编目(CIP)数据

医学信息集成标准与技术 / 郑建立,林勇编著. —北京:电子工业出版社,2024.3
ISBN 978-7-121-47428-6

Ⅰ. ①医… Ⅱ. ①郑… ②林… Ⅲ. ①医学信息—信息技术 Ⅳ. ①R-0

中国国家版本馆 CIP 数据核字(2024)第 041582 号

责任编辑:张小乐　　文字编辑:曹　旭
印　　刷:北京虎彩文化传播有限公司
装　　订:北京虎彩文化传播有限公司
出版发行:电子工业出版社
　　　　　北京市海淀区万寿路 173 信箱　邮编 100036
开　　本:787×1 092　1/16　印张:21.75　字数:557 千字
版　　次:2024 年 3 月第 1 版
印　　次:2024 年 3 月第 1 次印刷
定　　价:75.00 元

凡所购买电子工业出版社图书有缺损问题,请向购买书店调换。若书店售缺,请与本社发行部联系,联系及邮购电话:(010)88254888,88258888。
质量投诉请发邮件至 zlts@phei.com.cn,盗版侵权举报请发邮件至 dbqq@phei.com.cn。
本书咨询联系方式:(010)88254462,zhxl@phei.com.cn。

前　言

在计算机信息技术发展浪潮的推动下，数字化医疗环境从单一的 HIS（医院信息系统）发展到多个业务系统互联互通，进而迈入电子病历集成平台、区域医疗信息平台和电子健康档案阶段。在医疗信息化快速发展的背景下，医学信息技术已经成为各级各类医疗机构正常运转及提高医疗管理水平和服务质量所必不可少的技术支撑，也是公共卫生与个人健康管理的重要技术保障。

DICOM 标准因数字化医学影像设备和 PACS（影像归档和通信系统）的广泛应用而普及，HL7 则是因医院对多厂商异构系统信息集成的切实需要而逐步得到应用的。其中的一个重要推动力是 IHE 的推广应用，IHE 规范了如何在各种医疗流程中应用 HL7 和 DICOM 等标准实现互操作性，降低了标准应用门槛，适应了数字化医院、区域医疗信息平台和电子健康档案的发展需求。

本书是在"医学信息集成技术"课程多年教学实践基础之上组织编写的，该课程的培养目标之一是使学生具备 HL7/DICOM/IHE 标准相关的医疗应用软件的开发能力。因此，教学内容既要有广度（覆盖三大标准），又要有深度（能够编程开发）。由于三大标准对所涉领域面面俱到，而且都深入具体细节，因此每个标准都是鸿篇巨制，让初学者不知道从哪里下手。我们多年的实践经验就是必须够用、关注细节，即对标准的共性、原理性基础内容必须理解；对标准中分解为很多块的解决方案部分，择其一二详细介绍标准的结构及最简单实现方案的细节，配合实验具体设计并实现，其余内容自然可以触类旁通。

本书共 6 章，概括了医学信息集成的相关标准和实现技术。

第 1 章简要介绍了字符编码的发展过程，以字符编码的 5 层模型为框架，系统讲述了字符编码标准、信息的组织与序列化、信息的传输编码及信息的校验等信息集成中的共性问题。

第 2 章首先简要介绍了 DICOM 标准的发展与组成，重点对 DICOM 传输语法、值表示法、数据元素与数据集等基础知识进行了讲述，再以 CT IOD 为代表描述了信息对象定义的结构与作用。DICOM 消息交换和网络通信一节对关联和 DIMSE 进行了重点讲述，以最常用的 Q/R 服务类 SCP 与 SCU 开启了 DICOM 应用开发，随后对获取到的 DICOM 文件进行读取、图像解码、窗宽/窗位变换和图像显示，最后介绍了 DICOM Web 服务和资源。

第 3 章以 fo-dicom 开源类库为范例，对 DICOM 标准的实现技术进行了全方位的展示，分为 Dicom 核心程序集、Dicom.IO 输入输出程序集、Dicom.Network 网络通信程序集、Dicom 图像显示程序集、Dicom 图像压缩解压缩程序集等部分，着重介绍了主要的接口、基类及重要或典型派生类的设计，还介绍了工厂模式、组合模式、状态模式、依赖注入等面向对象设计模式的实际运用，使读者通过应用实例体验类库的使用。

第 4 章首先介绍了 HL7 的发展和 HL7 的消息编码规则、消息结构、数据类型、通信机制、最小低层协议等基础知识，接着对常用的患者管理和医嘱事件与消息结构、段结构、字段类型、取值规定等进行了细致的叙述，最后对新一代 HL7 FHIR 标准的发展、构成、数据类型、资源、交互进行了知识拓展和程序实现。

第 5 章介绍了 NHAPI 类库的主要程序集、模型接口，以及模型具体类的数据类型、段、消息，重点介绍了 PipeParser 类的方法与成员，以及构造消息、解析消息的流程和具体实现。

第 6 章从互操作性的概念入手，对现有标准的互操作性问题进行了分析，介绍了 IHE 的互操作性实现机制，重点对经典的 SWF 集成模式和 XDS 集成模式进行了详细的分析。

本书适合医学信息工程、生物医学工程等专业的高年级本科生和研究生阅读，需要读者具备面向对象程序设计的知识；也可作为医学信息领域从业人员掌握相关标准和技术的参考用书。

本书得到了上海理工大学一流本科系列教材建设项目的资助。本书主要由郑建立编著，林勇、孔祥勇参与了第 4 章的编著，研究生王怡茹完成了书中部分插图的绘制。由于作者水平有限，书中难免有疏漏和不足，请各位读者不吝指正，并请将信息反馈给我们（zhengjianli163@163.com），不胜感激。

最后感谢电子工业出版社责任编辑张小乐女士的辛勤工作，使本书得以顺利出版。

编著者

2024 年 1 月

目 录

第1章 字符编码与信息表示 ········ 1
  1.1 概述 ····························· 1
    1.1.1 ASCII 形成阶段 ············ 1
    1.1.2 ASCII 扩展阶段 ············ 2
    1.1.3 统一编码阶段 ··············· 2
  1.2 字符编码模型 ··················· 3
    1.2.1 抽象字符集 ACR ············ 3
    1.2.2 编码字符集 CCS ············ 3
    1.2.3 字符编码表 CEF ············ 4
    1.2.4 字符编码方案 CES ·········· 4
    1.2.5 传输编码语法 TES ·········· 4
  1.3 字符编码标准 ··················· 5
    1.3.1 ASCII ······················ 5
    1.3.2 ISO/IEC 2022 ············· 6
    1.3.3 ISO/IEC 8859 ············· 7
    1.3.4 GB/T 2312 ················· 8
    1.3.5 BIG5 ······················ 9
    1.3.6 Unicode 与 ISO/IEC 10646 ···· 10
    1.3.7 GB13000 与 GBK ·········· 13
    1.3.8 GB18030 ·················· 14
  1.4 信息的表示 ····················· 16
    1.4.1 文本方式与二进制方式 ······· 16
    1.4.2 信息属性值的表示 ··········· 16
    1.4.3 信息实体的序列化 ··········· 19
    1.4.4 无模式序列化 ··············· 20
    1.4.5 模式驱动序列化 ············· 24
  1.5 信息的传输编码 ················· 28
    1.5.1 传输的基本问题 ············· 28
    1.5.2 字节顺序 ··················· 29
    1.5.3 协议数据单元 ··············· 31
    1.5.4 转义 ······················· 32
    1.5.5 传输编码语法 ··············· 33
  1.6 信息的校验 ····················· 36
    1.6.1 奇偶校验 ··················· 36
    1.6.2 累加和校验 ················· 36
    1.6.3 海明码 ····················· 37
    1.6.4 循环冗余校验 ··············· 38
    1.6.5 哈希算法 ··················· 38
    1.6.6 Luhn 算法 ················· 39
    1.6.7 M11 校验 ·················· 39
    1.6.8 ISO/IEC 7064 ············· 40
  习题 1 ······························ 41

第2章 DICOM 标准 ·················· 42
  2.1 DICOM 概述 ···················· 42
    2.1.1 DICOM 的发展 ············· 42
    2.1.2 DICOM 的组成 ············· 42
    2.1.3 DICOM 的应用 ············· 45
  2.2 数据结构与编码 ················· 46
    2.2.1 唯一标识符（UID）········· 46
    2.2.2 传输语法 ··················· 47
    2.2.3 值表示法 ··················· 47
    2.2.4 数据字典 ··················· 51
    2.2.5 数据元素 ··················· 53
    2.2.6 数据集 ····················· 58
  2.3 DICOM 信息对象定义 ············ 59
    2.3.1 实体-联系模型 ············· 60
    2.3.2 DICOM 信息模型 ·········· 60
    2.3.3 DICOM 图像信息模型 ····· 61
    2.3.4 信息对象定义的结构 ········· 62
    2.3.5 信息实体 IE ················ 63
    2.3.6 信息对象模块 IOM ········· 64
    2.3.7 标准信息对象定义 ··········· 71
    2.3.8 复合信息对象定义 ··········· 72
  2.4 DICOM 消息交换和网络通信 ····· 75
    2.4.1 DICOM 网络的层次模型 ···· 75
    2.4.2 DICOM 上层协议 ·········· 75
    2.4.3 协议数据单元 ··············· 78
    2.4.4 DICOM 消息 ··············· 81
    2.4.5 DICOM 消息服务元素 ······ 82
    2.4.6 DIMSE-C 服务 ············· 83

         2.4.7 DIMSE-N 服务 ·················· 88
    2.5 DICOM 服务类 ························ 93
         2.5.1 服务对象对类 ·················· 94
         2.5.2 SCP 与 SCU ···················· 94
         2.5.3 服务类概述 ······················ 95
         2.5.4 验证服务类 ······················ 96
         2.5.5 存储服务类 ······················ 97
         2.5.6 查询/获取服务类 ··············· 98
         2.5.7 基本工作列表管理服务类 ··· 106
         2.5.8 操作步骤 SOP 类 ············· 111
         2.5.9 存储确认服务类 ·············· 115
    2.6 DICOM 介质存储与文件格式 ···· 117
         2.6.1 DICOM 介质存储模型简述 ······ 118
         2.6.2 介质存储 SOP 类及信息对象
               定义 IOD ························ 119
         2.6.3 文件格式 ······················· 119
         2.6.4 介质存储目录 ················· 124
         2.6.5 介质存储应用框架 ············ 125
    2.7 医学图像的信息组织与表达 ······ 125
         2.7.1 图像编码格式 ················· 125
         2.7.2 压缩方法简述 ················· 127
         2.7.3 像素转换 ······················· 128
         2.7.4 显示一致性 ···················· 130
    2.8 DICOM Web 服务 ··················· 132
         2.8.1 URI Web 服务 ················ 133
         2.8.2 检查 Web 服务和资源 ······· 136
         2.8.3 工作列表 Web 服务和资源 ···· 138
         2.8.4 非患者实例 Web 服务和资源 ··· 139
    习题 2 ·· 140
第 3 章 fo-dicom 类库 ···················· 142
    3.1 概述 ······································· 142
         3.1.1 主要特点 ······················· 142
         3.1.2 包 ································ 142
         3.1.3 fo-dicom 核心程序集 ········ 143
    3.2 Dicom 核心程序集 ·················· 143
         3.2.1 DicomTag 类 ·················· 143
         3.2.2 DicomMaskedTag 类 ········· 144
         3.2.3 DicomVM 类 ·················· 144
         3.2.4 DicomUID 类 ·················· 145

         3.2.5 DicomTransferSyntax 类 ········ 148
         3.2.6 DicomVR 类 ···················· 150
         3.2.7 数据字典类 ····················· 153
         3.2.8 数据元素类 ····················· 154
         3.2.9 文件类 ··························· 160
    3.3 Dicom.IO 输入输出程序集 ········ 162
         3.3.1 字节顺序类 ····················· 162
         3.3.2 字节缓冲区接口及类 ········· 164
         3.3.3 字节对象类 ····················· 165
         3.3.4 DicomReader 类 ·············· 165
         3.3.5 DicomWriteOption 类与
               DicomWriter 类 ················ 169
         3.3.6 文件读写类 ····················· 170
    3.4 依赖注入 ································ 172
         3.4.1 概述 ······························ 172
         3.4.2 依赖注入的原理 ·············· 173
         3.4.3 .NET Core 依赖注入 ········· 173
         3.4.4 fo-dicom 的依赖注入 ········ 175
    3.5 Dicom.Network 网络通信程序集 ····· 181
         3.5.1 表示上下文类 ················· 181
         3.5.2 关联类 ··························· 182
         3.5.3 PDU 类 ························· 182
         3.5.4 消息类 ··························· 186
         3.5.5 网络访问接口 ················· 188
         3.5.6 DIMSE 类 ······················· 189
         3.5.7 服务类 ··························· 195
    3.6 Dicom 图像显示程序集 ············ 198
         3.6.1 图像数据类 ····················· 199
         3.6.2 压缩解压缩类 ················· 202
         3.6.3 像素变换类 ····················· 203
         3.6.4 图像变换类 ····················· 206
         3.6.5 图像渲染类 ····················· 207
    3.7 Dicom 图像压缩解压缩程序集 ···· 210
         3.7.1 图像压缩解压缩接口 ········ 210
         3.7.2 本地 Codec 算法库 ·········· 211
         3.7.3 本地 Codec 库的依赖注入 ···· 213
    3.8 应用实例 ································ 214
         3.8.1 依赖注入环境初始化 ········ 214
         3.8.2 文件操作 ······················· 215

	3.8.3	渲染为 JPEG 图像	215
	3.8.4	存储服务 C-Store SCP	216
	3.8.5	存储服务 C-Store SCU	217
	3.8.6	验证服务 C-Echo SCU/SCP	217
	3.8.7	查询服务 C-Find SCU	218
	3.8.8	存储确认服务 N-Action SCU	218
习题 3			219

第 4 章 医疗信息交换标准 HL7 ……220

4.1	HL7 概述		220
	4.1.1	背景	220
	4.1.2	发展历史	220
4.2	HL7 的通信与控制		221
	4.2.1	触发事件	221
	4.2.2	消息	221
	4.2.3	消息分隔符	223
	4.2.4	数据类型	223
	4.2.5	通信机制	225
	4.2.6	消息的处理	225
	4.2.7	通信环境	226
	4.2.8	最小低层协议	226
4.3	患者管理		227
	4.3.1	患者管理事务集简介	227
	4.3.2	触发事件与消息定义	227
	4.3.3	ADT 消息段	232
	4.3.4	消息交换的示例	242
4.4	医嘱		244
	4.4.1	医嘱简介	244
	4.4.2	数量/时间（TQ）数据类型	244
	4.4.3	通用医嘱消息 ORM	248
	4.4.4	通用医嘱应答消息 ORR	250
	4.4.5	通用医嘱消息段	250
	4.4.6	通用医嘱消息示例	255
4.5	HL7 FHIR		256
	4.5.1	FHIR 概述	256
	4.5.2	FHIR 的构成	258
	4.5.3	FHIR 的数据类型	259
	4.5.4	FHIR 的资源	263
	4.5.5	FHIR 的交互	273
	4.5.6	FHIR 的实现	276

习题 4			278

第 5 章 NHAPI 应用程序接口 ……279

5.1	概述		279
5.2	主要程序集及命名空间		279
5.3	NHapi.Base.Model 命名空间		280
	5.3.1	接口	280
	5.3.2	数据结构基类	281
	5.3.3	通用数据类型类	282
5.4	NHapi.Base.Parser 命名空间		283
	5.4.1	模型接口 IModelClassFactory	283
	5.4.2	模型包管理类 PackageManager	283
	5.4.3	模型工厂类 DefaultModelClassFactory	283
	5.4.4	消息构造解析器基类 ParserBase	284
	5.4.5	经典构造解析器类 PipeParser	286
	5.4.6	XML 构造解析器类 XMLParser	290
5.5	NHapi.Base.Validation 命名空间		290
	5.5.1	验证器接口	290
	5.5.2	验证器类	291
	5.5.3	NHapi.Base.Validation.impl 子空间	291
5.6	NHapi.Model.V2X 命名空间		293
	5.6.1	NHapi.Model.V2X.Datatype	293
	5.6.2	NHapi.Model.V2X.Segment	294
	5.6.3	NHapi.Model.V2X.Group	295
	5.6.4	NHapi.Model.V2X.Message	297
5.7	NHAPI 的应用		298
	5.7.1	构造消息	298
	5.7.2	解析消息	299
习题 5			300

第 6 章 医疗健康信息集成规范 IHE ……302

6.1	概述		302
	6.1.1	互操作性	302
	6.1.2	IHE 领域	302
	6.1.3	IHE 技术框架	303
6.2	IHE 互操作性		304
	6.2.1	互操作性问题	304
	6.2.2	医嘱两级分解模板	305

· VII ·

6.2.3 HL7 标准的使用和互操作性
　　　增强 ………………………… 306
6.2.4 DICOM 标准的使用和互操作性
　　　增强 ………………………… 306
6.2.5 IHE 互操作性验证测试 ……… 307
6.3 预定工作流（SWF）集成模式 …… 308
6.3.1 概述 ………………………… 308
6.3.2 SWF 集成模式 ……………… 309
6.3.3 SWF 角色 …………………… 309
6.3.4 SWF 事务 …………………… 310

6.4 跨机构文档共享 XDS.b ……………… 323
6.4.1 概述 ………………………… 323
6.4.2 XDS 角色 …………………… 323
6.4.3 XDS 文档注册中心数据模型 … 324
6.4.4 XDS 文档 …………………… 326
6.4.5 XDS 元数据 ………………… 326
6.4.6 XDS 存储查询 ……………… 331
6.4.7 XDS 事务 …………………… 335
习题 6 ……………………………………… 338
参考文献 …………………………………… 339

第1章 字符编码与信息表示

1.1 概述

字符编码就是各种文字字符的二进制表示，是计算机信息处理的基础。字符编码的发展过程涉及各个国家的文化、政治等问题，加上应用的固化导致字符编码难以及时升级换代，形成了各种编码共存的现状。这导致我们在编程中会遇到各种各样的问题，如常见的乱码问题。学习字符编码的基础概念后，我们能对编程语言、信息处理有更深入的理解。

人类文字有数千年的历史，但用电子信息来表示书面文字的历史并不长。1844年，莫尔斯发明电报，被视为现代信息技术的开端，随着电子、通信、计算机技术的发展，作为计算机信息处理的载体，字符编码也得到迅速的发展，大致经过了3个发展阶段。

1.1.1 ASCII形成阶段

1837年，莫尔斯电码（Morse Code）诞生，由短的电脉冲（又称点）和长的电脉冲（又称划）组成，用1～6个不同的点和划的组合代表不同的字母、数字和其他通信符号，书面字符首次有了电信号的编码表示。尽管直接编码的字符很少，但是其他字符可以通过电码本转换为莫尔斯码串实现电报通信。电报技术传入我国后，为了解决汉字传输的问题，1873年，法国驻华人员威基杰参照《康熙字典》的部首排列方法，挑选了6800多个常用汉字，用4位阿拉伯数字编成了第一部汉字电码本《电报新书》，后由我国的郑观应改编为《中国电报新编》，可以说是汉字的第一个编码方案。

随着通信技术的发展，定长5比特的博多码出现了，扩展了字符编码数量，也便于直接用键盘对字符编码、用纸带作为发送/接收的载体，甚至自动解码输出字符。1930年，国际电话电报咨询委员会（Consultative Committee for International Telephone and Telegraph，CCITT）发布了国际电报字母表（International Telegraph Alphabet#1，ITA1），后来发展为ITA2，即电传机用的五单位电码标准。

1946年，ENIAC的诞生及随后二进制的发展，使机器计算能力大大提高，也展现出信息处理的强大潜能，电子通信和计算机行业对更大数量字符编码的需求愈加迫切。最开始设计出来的字符编码标准是扩展二进制编码的十进制交换码（Extended Binary Coded Decimal Interchange Code，EBCDIC），由国际商用机器公司（IBM）为大型机操作系统开发设计，于1964年推出。在EBCDIC中，英文字母不是连续排列的，中间出现多次中断，这带来了一些困扰和麻烦。因此，在后来IBM的个人计算机和工作站操作系统中并没有采用EBCDIC。1963年，来自AT&T、IBM及其他计算机和通信公司的专家参与制定了ANSI X3.4—1963标准，即ASCII的首版标准，该标准于1967年得到完善，采用7比特编码128个字符。ASCII的出现是字符编码的一个里程碑，为计算机参与信息处理奠定了重要的基础。ASCII一直沿用至今。

1.1.2 ASCII 扩展阶段

随着计算机在欧洲大陆的应用，多种 ASCII 扩展方案出现了。1972 年，ISO/IEC 646 标准发布，除了英文字母和数字部分，各个国家可按照实际需要对 ISO 646 进行修改，以制定本国的字符标准。由于在 7 比特编码的情况下，很多国家的字符不够用，因此会将原 ASCII 字符替换成本国的版本。

很快人们就发现 7 比特并不能满足大部分拉丁字母的编码。ASCII 本质上是从通信领域发展而来的，通信领域的协议中第 8 位用作校验纠错。但是，对于计算机内存，校验纠错变得不那么必要。因此，8 位字符编码逐渐出现，用于表示比 ASCII 码更多的字符。1971 年公布的 ECMA-35 标准规定了各种 7 位或 8 位字符编码应当遵从的共同规则，随后 ECMA-35 被纳入 ISO/IEC 2022。

在 ISO/IEC 2022 的规定下，字符编码产生了两大方案。一个是以拉丁语为主的 8 位字符集方案。1982 年，ANSI 与 ECMA 合作开启此项标准的制定工作；1985 年，公布了 ECMA-94，最终成为 ISO/IEC 8859 系列标准。另一个是以中、日、韩等国家语言为主的双字节 8 位编码方案。中国国家标准总局于 1980 年发布的 GB/T 2312—1980 收录了 6763 个汉字，通行于中国大陆，新加坡等地也采用此编码。我国台湾地区 1981 年开始制定 CNS 11643 标准，5 家主要计算机厂商于 1983 年发布以繁体汉字为主的 BIG5 编码，在港澳台地区得到应用，成为事实上的**繁体汉字标准**。发布于 1978 年的日语标准 JIS C 6226，后来改名为 JIS X 0208，编码了 6355 个汉字，1990 年的 JIS X 0212 增加了 5801 个汉字。

1.1.3 统一编码阶段

虽然 ISO/IEC 2022 的出现让各个国家定义了自己的字符集，可是不同的字符集在不同国家却经常出现不兼容的情况。很多传统的编码方式有共同的问题，即允许计算机处理双语任务（通常为拉丁字母及本国语言），但无法同时支持多语言（指可同时处理多种语言混合的情况）。互联网的出现让统一编码成为迫切需求。

两个组织分别制定了统一编码。其一是国际标准化组织（ISO）于 1984 年创建的 ISO/IEC，发布 ISO/IEC 10646 标准，最初的字符集是 UCS-4，每个字符用 4 字节编码，足以支撑全球范围内所有的文字，但遭遇了相当大的阻力，ISO/IEC 10646 的初版草案于 1991 年被否决。其二是由 Xerox、Apple 等软件制造商于 1988 年组成的统一码联盟 Unicode，这些计算机厂商认为用 4 字节去存储一个字符很浪费，2 字节已经足够了，全球的文字都可以映射到这个字符集上，其于 1991 年发布 Unicode 1.0 版，采用的是 16 位编码形式。

经过几年的纠结，ISO/IEC 最终妥协，于 1993 年发布了 ISO/IEC 10646-1，采用 UCS-2，与 Unicode 保持一致，成为 Unicode 1.1。从 Unicode 2.0 开始，Unicode 采用了与 ISO/IEC 10646-1 相同的字库和字码，ISO 也承诺，ISO/IEC 10646 将不会给超出 U+10FFFF 的 UCS-4 编码赋值，以使得两者保持一致。目前两个组织仍都独立存在，并独立地公布各自的标准。经过角逐，目前实际应用的统一码版本对应于 UCS-2，使用 16 位编码空间，也就是每个字符占用 2 字节。

汉字编码的统一也伴随着 Unicode 的发展。1991 年，基于中国与 Unicode 的提议，ISO/IEC 10646 和 Unicode 成立了中日韩联合研究小组。1993 年 5 月，最初的"中日韩统一表意文字"（CJK）正式制定，共 20902 个字，成为 Unicode 1.1 的一部分。紧随 Unicode 1.1 的发布，1993 年，我国将其转化成为 GB 13000.1—1993。1993 年，GBK 字符集作为 GB2312 字符集的扩展，包含了 GB2312、BIG5 及其他 GB13000 的 CJK 汉字，初步实现了统一的汉字编码字符集。且由于 Windows 95 将 GBK 实现成 Code Page 936，而使其被广泛使用，成为事实上的标准。

2000 年，新的国家标准 GB18030—2000 取代了 GBK，并保持了 GBK 的兼容性，通过实现 4 字节的字符空间提升了定义的汉字数量和可扩展的汉字数量，并增加了对我国少数民族语言文字的支持；随后于 2005 年和 2022 年两次改版，收纳了 87887 个汉字，覆盖了 Unicode 新版本中所增加的中、日、韩三国文字中统一表意文字扩充 A～F。

1.2 字符编码模型

从图形字符到计算机内存或其他存储设备中的比特是分级完成的。互联网架构委员会（Internet Architecture Board，IAB）在 RFC2130 中提出了 3 级字符编码模型，包括编码字符集（Coded Character Set，CCS）、字符编码方案（Character Encoding Scheme，CES）和传输编码语法（Transfer Encoding Syntax，TES）。统一码联盟（Unicode）在统一码技术报告 #17（Unicode Technical Report #17）中将 IAB 的隐藏层级 ACR 提取出来，插入了新的层级 CEF，提出了 5 级字符编码模型，见图 1.1，其中字符映射集（Character Map，CM）是从抽象字符集的成员序列到序列化比特序列的映射，涵盖了前 4 个层级。

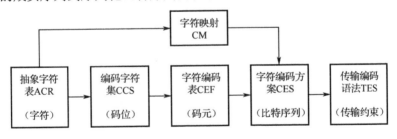

图 1.1　5 级字符编码模型

1.2.1 抽象字符集 ACR

字符（Character）可以简单理解为一个被编码的独立语义单元，抽象字符集可以理解为要编码的字符集合。例如，拉丁字母或英语、西班牙语、法语、德语等字母定义的字符集合；对汉字来说，2013 年国务院公布的《通用规范汉字表》就是包含 8105 个汉字的抽象字符集；《新华字典》或《康熙字典》收录的汉字也可理解为一个抽象字符集。

1.2.2 编码字符集 CCS

为便于计算机处理，需要给 ACR 的每个字符赋予一个数字形式的编码（Code）。编码的个数及取值范围构成了编码空间。编码空间的一个位置被称为码位（Code Point），被字符占据的一个位置被称为码位值（Code Point Value）。编码字符集是指字符到码位值的映射。例如，ASCII 就是个编码字符集，其编码空间包含 128 个码位，码位值范围是 0～127，如大写字母 A 编码为 65、数字字符 0 编码为 48 等。

出于对兼容的考虑，不同编码字符集中一些字符的码位值可能是相同的。例如，我国的第一个汉字编码字符集 GB 2312 的码位值 0～127 就与 ASCII 的相同，而其扩展出的 2 字节编码空间用来编码汉字；其后，GBK 字符集兼容了 GB 2312，GB 18030 字符集又兼容了 GBK。

编码空间可以是连续的，也可以拆分为多个子集，称为行、平面或列。例如，统一码 Unicode 的编码空间分为 17 个字符平面（1 个基本多文种平面与 16 个辅助平面），每个平面有 65536 个码位，因此 Unicode 共包含 17×65536=1114112 个码位。

1.2.3　字符编码表 CEF

字符编码表是把编码字符集的码位值映射到有限比特长度的整型值表示的码元（Code Unit）序列，以达到兼顾存储效率和节省存储空间的作用，也被称为存储格式。不同的 CEF 可以有不同的码元长度，如 UTF-8 的码元长度为 8 比特，UTF-16 的码元长度为 16 比特，而 UTF-32 的码元长度为 32 比特。对于固定长度的编码，通常不需要映射。对于变长的编码，每个码位值都被映射为数量不等的码元序列。

例如，Unicode 字符集的码位值是固定长度的 2 字节（UCS-2）或 4 字节（UCS-4），可以直接存储或传输，每个英文字母也需要 2 字节或 4 字节。如果用 UTF-8 映射 8 位长的码元序列，ASCII 码就可以用 1 个码元（1 字节）存储或传输，常用汉字用 2 个码元，其他汉字符号用 3～4 个码元，总体上节省了存储空间。因此，UTF-8 成为最常用的 Unicode 编码形式。

1.2.4　字符编码方案 CES

字符编码方案（Character Encoding Scheme，CES）是指码元到实际比特序列的映射，也被称为序列化的格式。如果一个码元有多个字节，在进行存储或传输时，就存在字节顺序的问题，即低字节优先（LE）还是高字节优先（BE），这是字符编码方案要确定的。

ASCII 码、UTF-8 的码元是单字节，没有字节顺序问题。而 UTF-16 编码由于码元是 2 字节，就会存在字节顺序问题，因此采用字节顺序标记 BOM（Byte Order Mark）的方法来自动识别字节顺序。

1.2.5　传输编码语法 TES

传输编码语法定义了对字节序列的额外处理，以满足传输环境或后续处理的要求。通常，处理有两种：一是把字节序列的值映射到更受限制的值域内，以满足传输环境的限制，如在 URL 里一些字符是不允许出现的，需要进行百分号编码；二是把字节序列的值压缩到更短的字节序列，如 LZW 或行程长度编码等无损压缩技术。TES 通常被单独定义，或多或少与其他四层是正交的。

1.3 字符编码标准

字符编码标准通常定义了字符编码模型的 4 层：ACR 的字符→CCS 的码位→CEF 的码元→CES 的比特序列的映射。尽管有些映射是隐式的，但有时也会看到字符编码标准对不同层级的单独定义，如 ISO/IEC 2022 只定义了 CEF，其将多个编码字符集映射到一个字节序列。

1.3.1 ASCII

在计算机内部，所有的信息最终都被表示为一个二进制串。每个二进制位（bit）都有 0 和 1 两种状态，因此 8 个二进制位就可以组合出 256 种状态，称为 1 个字节（byte）。也就是说，1 个字节一共可以表示 256 种不同的状态，每个状态都对应 1 个符号，就是 256 个符号，即从 00000000 到 11111111。

20 世纪 60 年代，美国国家标准协会（ANSI）制定了一套字符编码，对英文字符与二进制串之间的关系做了统一规定，称为美国信息交换标准码（American Standard Code for Information Interchange，ASCII），一直沿用至今。ASCII 一共规定了 128 个字符的编码，如空格是 32（二进制数 00100000），大写字母 A 是 65（二进制数 01000001）。这 128 个字符（包括 32 个不能打印出来的控制符号）只占用了一个字节的后 7 位，最高位统一规定为 0，见表 1.1。

1967 年，ASCII 被欧洲计算机制造商协会（European Computer Manufacturers' Association，ECMA）采用并制定了 ECMA-6 标准。1972 年，国际标准化组织（International Organization for Standardization，ISO）以 ASCII 为主体制定了 ISO 646 标准。

ASCII 码分为两个子集：0x20～0x7E 能在屏幕上看到，称为可打印字符（Printable Character），共 95 个；0～0x1F 和 0x7F 不能在屏幕上看到，称为控制字符（Control Character）。

表 1.1 ASCII 码

DEC	HEX	符号	DEC	HEX	符号	DEC	HEX	符号	DEC	HEX	符号
0	00	NUL	12	0C	FF	24	18	CAN	36	24	$
1	01	SOH	13	0D	CR	25	19	EM	37	25	%
2	02	STX	14	0E	SO	26	1A	SUB	38	26	&
3	03	ETX	15	0F	SI	27	1B	ESC	39	27	'
4	04	EOT	16	10	DLE	28	1C	FS	40	28	(
5	05	ENQ	17	11	DC1	29	1D	GS	41	29	)
6	06	ACK	18	12	DC2	30	1E	RS	42	2A	*
7	07	BEL	19	13	DC3	31	1F	US	43	2B	+
8	08	BS	20	14	DC4	32	20	[空格]	44	2C	,
9	09	HT	21	15	NAK	33	21	!	45	2D	-
10	0A	LF	22	16	SYN	34	22	"	46	2E	.
11	0B	VT	23	17	ETB	35	23	#	47	2F	/

续表

DEC	HEX	符号	DEC	HEX	符号	DEC	HEX	符号	DEC	HEX	符号
48	30	0	68	44	D	88	58	X	108	6C	l
49	31	1	69	45	E	89	59	Y	108	6D	m
50	32	2	70	46	F	90	5A	Z	110	6E	n
51	33	3	71	47	G	91	5B	[	111	6F	o
52	34	4	72	48	H	92	5C	\	112	70	p
53	35	5	73	49	I	93	5D	]	113	71	q
54	36	6	74	4A	J	94	5E	^	114	72	r
55	37	7	75	4B	K	95	5F	_	115	73	s
56	38	8	76	4C	L	96	60	`	116	74	t
57	39	9	77	4D	M	97	61	a	117	75	u
58	3A	:	78	4E	N	98	62	b	118	76	v
59	3B	;	79	4F	O	99	63	c	119	77	w
60	3C	<	80	50	P	100	64	d	120	78	x
61	3D	=	81	51	Q	101	65	e	121	79	y
62	3E	>	82	52	R	102	66	f	122	7A	z
63	3F	?	83	53	S	103	67	g	123	7B	{
64	40	@	84	54	T	104	68	h	124	7C	|
65	41	A	85	55	U	105	69	i	125	7D	}
66	42	B	86	56	V	106	6A	j	126	7E	~
67	43	C	87	57	W	107	6B	k	127	7F	DEL

1.3.2 ISO/IEC 2022

英文字母可用 7 位编码储存，而其他使用拉丁字母、希腊字母、西里尔字母、希伯来字母等的字符编码标准，虽然只使用数十个字母，但与 ASCII 不同。由于汉语、日语、韩语（Chinese, Japanese, Korean，CJK）文字字符众多，无法用 8 位编码来表达，故需要用多个字节来代表一个字。为此，1971 年公布的 ECMA-35 标准，规定了各种 7 位或 8 位字符编码应当遵从的共同规则。随后，ECMA-35 被采纳为 ISO/IEC 2022，以便汉语、日语及韩语可以使用数个 7 位编码的字符来表示。

ISO/IEC 2022 用于兼容当时的 7 比特宽的通信协议/通信设备。ISO/IEC 2022 规定字符集的控制字符可分为 C0 和 C1 两块，可打印（图形）字符分为 G0、G1、G2 和 G3 四块。对于 7 比特编码，字节值 0x00~0x1F 为 C0 控制字符块，字节值 0x20~0x7F 为 GL 编码块；8 比特编码则增加了 0xA0~0xBF 的 C1 控制字块和 0xC0~0xFF 的 GR 编码块。默认 GL 编码块为 G0，GR 编码块为 G1。对于单字节编码的字符集，1 个可打印（图形）字符块包含 96 个字符，除去空格符（0x20）和 DEL 符（0x7F），实际只有 94 个。对于双字节编码的字符集，1 个可打印（图形）字符块包含 94×94=8836 个字符。

由于不同的字符集编码是重叠的，一个字节究竟是 ASCII 码还是其他编码，从字节取值是区分不开的,这时就会出现"乱码"。ISO/IEC 2022 使用控制符的转义序列(Escape Sequence)来切换 G0、G1、G2、G3 块及所使用的字符集,表 1.2 列出了部分转义序列。

表 1.2 ISO/IEC 2022 部分转义序列

转义序列	十六进制表示	名字	缩写	作用
SI	0x0F	Shift in/Locking shift zero	SI/LS0	GL 编码 G0
SO	0x0E	Shift out/Locking shift one	SO/LS1	GL 编码 G1
ESC n	0x1B 0x6E	Locking shift two	LS2	GL 编码 G2
ESC o	0x1B 0x6F	Locking shift three	LS3	GL 编码 G3
ESC ~	0x1B 0x7E	Locking shift one right	LS1R	GR 编码 G1
ESC }	0x1B 0x7D	Locking shift two right	LS2R	GR 编码 G2
ESC |	0x1B 0x7C	Locking shift three right	LS3R	GR 编码 G3
ESC (B	0x1B 0x28 0x42	G0-designate 94-set	GZD4	ASCII 用于 G0
ESC (J	0x1B 0x28 0x4A	G0-designate 94-set	GZD4	JIS X 0201—1976(日文)用于 G0
ESC $(C	0x1B 0x24 0x28 0x43	G0-designate multibyte 94-set	GZDM4	KS X 1001—1992(朝鲜文)用于 G0
ESC $)A	0x1B 0x24 0x29 0x41	G1-designate multibyte 94-set	G1DM4	GB2312—1980(中文简体)用于 G1
ESC $)G	0x1B 0x24 0x29 0x47	G1-designate multibyte 94-set	G1DM4	CNS 11643—1992(中文繁体)用于 G1
ESC .A	0x1B 0x2E 0x41	G2-designate 96-set	G2D6	ISO 8859—1(西欧拉丁字母)用于 G2
ESC .F	0x1B 0x2E 0x46	G2-designate 96-set	G2D6	ISO 8859—7(希腊字母)用于 G2

转义序列中用于切换字符集的序列比较复杂,采取"ESC I[I...]F"形式,其中一个或多个 I 字节取值为 0x20~0x2F,用来标识字符集类型及切换到 G0~G3 块中的哪个块;F 字节取值为 0x40~0x7F,标识要切换的字符集。此序列代表它后面的字符属于切换后的字符集,这样在多字符集混合编码时可以采用 ISO/IEC 2022 转义序列进行灵活切换。

例如,中英文混合编码时需要切换 GB 2312 和 ASCII 字符集,"1.第一行汉字。<换行>"的编码为(粗体为转义序列):

0x31 0x2e **0x1B 0x24 0x29 0x41** 0xB5 0xDA 0xD2 0xBB 0xD0 0xD0 0xBA 0xBA 0xD7 0xD6 0xA1 0xA3 **0x1B 0x28 0x42** 0x0D 0x0A

1.3.3 ISO/IEC 8859

对于英语,128 个字符编码就够了,但是对于其他语言,128 个字符是不够的。例如,在法语中,字母上方有注音符号,无法用 ASCII 码表示。于是,一些欧洲国家决定利用字节中闲置的最高位编入新的符号。例如,法语中é的编码为 130(二进制数 10000010)。这样一来,这些欧洲国家使用的编码体系最多可以表示 256 个符号,EASCII(Extended ASCII,美国交换码标准信息的扩展)由此应运而生。

但是,又出现了新的问题:不同的国家有不同的字母,因此,哪怕它们都使用 256 个字符的编码方式,代表的字母也不一样。ANSI 与 ECMA 合作,于 1982 年联合开展拉丁字符编码标准制定,并于 1985 年正式公布 ECMA-94 标准,之后又陆续添加了新的字符集。ISO/IEC 小组成立后,对这些字符集进行了标准化,于 1987 年发布了 ISO/IEC 8859 标准。

ISO/IEC 8859 基于 ISO/IEC 2022，完全兼容 7 位的 ASCII 码，并增加了 C1 控制字符块，而在 G1 码位区域有 16 个各自定义扩展的可打印字符集，见表 1.3。ISO/IEC 8859 不再使用 ISO/IEC 2022 定义的，用于在不同字符集或同一个字符集的不同字符块（G0～G3）间转换的转义序列。

（1）0x00～0x7F：与 ASCII 兼容，包括 C0 控制码。
（2）0x80～0x9F：保留给扩充定义的 32 个控制码，即 C1 控制码。
（3）0xA0：总是代表 Non-breakable Space，即不准许折行的空格。
（4）0xA1～0xFF：每个字符集至多定义 95 个字符，收录欧洲某地区的共同常用字符。

表 1.3 ISO/IEC 8859 系列字符集

字 符 集	简 称	注 册 号	收 纳 字 符
ISO/IEC 8859-1	Latin-1	ISO-IR-100	西欧常用字符，包括德语、法语的字母
ISO/IEC 8859-2	Latin-2	ISO-IR-101	东欧国家语言字符
ISO/IEC 8859-3	Latin-3	ISO-IR-109	南欧国家语言字符
ISO/IEC 8859-4	Latin-4	ISO-IR-110	北欧国家语言字符
ISO/IEC 8859-5	Cyrillic	ISO-IR-144	斯拉夫语系字符
ISO/IEC 8859-6	Arabic	ISO-IR-127	阿拉伯语系字符
ISO/IEC 8859-7	Greek	ISO-IR-126	希腊字符
ISO/IEC 8859-8	Hebrew	ISO-IR-138	希伯来（犹太）字符
ISO/IEC 8859-9	Latin-5 或 Turkish	ISO-IR-148	土耳其语字符
ISO/IEC 8859-10	Latin-6 或 Nordic	ISO-IR-157	北欧（主要指斯堪的纳维亚半岛）国家语言字符
ISO/IEC 8859-11	Thai	ISO-IR-166	由泰国的 TIS 620 标准字符集演化而来
ISO/IEC 8859-12	—	—	未定义
ISO/IEC 8859-13	Latin-7	ISO-IR-179	主要是波罗的海（Baltic）诸国语言的字符
ISO/IEC 8859-14	Latin-8	ISO-IR-199	将 Latin-1 中的某些符号换成英伦外围的塞尔特语（Celtic）字符
ISO/IEC 8859-15	Latin-9	ISO-IR-203	将 Latin-1 中较少用到的符号删除，换成当初遗漏的法语和芬兰语字母、欧元符号
ISO/IEC 8859-16	Latin-10	ISO-IR-226	阿尔巴尼亚语、克罗地亚语、匈牙利语、意大利语、波兰语、罗马尼亚语及斯洛文尼亚语等东欧、南欧国家语言的字母

1.3.4 GB/T 2312

参照 ISO/IEC 2022，我国制定了《信息交换用汉字编码字符集 基本集》（GB/T 2312—1980，即 GB2312 字符集），简称国标码，是计算机进行汉字信息处理和汉字信息交换的标准编码。该字符集共收录汉字和图形符号 7445 个，其中一级常用汉字 3755 个（按汉语拼音字母顺序排列），二级常用汉字 3008 个，图形符号 682 个。GB/T 2312—1980 的注册号是 ISO-IR-58。

1. 区位码

GB/T 2312—1980 中规定，全部国标汉字及符号组成一个 94×94 的矩阵。在此矩阵中，每一行称为一个"区",每一列称为一个"位"。于是构成了一个有 94 个区(01~94 区),每个区有 94 个位(01~94 位)的汉字字符集,区码与位码组合在一起就形成了"区位码",唯一地确定某一汉字或符号,这是 CCS 层级定义,其中 10~15 区及 88~94 区未编码。

区位码的分布规则如下。

(1) 01~09 区:图形符号区。

(2) 10~15 区:自定义符号区。

(3) 16~55 区:一级汉字区,按汉语拼音字母顺序排序,同音字按笔画顺序排序。

(4) 56~87 区:二级汉字区,按偏旁部首、笔画顺序排序。

(5) 88~94 区:自定义汉字区。

2. 国标码

为避免与 ASCII 字符集中 0~32 的不可显示字符和空格字符相冲突,国标码(又称交换码)规定双字节编码范围为(33,33)~(126,126)。因此,必须将"区码"和"位码"分别加上 32 作为国标码。

3. 内码与 EUC-CN

国标码和通用的 ASCII 码依然有冲突,因此把国标码中每个字节的最高位从 0 换成 1,即每个字节都加 128,相当于在区位码的区和位上都加 0xA0,从而得到国标码的机内码表示,简称内码,这也是字符集 GB2312 中的字节表示,遵循 EUC 的存储规范,可视作 CEF 层级定义。

EUC 即 Extended Unix Code,是一个使用 8 位编码来表示字符的方法。EUC 最初是针对 Unix 系统的,由一些 Unix 技术公司开发,于 1991 年标准化。EUC 基于 ISO/IEC 2022 的 7 位编码标准,因此单字节的编码空间为 94,双字节的编码空间(区位码)为 94×94。它主要用于表示及储存汉语、日语及韩语文字,有 EUC-CN、EUC-JP、EUC-KR、EUC-TW 等不同语言版本。

EUC-CN 是 GB2312 最常用的表示方法,浏览器编码表上的 GB2312 通常是指 EUC-CN 表示法,具体编码方法如下。

(1) ASCII 字符,范围为 0x21~0x7E,直接用单字节表示。

(2) GB2312 字符使用两个字节来表示。第一个字节为区码(01~87)加上 0xA0,结果为 0xA1~0xF7;第二个字节为位码(01~94)加上 0xA0,结果为 0xA1~0xFE。

举例来说,"啊"是 GB2312 中的第一个汉字,它的区位码是 1601,区号为 16(0x10),位号为 01,区号、位号分别加上 0xA0 后得出其 EUC-CN 编码为 0xB0A1,即机内码。

1.3.5 BIG5

1983 年 10 月,我国台湾地区制定了《通用汉字标准交换码》;1992 年 5 月,公布了修订版本,更名为《中文标准交换码》。BIG5 是一个繁体字编码方案,广泛应用于计算机行业,尤其是互联网行业,从而成为一种事实上的行业标准。

BIG5 是双字节编码方案,其中第一个字节的值的范围为 0xA0~0xFE,第二个字节的值的范围为 0x40~0x7E 和 0xA1~0xFE。BIG5 收录了 13461 个汉字和符号,包括:

（1）0xA140～A3BE：408 个符号。

（2）0xA440～C67E：常用字 5401 个，包括我国台湾地区常用标准字体表中的全部 4808 个汉字，587 个教科书常用字，6 个异体字。

（3）0xC940～F9D5：次常用字 7652 个，包括我国台湾地区次常用标准字体表中的全部 6341 个汉字，以及罕用标准字体表中使用频率较高的 1311 个汉字。

1.3.6　Unicode 与 ISO/IEC 10646

世界上存在多种编码方式，同一个二进制数可以被解释成不同的符号。因此，要想打开一个文本文件，就必须知道它的编码方式。如果用错误的编码方式解读，就会出现乱码。为什么电子邮件中常常出现乱码？这是因为发信人和收信人使用的编码方式不一样。可以想象，如果有一种编码标准能将世界上所有的符号都纳入其中，每一个符号都对应一个独一无二的编码，那么乱码问题将会消失。

历史上存在两个独立尝试创立单一字符集的组织，即国际标准化组织（ISO）与国际电工委员会（IEC）于 1984 年联合成立的 ISO/IEC 和由 Xerox、Apple 等软件制造商于 1988 年组成的统一码联盟 Unicode。前者开发的通用多字节编码字符集（Universal Multiple-Octet Coded Character Set，UCS）成为 ISO/IEC 10646 标准，后者开发了统一码 Unicode。UCS 有 UCS-2 和 UCS-4 两种格式，UCS-2 每个码位 2 字节，UCS-4 每个码位 4 字节。

两个项目的参与者都认识到，世界不需要两个不兼容的字符集。于是，双方开始合并工作成果，并为创立一个单一编码表而协同工作。1991 年，Unicode 1.0 正式发布，不过 Unicode 1.0 并不包含 CJK 字符（中国、日本及韩国通用字符）。1993 年 ISO/IEC 10646-1:1993 标准（Unicode 1.1）发布，收录的汉字共计 20902 个，此标准同年转化为国标 GB 13000.1—1993。Unicode 从 2.0 开始，采用了与 ISO/IEC 10646-1（基本多文种平面）相同的字库和字码；ISO/IEC 小组也承诺 ISO/IEC 10646 将不会给超出 U+10FFFF 的 UCS-4 编码赋值，以使得两个字符集保持一致。目前两个组织仍都存在，并独立地公布各自的标准，但两个标准的码表兼容。

1. Unicode 字符集

Unicode 字符集包含了世界各国的文字符号，每个符号的编码都不一样。例如，U+0041 表示英语的大写字母 A；U+6C49 表示汉字的"汉"，这个编码数值相当大。目前，Unicode 的编码空间从 U+0000 到 U+10FFFF（U+表示十六进制），共有 1112064 个码位（Code Point），将这些 Unicode 字符分为 17 组编排，每组称为平面（Plane），则每平面拥有 65536 个码位。实际上目前只用了少数平面。第一个平面称为基本多文种平面（Basic Multilingual Plane，BMP）或第零平面（Plane 0），编码从 U+0000 至 U+FFFF，见表 1.4。其他平面称为增补平面（Supplementary Planes）。

表 1.4　Unicode 基本多文种平面

分　　区	Unicode 符号范围	字　　符
基本拉丁字母区	U+0000～U+007F	与 ASCII 码保持一致
控制字符区	U+0080～U+00A0	其中 U+0080～U+009Fh 为 C1 控制符，U+00A0h 为不中断空格

续表

分 区	Unicode 符号范围	字 符
拼音文字区	U+00A1～U+1FFF	收纳除基本拉丁字母以外的各种拼音文字字符
符号区	U+2000～U+28FF	收纳各种符号，包括标点符号、上下标、钱币符号、数字、箭头、数学符号等
中日韩（CJK）符号区	U+2E80～U+33FF	收容《康熙字典》部首，CJK 辅助部首，注音符号，日文假名，韩文音符，CJK 符号、标点、带圈或带括号数字、月份，以及日文的假名组合、单位、年号、月份、日期、时间等
CJK 表意文字扩充 A 区	U+3400～U+4DFF	收纳 6582 个 CJK 汉字
CJK 表意文字区	U+4E00～U+9FFF	收纳 20902 个 CJK 汉字
彝族文字区	U+A000～U+A4FF	收纳中国彝族文字和字根
韩文拼音组合字区	U+AC00～U+D7FF	收纳以韩文拼音拼成的文字
S 区	U+D800～U+DFFF	专用于 UTF-16
专用字区	U+E000～U+F8FF	保留供使用者自行添加 ISO/IEC 10646 未收纳的字符
CJK 兼容表意文字区	U+F900～U+FAFF	收纳 302 个 CJK 汉字
文字表现形式区	U+FB00～U+FFFD	收纳组合拉丁文字、希伯来文字、阿拉伯文字、CJK 直式标点、小符号、半角符号、全角符号等

CJK 表意文字扩充区（CJK Unified Ideographs Extension Blocks）指设立 CJK 表意文字区之后逐渐扩充的 CJK 表意文字区，扩充 A 区设于基本多文种平面，其他的扩充区设于增补表意文字平面（Supplementary Ideographic Plane，SIP 或 Plane 2）。

为了使 ISO/IEC 10646 及 Unicode 大字符集的简单实现成为可能，ISO/IEC 10646 划分了执行级别。1 级相当于之前的简单编码字符集，如 ASCII 码和 ISO/IEC 8859-1；2 级较 1 级多了一些南亚国家语言字符集；3 级就是全字符集。因此，属于 Unicode 系列的国际编码字符集注册号有多个，见表 1.5。ISO-IR-192 使用 UTF-8 编码标准来实现 Unicode 全字符集。

表 1.5 Unicode 国际编码字符集注册号

注 册 号	名 称	注册时间
ISO-IR-162	ISO/IEC 10646:1993, UCS-2, Level 1	1992-07-13
ISO-IR-163	ISO/IEC 10646:1993, UCS-4, Level 1	1992-07-13
ISO-IR-174	ISO/IEC 10646:1993, UCS-2, Level 2	1993-01-21
ISO-IR-175	ISO/IEC 10646:1993, UCS-4, Level 2	1993-01-21
ISO IR 176	ISO/IEC 10646:1993, UCS-2, Level 3	1993-01-21
ISO-IR-177	ISO/IEC 10646:1993, UCS-4, Level 3	1993-01-21
ISO-IR-190	UTF-8 Level 1	1996-04-22
ISO-IR-191	UTF-8 Level 2	1996-04-22
ISO-IR-192	UTF-8 Level 3	1996-04-22
ISO-IR-196	UTF-8 Without Level	1996-04-22

需要注意的是，Unicode 只是一个符号集，它只规定了符号的二进制代码，没有规定

这个二进制代码应该如何存储。这就有两个问题。第一个问题是计算机如何区分 Unicode 和 ASCII，即计算机怎么知道 3 字节是表示 1 个符号，还是表示 3 个符号。第二个问题是，我们已经知道，英文字母用 1 字节表示就够了，如果 Unicode 统一规定每个符号用 3 字节或 4 字节表示，那么每个英文字母前都必然有 2~3 字节是 0，这对存储来说是极大的浪费，文本文件会因此大 2~3 倍，因此出现了 Unicode 的多种存储方式。

2. UTF

一个字符的 Unicode 编码是确定的。在实际传输过程中，由于不同系统的设计不一致，以及出于节省空间的目的，Unicode 的实现方式有所不同。Unicode 的实现方式称为 Unicode 转换格式（Unicode Transformation Format，UTF），有 UTF-8、UTF-16 和 UTF-32 等不同编码方式。对于大多数非拉丁字符（如汉语和日语字符），UTF-16 的每个字符只占 2 字节，所需存储空间最小。UTF-32 采用 4 字节编码，处理速度比较快，但也浪费了大量空间，降低了传输速度，因而很少使用。使用 UTF-8 时，ASCII 字符只占 1 字节，存储效率比较高，适用于拉丁字符较多的场合，可以节省空间，所以 UTF-8 适合传输和通信。

1）编码规则

UTF-32 是定长编码。对于 UCS-4 中的每个码位，编码为 1 个 32bit 的码元。

UTF-16 是变长编码。Unicode 标准规定 BMP 的 U+D800~U+DFFF 不对应任何字符，作为代理区专用于 UTF-16 对辅助平面字符（U+010000~U+10FFFF）的码位进行编码，BMP 中其余的码位直接编码为 1 个 16bit 的码元。将辅助平面的码位减去 0x10000，得到一个 20bit 的值，高 10bit 加 0xD800，低 10bit 加 0xDC00，所得到的 2 个 16bit 码元即为其 UTF-16 编码。

UTF-8 也是一种变长的编码方式，它可以使用 1~4 字节表示一个字符码位。编码规则如下。

（1）对于单字节字符，字节的第一位设为 0，后面 7 位为这个符号的 Unicode 码。因此，对于英文字母，UTF-8 码和 ASCII 码是相同的。

（2）对于 n（$n>1$）字节的字符，第一个字节的前 n 位都设为 1，第 $n+1$ 位设为 0，后面字节的前两位一律设为 10。剩下的没有提及的位，全部为这个字符的 Unicode 码。

表 1.6 总结了 UTF-8 编码规则，字母 x 表示可用编码的位。

表 1.6 UTF-8 编码规则

Unicode 码范围（十六进制）	UTF-8 编码方式（二进制）
0000 0000~0000 007F	0xxxxxxx
0000 0080~0000 07FF	110xxxxx 10xxxxxx
0000 0800~0000 FFFF	1110xxxx 10xxxxxx 10xxxxxx
0001 0000~0010 FFFF	11110xxx 10xxxxxx 10xxxxxx 10xxxxxx

下面以"汉"为例演示如何实现 UTF-8 编码。已知"汉"的 Unicode 码是 6C49（0110110001001001），根据表 1.6，可以发现 6C 处在第三行的范围（0000 0800~0000 FFFF）内，因此"汉"的 UTF-8 编码需要 3 字节，格式是"1110xxxx 10xxxxxx 10xxxxxx"。然后，从"汉"的最后一个二进制位开始，从后向前依次填入格式中的 x，多出的位补 0。这样

就得到了"汉"的 UTF-8 编码，即 11100110 10110001 10001001，转换成十六进制就是 E6B189。

根据表 1.6 解读 UTF-8 编码非常简单。如果一个字节的第一位是 0，则这个字节就是一个字符；如果第一位是 1，则连续有多少个 1 就表示当前字符占用多少个字节，顺序读出后将有效位拼接即可解码得出 Unicode 码位。

2）字节顺序标记 BOM

在编码保存或传输时，UTF-8 每个码元占 1 字节，没有字节顺序问题；采用 UTF-16 或 UTF-32 编码时，每个码元占 2 字节或 4 字节，会有高字节优先和低字节优先两种顺序。Unicode 标准建议用字节顺序标记（Byte Order Mark，BOM）来区分，即在传输字节流前，先传输被称为 BOM 的字符"零宽无中断空格"（U+FEFF），接收方根据前几个字节即可判断 Unicode 字符集的编码方式，进而选用相对应的解码，见表 1.7。

表 1.7 字节顺序标识 BOM

UTF 编码	BOM
UTF-8 无 BOM	无
UTF-8 有 BOM	EF BB BF
UTF-16LE	FF FE
UTF-16BE	FE FF
UTF-32LE	FF FE 00 00
UTF-32BE	00 00 FE FF

1.3.7 GB13000 与 GBK

ISO/IEC 10646 第一次颁布是在 1993 年，当时只颁布了其第一部分，即 ISO/IEC 10646.1:1993，我国相应的国家标准是 GB 13000.1—1993《信息技术 通用多八位编码字符集（UCS）第一部分：体系结构与基本多文种平面》，即 GB13000 字符集，反映了世界上所有文字在计算机上统一编码的新趋势。

全国信息技术标准化委员会于 1995 年 12 月 1 日发布的《汉字内码扩展规范 GBK1.0》（以下简称 GBK）收录了 21886 个符号。它分为汉字区和图形符号区，包括 GB2312 中的全部汉字及非汉字符号、BIG5 中的全部汉字、GB13000 中的其他 CJK 汉字，合计 20902 个；其他汉字、部首、符号共计 984 个。

GBK 收录了 GB13000 中的所有汉字，但是编码方式与 GB13000 不同，是 GB2312 到 GB13000 的过渡方案。GBK 采用双字节表示，总体编码范围为 0x8140～0xFEFE，首字节在 0x81～0xFE 之间，尾字节在 0x40～0xFE 之间（除去 7F），码位分布见图 1.2，编码区分为以下三部分。

1. 汉字区

汉字区包括：

（1）GBK/2：0xB0A1～F7FE，收录 GB2312 汉字 6763 个，按原序排列。

（2）GBK/3：0x8140～A0FE，收录 CJK 汉字 6080 个。

（3）GBK/4：0xAA40~0xFEA0，收录 CJK 汉字和增补汉字 8160 个。

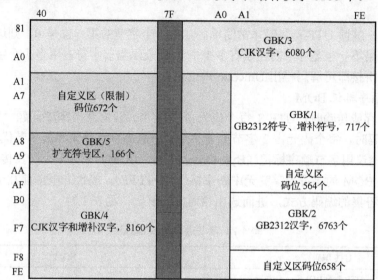

图 1.2　GBK 码位分布

2. 图形符号区

图形符号区包括：

（1）GBK/1：0xA1A1~0xA9FE，除 GB2312 中的符号外，还增补了其他符号。

（2）GBK/5：0xA840~0xA9A0，扩充符号区。

3. 用户自定义区

用户自定义区即 GBK 区域中的空白区，用户可以自己定义字符。

1.3.8　GB18030

中国国家标准化管理委员会于 2000 年颁布的 GB 18030—2000《信息交换用汉字编码字符集　基本集的扩充》是强制性国家标准，2005 年改版为 GB 18030—2005，2022 年再次改版为 GB/T 18030—2022《信息技术　中文编码字符集》，规定了信息技术使用的中文图形字符及其二进制编码的十六进制表示，简称为 GB 18030。该标准适用对象为具备中文和其他文字图形字符信息化处理及交换功能的技术类产品，包括但不限于以输入法、光学字符识别（OCR）、编辑校对、机器翻译、语音合成、文字转写、智能写作等为代表的软件产品，以及以计算机、通信终端设备、电子书阅读器、学习机等为代表的硬件产品，于 2023 年 8 月 1 日开始实施。

GB/T 18030—2000 是取代 GBK1.0 的正式国家标准。该标准收录了 27533 个汉字，同时还收录了藏文、蒙文、维吾尔文等主要的少数民族文字。从汉字字汇上说，GB18030 在 GB13000.1 的 20902 个汉字的基础上增加了 CJK 扩充 A 区的 6582 个汉字（Unicode 码 U+3400~U+4DB5），一共收录了 27484 个汉字。采用单字节、双字节和 4 字节编码方案，其中，单字节、双字节和 GBK 是完全兼容的。四字节编码的码位收录了 CJK 表意文字扩充 A 区的 6582 个汉字（其中 52 个汉字已在双字节部分收录，实际占用 6530 个码位）。2005 版又增加了 CJK 表意文字扩充 B 区的 42711 个汉字，覆盖了从 U+0080 开始，除去双字节部分已经覆盖的所有 Unicode 3.1 码位。也就是说，GB 18030—2005 在码位空间上做到了与 Unicode 标准的对应。

GB/T 18030—2022 是最新的汉字编码字符集强制性国家标准，取代了 GB 18030—2005，共收录了 87887 个汉字和 228 个汉字部首，以及藏文、蒙文、彝文、傣文等 10 种少数民族文字，见表 1.8，全面覆盖了 2013 年国务院公布的《通用规范汉字表》中的 8105 个汉字，补全了 2005 版缺少的 196 个汉字。

表 1.8 GB 18030—2022 中文编码字符集一览表

类别	码位范围	码位数	汉字数	字符类型	备注
单字节	0x00~0x7F	80		英文字母/数字/标点符号	兼容 ASCII
双字节	0xB0A1~0xF7FE	6768	6763	汉字	兼容 GB2312
	0x8140~0xA07E 0x8180~0xA0FE	6080	6080	汉字	兼容 GBK
	0xAA40~0xFE7E 0xAA80~0xFEA0	8160	8145	汉字	
	0xAAA1~0xAFFE	564		用户自定义区 1	
	0xF8A1~0xFEFE	658		用户自定义区 2	
	0xA140~0xA77E 0xA180~0xA7A0	672		用户自定义区 3	
四字节	0x8139EE39~0x82358738	6530	6530	CJK 统一汉字扩充 A 区	GB/T 18030—2000 新增
	0x82358F33~0x82359636	74	66	CJK 统一汉字	GB/T 18030—2022 新增
	0x95328236~0x9835F336	42711	42711	CJK 统一汉字扩充 B 区	GB/T 18030—2005 新增
	0x9835F738~0x98399E36	4149	4149	CJK 统一汉字扩充 C 区	GB/T 18030—2022 新增
	0x98399F38~0x9839B539	222	222	CJK 统一汉字扩充 D 区	
	0x9839B632~0x9933FE33	5762	5762	CJK 统一汉字扩充 E 区	
	0x99348138~0x9939F730	7473	7473	CJK 统一汉字扩充 F 区	
	0xFD308130~0xFW39FE39	25200		用户自定义区	

新版从条文强制改为全文强制，为满足不同用字需求，设立了以下 3 个实现级别。

实现级别 1：所有具备中文信息处理和交换功能的产品均应满足，支持单字节、双字节和四字节部分的 CJK 统一汉字和 CJK 统一汉字扩充 A 区，以保证与 2005 版强制部分的衔接。

实现级别 2：操作系统、数据库管理系统、中间件等系统软件和支撑软件应满足，在实现级别 1 的基础上增补了 196 个《通用规范汉字表》中的汉字。

实现级别 3：所有行业、领域用于政务服务和公共服务的信息技术产品和信息化系统全面强制执行，包含标准内全部 87887 个汉字。

1.4 信息的表示

1.4.1 文本方式与二进制方式

从物理上来说,计算机所能处理的数据都是二进制的,或者说计算机只认识二进制数,但人们使用的文字是由字符构成的。1.3 节介绍的字符编码标准搭起了计算机与人之间的桥梁,把人使用的文字编码成计算机可以处理的二进制数。

采用文本方式表示信息就是用字符编码序列表示各类数据,这种信息易于阅读,但不方便计算,占用空间也多。采用二进制数表示信息就是把数据直接表示成容易被计算机运算的二进制数,存储效率高,无须转换,故运算速度快,精确度高,但可读性差。

例如 100 这个数,用文本方式表示需要 3 字节,即 {0x31 0x30 0x30},若想对其进行加 1 运算,则需要先把它转换为 0x64,然后才能进行加 1 运算,得到 0x65,再转换为 {0x31 0x30 0x31},显示出 "101"。如果采用二进制数,100 可直接表示为 0x64,直接进行加 1 运算,得到结果 0x65。

1.4.2 信息属性值的表示

信息实体具有多种属性,取值可表示成不同类型的数据,如整型、浮点型、字符、日期时间等基本类型,以及字符串、数组、结构、序列、对象等复合类型。HL7 标准中的数据类型有 80 多种,基本数据类型就有 11 种。DICOM 标准中也有近 30 种数据类型,称为值表示法。下面介绍常见的信息属性值的表示。

1. 字符与字符串的表示

1.3 节中讨论了字符的编码表示,在此基础上可对字符串(String)及文本(Text)进行编码。在一些应用协议中,字符串和文本是有所区别的,表现在对可用字符及最大长度的限制不同。例如,DICOM 中就有短字符串(Short String,SH)、长字符串(Long String,LO)、短文本(Short Text,ST)、长文本(Long Text,LT)和不限长文本(Unlimited Text,UT)等不同的值表示法。

2. 整数的表示

1)十进制字符串表示

就是把数值表示为一个十进制数字符串,可以加正负号,如 "-168"。这种表示方法可读性好,但字符串长度随数值绝对值增大而变长,占用字节比较多。

2)十六进制字符串表示

把 1 字节的数值表示为十六进制(HEX)的 2 字节的字符串,如 0x5D 表示为 {0x35 0x44},即 "5D"。这样就把原本的二进制数值转换成了可打印字符串。与十进制字符串比较,其优点是长度固定且所需字节更少,但可读性稍差,常见于各种仪器的通信协议。

3)二进制表示

数值的变化范围很大,为了兼顾存储和计算效率,二进制数分为占用不同字节数的整型类型，不同整型又进一步分为无符号的和有符号的，见表 1.9，嵌入式平台中可能略有差异。

表 1.9 整型数的二进制表示

整　　　型	字 节 数	无符号数（Unsigned）	有符号数（Signed）
字节（byte/char）	1	0~255	−128~+127
短整型（short int）	2	0~65535	−32768~+32767
长整型（long int）	4	0~$2^{32}-1$	-2^{16}~$+2^{16}-1$
长长整型（long long int）	8	0~$2^{64}-1$	-2^{32}~$+2^{32}-1$

无符号数直接用二进制表示，有符号数有原码、反码和补码表示法，最常用的是补码表示法。正数的补码即其二进制表示；负数的补码为其绝对值的二进制表示，再按位取反加 1。

4）BCD 码

二进制编码十进制数（Binary Coded Decimal，BCD）使用 4 位二进制数表示 1 位十进制数。每 4 位二进制数可以组成 0000~1111 共 16 个代码，而 1 位十进制数只有 0~9 共 10 个数字，因此只需要从 16 个代码中选用 10 个按一定规则进行编码即可。BCD 码可以有多种编码方式，如 8421 码、5421 码、2421 码、余 3 码、格雷码等。

8421 码是一种常用的 BCD 码。其 4 位二进制代码的每一位都有确定的位权，从高位到低位依次为 2^3、2^2、2^1、2^0 即 8、4、2、1。例如，十进制数 79 表示成 BCD 码就是 0111 1001。

3．小数的表示

1）十进制字符串表示

例如，"3.1415926" "6.02E+23"。除带小数点、正负号的字符串表示外，多数语言还可以采用科学计数法的字符串表示。

2）二进制定点表示

定点表示就是把小数点固定在某一指定的位置。通常将数据表示为纯整数或纯小数，由原码、补码、反码表示。

纯整数表示法：最高位是符号位，小数点默认隐含在数值位末尾的后一位，数值位是整数部分的二进制数，即$(0/1×××\cdots)_2$，n 位二进制数的原码可表示$-(2^n-1)$~$+(2^n-1)$。

纯小数表示法：最高位是符号位，小数点默认隐含在符号位和数值位之间，数值位是小数部分的二进制数，即$(0/1.×××\cdots)_2$，n 位二进制数的原码可表示$-(1-2^{-n})$~$+(1-2^{-n})$。

但实际情况中是既有整数也有小数的。用户的初始数据、中间结果或最后结果可能在很大的范围里变化，用纯整数或纯小数表示法都需要在运算的各个阶段预先引入比例因子，把数据统一放大或缩小。

定点表示允许的数值范围有限，运算精度较低，对硬件要求较低，主要用在早期计算机中。一些单片机会把小数放大 10^m 倍，相当于把小数点右移 m 位转化为整数进行计算或传输，再左移小数点恢复成小数。

3）IEEE 754 浮点数表示

定点表示受字长的限制，表示范围较小，精度较低，容易溢出。浮点数的小数点不固定，随着数值的大小而移动，大大扩大了表示范围。IEEE 754 定义了 32 位单精度数和 64 位双精度数的二进制表示法，将每个浮点数表示为 $sf \times 2^e$。其中，s 为符号位；f 为尾数；e 为指数，也称阶码。

32 位单精度格式中包含 1bit 符号位 s，8bit 指数 e，23bit 尾数 f；64 位双精度格式中包含 1bit 符号位 s，11bit 指数 e 和 52bit 尾数 f。IEEE 754 浮点数格式见图 1.3。

符号 Sign	指数 Exponent	尾数 Mantissa
1bit	8bit	23bit

（a）单精度浮点数

符号 Sign	指数 Exponent	尾数 Mantissa
1bit	11bit	52bit

（b）双精度浮点数

图 1.3　IEEE 754 浮点数格式

（1）符号位正数为 0、负数为 1。

（2）尾数 f 用原码表示，第一位总是 1，因而可在尾数中省略这个 1，称为隐藏位，这样使得单精度格式的 23bit 尾数实际表示了 24bit 有效数字，双精度格式的 52bit 的尾数实际上表示了 53bit 有效数字。IEEE 754 规定隐藏位的位置在小数点之前。

（3）基数为 2，指数 e 用移码表示，但偏置常数并不是通常 n 位移码所用的 2^{n-1}，而是 $2^{n-1}-1$。因此，单精度浮点数偏置常数为 127，双精度浮点数偏置常数为 1023。

例如，123.5625 用二进制表示是 1111011.1001，即 1.1110111001×2^6。表示为单精度浮点数时符号位为 0，指数的移码表示是 6+127=133，即 10000101，尾数除去隐藏位得 11101110010000000000000，单精度浮点数表示为 0x42F72000。如果表示为双精度浮点数，则为 0x405EE40000000000。

浮点数的主要缺点是精度不固定，进行了近似或舍入，因此无法精确地表示。

4. 金额的表示

金额要表示元、角、分，甚至厘，浮点数不能完全胜任。例如，0.03-0.02，即便用双精度浮点数计算，得到的也并不是期望的 0.01，而是 0.009999999999999998。因此，金额需要考虑使用其他表示方法。

1）文本表示

金额通常表示成保留小数点后 2 位的小数，可选的是货币符号、正负号及千位分隔符，如"¥1,234.56"。

2）二进制表示

（1）Decimal 类型：Decimal 是很多计算机语言中的一种数据类型，如 Java 中是 BigDecimal。Decimal 表示可以在定义时划定整数部分及小数部分的位数，但不属于浮点数表示，可以认为是一种新的定点表示。Decimal 数值被存储为 96 位（12 字节）无符号的整型形式，并除以一个 10 的幂数 m。这个变比因子决定了小数点右面的数字位数，其范围为 0~28。在变比因子为 0（没有小数位）的情形下，最大/小可能值为$\pm(2^{96}-1)$。而在有 28 个小数位的情况下，最大/小值为±7.9228162514264337593543950335，而最小非零值为±0.0000000000000000000000000001。使用精确小数类型不仅能够保证数据计算更为精确，还可以节省存储空间。它适用于财务和货币计算。

Decimal(n,m)表示数中共有 n 位数，其中，整数为 $n-m$ 位，小数为 m 位。例如，decimal(10,6)，共有 10 位数，其中，整数占 4 位，小数占 6 位。

（2）Int64 类型：64 位整型数，等价于表 1.9 中的 long long int、Java 中的 long。把所有金额放大 10^m 进行存储，这样就提供了 10^{-m} 的固定精度。

（3）Money 类型：多见于数据库，如 SQLServer、MySQL 等，有 4 位小数，能存储从 −9220 亿到 9220 亿的数据，精度是万分之一个货币单位。

5．日期时间的表示

1）文本表示

由于缺乏统一的日期时间类型的二进制表示方法，通常日期时间还是以字符串的形式表示。最常见的形式是"YYYYmmDD[HHMM[SS]]"，即 4 位年、2 位月、2 位日及可选的各 2 位的时、分、秒，如"202210161000"。

2）二进制表示

日期时间的二进制表示没有国际标准。

在.Net 中，Date 类型是以 1899 年 12 月 30 日 0 时 0 分为基准点的，用 1 个双精度浮点数记录，整数部分为日期（天数），小数部分为时间（24 小时制），早于基准点为负数，晚于基准点为正数。例如，2014 年 2 月 20 日晚 7 时 0 分 1 秒减去基准点为 41690.7916782407 天，表示为双精度数为 0x40E45B59556D9B1E，通过 System.DateTime 对象的 ToBinary 方法可以得到该二进制数。

在 Java 中，Date 类型以 1970 年 1 月 1 日 0 时 0 分 0 秒为基准点，可通过 Date.getTime 得到某时刻到基准点的毫秒数的长整型数。

1.4.3 信息实体的序列化

信息实体是现实世界中可以区别的信息的基本单位，具有多种属性。通常可以用结构体、序列、元组、类等自定义复杂类型来表示。信息实体的每一个实例就是一个信息对象，其属性都有确定的值。在计算机中生成一个信息对象就分配了存储空间用来存储该对象各属性的值，其寿命通常随着生成该对象的程序的终止而终止。有时，可能需要将对象的状态保存下来，需要时再将对象恢复。当对象在网络中传输时，发送方需要将其转换为字节流发送，接收方把字节流转换成对象。

将对象转换成字节流进行保存或传输的过程称为对象的序列化（Serialization）。反过来，从这些字节流重新构建一个与原始对象状态相同的对象的过程称为反序列化（Deserialization）。根据序列化结果可以将序列化方法分为基于文本的序列化和基于二进制的序列化。基于文本的序列化通常都是自描述的，可读性强，但效率不高，如 XML、JSON 等。基于二进制的序列化通常需要经过解码才能读取，但节省空间，效率较高，包括 BER/DER、

BSON、ProtoBuf、CBOR、FlatBuffers 等。

如果序列化生成的字节流可以在事先不了解其原始数据及其数据结构的情况下进行反序列化，则称为无模式（Schema-less）序列化，否则称为模式驱动（Schema-driven）序列化。无模式序列化方法包括 XML、JSON、BSON、CBOR 等。模式驱动序列化要产生相对节省很多空间的字节流，因此往往使用二进制表示，如 BER/DER、ProtoBuf、FlatBuffers 等。网络要求高效的系统倾向于采用模式驱动序列化。

1.4.4 无模式序列化

1. XML

可扩展标记语言（Extensible Markup Language，XML）是描述数据和数据结构的语言，广泛应用于网络上的数据交换。XML 具有自描述性、内容和显示分离、可扩展、独立于平台等特点，不仅人能读懂，计算机也能处理。使用者根据需要自定义标记，这些标记将文档分成许多部件并对这些部件加以标识。

示例 1：
```
<?xml version="1.0" encoding="gb2312"?>
<data>
    <Patient>
        <PatientID>12006</PatientID>
        <PatientName>Wang Bo</PatientName>
        <Systolic>120</Systolic>
        <Diastolic>80</Diastolic>
        <Pulse>72</Pulse>
    </Patient>
    <Patient>
        <PatientID>12007</PatientID>
        <PatientName>Li Xing</PatientName>
        <Systolic>135</Systolic>
        <Diastolic>90</Diastolic>
        <Pulse>88</Pulse>
    </Patient>
</data>
```

XML 允许不同的行业根据自己独特的需要制定一套自己的标记。例如，HL7 临床文档结构（Clinical Document Architecture，CDA）就是一套用 XML 定义的，适用于各种医疗文档的自描述性文档结构。每个 CDA 文档都由文档头（<head>...</head>）和文档体（<body>...</body>）组成。文档体包括临床报告，由可嵌套的内容集组成 4 种内容集：节（<section>）、段（<paragraph>）、列表（<list>）、表格（<table>）。内容集包含内容（<content>）和可选的标题（<caption>）。内容包含纯文本、链接和多媒体。

2. JSON

Javascript 对象标记（Javascript Object Notation，JSON）是一种轻量级的数据交换格式。它采用完全独立于编程语言的文本格式来存储和表示数据。简洁和清晰的层次结构使得 JSON 成为理想的数据交换语言，既方便阅读和编写，也方便机器解析和生成。在

Javascript 语言中，一切都是对象。因此，任何支持类型都可以通过 JSON 来表示，如字符串、数字、对象、数组等。对象表示为键值对（"Key":"Value"），数据由逗号分隔，花括号保存对象，方括号保存数组。例如，2 个患者的血压测量结果的 JSON 表示如下。

示例 2：
```
{
    [
        {
            "PatientID":"12006",
            "PatientName":"Wang Bo",
            "Systolic":120,
            "Diastolic":80,
            "Pulse":72
        },
        {
            "PatientID":"12007",
            "PatientName":"Li Xing",
            "Systolic":135,
            "Diastolic":90,
            "Pulse":88
        }
    ]
}
```

可见，JSON 比 XML 要简单，占用的空间也少。

3. BSON

BSON（Binary Serialized Document Format）是一种类似 JSON 的二进制形式存储格式，又称 Binary JSON，它和 JSON 一样，支持内嵌的文档对象和数组对象，但是 BSON 有 JSON 没有的一些数据类型，如 Date 和 BinData 类型。它具有轻量、可遍历、高效的特点，可以有效描述非结构化数据和结构化数据。对于大数据，如 TB 级别的数据，其效率是非常明显的。

BSON 是由 10gen 公司开发的数据格式，目前主要用于 MongoDB，是 MongoDB 的数据存储格式。BSON 基于 JSON 格式进行改造的原因主要是 JSON 具有通用性及无模式特性。

BSON 主要实现了以下三点目标。

1）遍历速度更快

对 JSON 来说，太大的 JSON 结构会导致数据遍历非常慢。在 JSON 中，要跳过一个文档进行数据读取需要对此文档进行扫描，进行麻烦的数据结构匹配，如括号的匹配。而 BSON 对 JSON 的一大改进就是，它将 JSON 的每一个元素的长度都存在元素的头部，这样只需要读取元素长度就能直接找到指定点进行读取。

2）操作更简易

对 JSON 来说，数据存储是无类型的，如要将一个值从 9 修改为 10，由于从一个字符变成两个，所以可能其后面的所有内容都需要往后移一位。而使用 BSON，可以指定这个列为数字列，那么不管数字是从 9 变为 10，还是变为 100，都只是在存储数字的列上进行修改，不会导致数据总长变大。当然，在 MongoDB 中，如果数字从整型升级到长整型，还是会导致数据总长变大的。

3）增加了额外的数据类型

JSON 是一个很方便的数据交换格式，但是其类型比较有限。BSON 在其基础上增加了"byte array"数据类型。这使得二进制的存储不再需要先转换为 base64 编码再存成 JSON，大大减少了计算开销和存储空间。但是有时 BSON 相对于 JSON 也并没有空间上的优势。例如，{"field":7}使用 JSON 存储 7 只使用 1 字节，而如果使用 BSON 存储，那么至少需要 4 字节（32 位）。

4. CBOR

简明二进制对象表示（Concise Binary Object Representation，CBOR）是一个新的对象编码格式，由 RFC7049 定义，后被 RFC8949 替换。这是德国布莱梅大学的 Carten Bormann 引入的，是一种具有良好压缩性、扩展性强、格式轻量简洁、不需要进行版本协商的二进制数据交换形式。CBOR 格式可以与 COAP 协议组合使用，犹如 HTTP+JSON。CBOR 是专门为受限制物联网终端设计的数据交换格式，MIME 为 application/cbor。

CBOR 将一连串二进制数分成多个数据条目（Data Item），每个条目由主类型（3bit）、短长度（5bit）、扩展长度（可选）、数据负载（可选）构成，见图 1.4。

CBOR 数据	数据条目1				数据条目2				...
字节数/B	1（数据条目头部）		可变	可变	1（数据条目头部）		可变	可变	...
结构	主类型	短长度	扩展长度（可选）	数据负载（可选）	主类型	短长度	扩展长度（可选）	数据负载（可选）	...
位数/bit	3	5	8×字节数	8×字节数	3	5	8×字节数	8×字节数	...

图 1.4 CBOR 数据的结构

1）主类型

CBOR 可分为 8 个主类型（Major Type），采用首字节的高 3 位定义。首字节的低 5 位在不同的主类型中表示长度（除了主类型 0 和主类型 1），如果长度指示不足，则依次使用后续字节。

（1）无符号整数。

主类型 0，无符号整数编码后首字节为 0b000_×××××。为了表达不同长度的无符号整数，CBOR 格式使用第一个字节的低 5 位表示整数类型：0b000_11000（0x18）表示 uint8_t，0b000_11001（0x19）表示 uint16_t，0b000_11010（0x1A）表示 uint32_t，0b000_11011（0x1B）表示 uint64_t。无符号整数 0～23 直接表达，无须使用整数类型。

例如，10 编码为 0x0A，24 编码为 0x1818，500 编码为 0x1901F4。

（2）负整数。

主类型 1，负整数编码后首字节为 0b001_×××××。负整数的编码方式与无符号整数相似，但值为其绝对值减 1。例如，-10 编码为 0x29，-500 编码为 0x3901F3。

（3）字节数组。

主类型 2，字节数组编码后首字节为 0b010_×××××。为了表达字节数组长度，如果字节数组的长度小于或等于 23 字节，那么直接使用首字节的低 5 位表示；如果长度大于或等于 24 字节，那么使用第二个字节表示长度；如果长度大于或等于 256 字节，那么使用第二和第三个字节表示长度。

CBOR 格式一般采用多字节组合的方式表达长度。例如，HEX 格式的 01020304 编码为 0x4401020304，长度为 23 字节的字节数组编码为 0x57××…，长度为 24 字节的字节数组编码为 0x5818××…，长度为 100 字节的字节数组编码为 0x5901F4××…。

（4）字符串。

主类型 3，字符串编码后首字节为 0b011_×××××。字符串格式与字节数组格式非常相似，只是字节数组格式人不可读，而字符格式人可读。

例如，"a"编码为 0x6161，"DICOM"编码为 0x654449434F4D，长度为 24 的字符串编码为 0x781830××…。

（5）数据条目数组。

主类型 4，数据条目数组编码后首字节为 0b100_×××××。前 4 种主类型均为基础类型，而数据条目数组为一种复合类型，可以与自身或其他类型嵌套。数组中数组元素个数（不是编码后字节长度）的表达方式与字节数组类型相似。

（6）键值对。

主类型 5，键值对编码后首字节为 0b101_×××××。键值对也是一种复合类型，可以嵌套任意类型。键值对类型中键值对个数（不是编码后的字节长度）的表达方式与字节数组类型相似。例如，{"x":1, "y":[2,3]}编码为 0xA26178016179820203。其中，0x617801 表示一个键值对，0x6178 表示字符串编码"x"，0x01 表示值 1；0x6179820203 表示另一个键值对，0x6179 表示字符串编码"y"，0x820203 表示一个数组。

（7）扩展类型。

主类型 6，扩展类型编码后，首字节为 0b110_×××××。CBOR 通过增加 Tag 的方式扩展类型，以满足未来的扩展需求。COSE 规范中通过 CBOR Tag 定义了多种新类型。在 CBOR 扩展类型描述中，一般以 Tag 编号开头，然后在圆括号中保存内容，内容可以是任一种 CBOR 类型。

（8）浮点数与简单类型。

主类型 7，浮点数与简单类型编码后，首字节为 0b111_×××××。该类型定义了简单类型、时间类型（Date 和 Time）、大整数（Bignum）、十进制整数（Decimal）等。在主类型 7 中，首字节的高 3 位固定为 0b111，低 5 位用于表示子类型。

在首字节的低 5 位中，0~23 表示简单类：19 以前还未定义，20 表示 False，21 表示 True，22 表示 Null，23 表示 Undefined Value，所以 False 编码为 0xF4，True 编码为 0xF5。

2）数据长度（Count）

（1）如果长度为 0~23，则直接用短长度（Short Count）的 5bit 来表示，从第 2 字节开始表示数据负载。

（2）如果短长度为 24（0x18），则表示第 2 字节代表长度，从第 3 字节开始表示数据负载。

（3）如果短长度为 25（0x19），则表示第 2 和第 3 字节合起来表示长度，从第 4 字节开始表示数据负载。

（4）如果短长度为 26（0x1A），则表示第 2~5 字节合起来表示长度，从第 6 字节开始表示数据负载。

（5）如果短长度为 27（0x1B），则表示第 2～9 字节合起来表示长度，从第 10 字节开始表示数据负载。

（6）如果短长度为 31（0x1F），则表示长度未定义，从第 2 字节开始表示数据负载，直到遇到停止符 0xff。

3）数据负载

数据长度有多大，数据负载就有多大，如数据长度为 0x0032 表示后面 50 字节都属于数据负载，至此一个数据条目结束，同时意味着另一个数据条目开始。需要注意的是，CBOR 中的数据条目可以嵌套另一个数据条目，也就是说，数据条目是可以有结构的。

例如，数据条目为 64 55 53 53 54，0x64(0b011 00100)表示此数据条目的数据类型为 UTF-8 字符串，长度为 4 字节，即后面紧跟的 55 53 53 54 这 4 个 ASCII 码对应的字符就是"USST"，这样就成功解析出这个数据负载了。

1.4.5 模式驱动序列化

1. BER/DER 编码

国际标准化组织的开放系统互连模型（OSI）中定义抽象对象的方法为抽象语法标注（Abstract Syntax Notation，ASN），把这些对象转换成"0"和"1"的比特流的一套规则称为基本编码规则（Basic Encoding Rules，BER）。ASN.1 是一套灵活的记号，它允许定义多种数据类型，从 Integer、BitString 一类的简单类型到结构化类型，如 Set 和 Sequence，还可以使用这些类型构建复杂类型。BER 说明了如何把每种 ASN.1 类型的值编码为字节流。通常每个值有不止一种 BER 编码方法。可辨别编码规则（Distinguished Encoding Rules，DER）是 BER 的一个子集，对于每个 ASN.1 值都只有唯一的编码方法。

1）基本编码规则 BER

使用 BER，一个 ASN.1 值有 3 种编码方法，选择哪种取决于值的类型和值的长度是否已知，见表 1.10。

（1）简单定长方法：用于简单类型及通过对简单类型使用隐式标签生成的类型。它要求值的长度是事先预知的。

（2）结构化定长方法：用于简单的 String 类型、结构类型，以及在二者基础上通过隐式标签生成的类型和在任何类型基础上由显式标签生成的类型，要求值的长度事先已知。

（3）结构化非定长方法：用于简单的 String 类型、结构类型，以及在二者基础上使用隐式标签生成的类型和在任何类型基础上由显式标签生成的类型，不要求事先知道值的长度。

每种 BER 编码方法都有三或四部分。

（1）类型字段（Identifier Octet）：定义了 ASN.1 的类型和标签（Tag）值。bit8、bit7 用来表示标签类型（00 表示 universal，01 表示 application，10 表示 context-specific，11 表示 private）；bit6 表示结构化位（0 代表简单类型，1 代表结构类型）；bit5～bit1 表示标签值，见表 1.11。

表 1.10 BER 编码方法

编码方法	类型字段		长度字段		内容字段			内容结束字段
	小标签形式	大标签形式	短型	长型	简单 String 类型和在其基础上由隐式标签生成的类型	结构类型和在其基础上由隐式标签生成的类型	在任何类型基础上使用显式标签生成的类型	
简单定长方法	一个字节。bit8 和 bit7 表示类。bit5～bit1 给出标签值	bit6 为 0，表示编码方法是简单化的	一个字节，bit8 为 0，bit7～bit1 表示长度	2～127 字节。第一字节的 bit8 为 1，bit7～bit1 表示后面有多少个用于表示实际长度的字节。第二和随后的字节给出实际长度，基于 256，最高位在先	给出值的具体表示（如果类型是由隐式标签定义的，则给出下层类型的值）			无
结构化定长方法		两个或多个字节。第一字节同小标签形式，但 bit5～bit1 均为 1。第二和以后的字节给出标签值，基于 128，最高位在先。除最后一个字节的 bit8 为 0 外，每个字节的 bit 8 都置为 1			值的连续子串 BER 编码的串联（隐式标签的下层值）	值的组件 BER 编码的串联（隐式标签的下层值）	下层值的 BER 编码	无
结构化非定长方法				2 字节，值为 0x80				2 字节 00

表 1.11 ASN.1 标签值

标签	类型	标签	类型	标签	类型
01	Boolean	0D	RelativeOID	19	GraphicString
02	Integer	0E	Time	1A	VisibleString
03	BitString	0F	Reserved (Unused)	1B	GeneralString
04	OctetString	10	Sequence and Sequence of	1C	UniversalString
05	Null	11	Set and Set of	1D	CharacterString
06	ObjectIdentifier	12	NumericString	1E	BMPString
07	ObjectDescriptor	13	PrintableString	1F	Date
08	External	14	T61String	20	Time of Day
09	Real	15	VideotexString	21	Date Time
0A	Enumerated	16	IA5String	22	Duration
0B	EmbeddedPdv	17	UTCTime	23	OID-IRI
0C	UTF8String	18	GeneralizedTime	24	Relative-OID-IRI

（2）长度字段（Length Octet）：对于定长编码方法，指出内容字节数。小于或等于 127 时用 1 字节表示，bit8 为 0，bit7～bit1 表示长度值，如 38 表示为 00100110。大于 127 时由多个字节组成，在第一字节中，bit8 为 1，bit7～bit1 表示存放长度所占字节数（通俗地讲

就是后面还有几字节），其余字节存放长度值。例如，201 表示为 10000001 11001001。对于结构化非定长方法，用 0x80 表示长度是不确定的。

（3）内容字段（Contents Octet）：对于简单定长方法，它给出了值的具体表示；对于结构化方法，它给出了值内容的 BER 编码的串联。

（4）内容结束字段（End-of-Contents Octet）：对于结构化非定长方法，它表示内容结束；其他方法没有该部分。

2）可辨别编码规则 DER

DER 在 BER 的基础上增加了如下限制。

（1）长度小于或等于 127，必须使用短型长度表示法。

（2）长度大于 127，必须使用长型长度表示法，并且要尽可能短。

（3）对于 String 类型和在此基础上由隐式标签生成的类型，使用简单定长方法。

（4）对于结构化类型和在此基础上由隐式标签生成的类型及所有的显示类型，使用结构化定长方法。

1.4.4 节中示例 1 的整个<data>节点可以编码为一个序列，内含的两个<Patient>节点可以编码为两个子序列，<Patient>的各个子节点可以按序编码为整型、字节串等，使用短型长度表示法的 DER 编码结果为 30 37 30 19 04 05 31 32 30 30 36 04 07 57 61 6e 67 20 42 6f 02 01 78 02 01 50 02 01 48 30 1a 04 05 31 32 30 30 37 04 07 4c 69 20 58 69 6e 67 02 01 87 02 01 5a 02 01 58，具体见表 1.12。

表 1.12 DER 编码示例

类型字段	长度字段	内容字段	解 释
30	37		bit6=1 结构，序列，55 字节
30	19		bit6=1 结构，序列，25 字节
04	05	31 32 30 30 36	字节串，5 字节，12006
04	07	57 61 6e 67 20 42 6f	字节串，7 字节，Wang Bo
02	01	78	整型，1 字节，120
02	01	50	整型，1 字节，80
02	01	48	整型，1 字节，72
30	1a		bit6=1 结构，序列，26 字节
04	05	31 32 30 30 37	字节串，5 字节，12007
04	07	4c 69 20 58 69 6e 67	字节串，7 字节，Li Xing
02	01	87	整型，1 字节，135
02	01	5a	整型，1 字节，90
02	01	58	整型，1 字节，88

2. ProtoBuf 编码

ProtoBuf（Protocol Buffers）是 Google 公司提出的一种轻便、高效的结构化数据存储格式，最新版本是 proto3，常用于结构化数据的序列化，具有语言无关、平台无关、可扩展性好的优点，常用于通信协议、服务端数据交换场景。

ProtoBuf 是一种灵活、高效、自动化的结构数据序列化方法，可类比 XML，但是比 XML 更小、更快、更简单。ProtoBuf 可以自己定义数据的结构，然后使用特殊生成的源代码轻松地在各种数据流中使用各种语言进行程序编写和读取结构数据，甚至可以更新数据结构，而不破坏由旧数据结构编译的已部署程序。

ProtoBuf 中的数据是按顺序进行排列的，整体结构分为若干域（Field），每个域由 Tag-[Length]-Value 组成。每个域都有唯一的数值标识符，称为标签（Tag），长度 Length 是可选的，而是否存在长度是由标签的传输类型决定的。

1) 标签

标签由域编号（filed_number）和传输类型（wire_type）组合而成：Tag=(field_number<<3)|wire_type。按照 Varint 编码，对 1 字节编码时，域编号要右移 3 位，再把最高位作为字节标记，能用作域编号的只有 4 位，因此编号 1～15 要赋给最频繁使用的域。

（1）域编号：范围为 1～536870911（$2^{29}-1$），且不能重复，因此编号是一个变长整数，占用 1～5 字节。其中的 19000～19999 为保留编号，应避免使用。

（2）传输类型：取 0～5，其中 3 和 4 已停用，用来规定是否有 Length 存在，以及 Value 编码方法。

类型 0：Varint，长度为 1～5 字节，包括 int32、int64、uint32、uint64、sint32、sint64、bool、enum。

类型 1：I64，长度固定为 8 字节，包括 fixed64、sfixed64、double。

类型 2：LEN，长度可变，包括 string、bytes、embedded messages、packed repeated fields。

类型 5：I32，长度固定为 4 字节，包括 fixed32、sfixed32、float。

2) 编码规则

（1）Varint 编码：可变长度，但是没有长度，编码时将二进制数按 7 位一组划分，然后从低字节到高字节排序，最后一个字节最高位置 0，其余字节最高位置 1，得到编码。

例如，Vaint 值为 150，对应二进制数是 10010110，低字节优先，最高位加上标记后得到的编码是 10010110 和 00000001，即 0x9601。但如果 Tag 的域编号是 150，传输类型为 1，则拼接后得到 10010110001，低字节优先并设置最高位后为 10110001 和 00001001，即 0xb109。

（2）I64 编码：没有长度，8 字节的值，低字节优先。

（3）LEN 编码：类型 2 在 Tag 后有 Varint 的长度，后面为长度指定的字符串或字节数组、嵌套消息、紧凑的重复域。

（4）I32 编码：没有长度，4 字节的值，低字节优先。

将 1.4.4 节的示例 1<data>中含有的两个<Patient>节点分别编码为一个子消息，均为传输类型 2（LEN），各自包含 5 个字段，编码为 0a 16 0a 05 31 32 30 30 36 12 07 57 61 6e 67 20 42 6f 18 78 20 50 28 48 0a 17 0a 05 31 32 30 30 37 12 07 4c 69 20 58 69 6e 67 67 18 87 01 20 5a 28 58，具体见表 1.13。

表 1.13 ProtoBuf 编码示例

标 签	长 度	值	解 释
0a	16		message，编号 1，类型 2，22 字节
0a	05	31 32 30 30 36	string，编号 1，5 字节，12006

续表

标 签	长 度	值	解 释
12	07	57 61 6e 67 20 42 6f	string，编号 2，7 字节，Wang Bo
18		78	int32，编号 3，1 字节，120
20		50	int32，编号 4，1 字节，80
28		48	int32，编号 5，1 字节，72
0a	17		message，编号 1，类型 2，23 字节
0a	05	31 32 30 30 37	string，编号 1，5 字节，12007
12	07	4c 69 20 58 69 6e 67	string，编号 2，7 字节，Li Xing
18		87 01	int32，编号 3，2 字节，135
20		5a	int32，编号 4，1 字节，90
28		58	int32，编号 5，1 字节，88

域对应的字段应该是在序列化与反序列化时由 ProtoBuf 服务端与客户端之间预先定义的。因为提前定义了域的类型、顺序，所以域本身可以不用对字段名、字段位置进行描述，只需要根据字段类型选用合适的二进制序列化方法，将字段本身的值进行序列化传输即可。

3．FlatBuffers 编码

FlatBuffers 是一个开源、跨平台、高效、提供多种语言接口的序列化工具库，实现了与 ProtoBuf 类似的序列化格式，主要由 Wouter van Oortmerssen 编写，并由 Google 开源，最初为 Android 游戏和注重性能的应用而开发。

FlatBuffers 把对象数据保存在一个一维数组中，它使用 offset 组织嵌套对象（struct、table、vectors 等），可以使数据像任何基于指针的数据结构一样，就地访问数据。FlatBuffers 与大多数内存中的数据结构不同，它通过用严格的对齐规则和低字节优先的顺序来确保 buffer 是跨平台的。

FlatBuffers 最大的优势是反序列化速度极快，或者说无须解码。如果使用场景需要经常解码序列化数据，则能由 FlatBuffers 的特性获益。

1.5 信息的传输编码

1.5.1 传输的基本问题

信息通过字符编码或者以某种数值类型表示后得到了字节序列，当需要从一方传输给另一方时，收发双方需要在传输格式、字节顺序上达成一致，还可能需要适应传输通道的特点，从而将传输的字节进行进一步转换。

1．文本模式与二进制模式

文本模式对传输的每个字节的取值限制为 ASCII 码中 95 个可打印字符（0x20～0x7E）及回车符 0x0D 和换行符 0x0A。例如，简单邮件传输协议 SMTP、超文本传输协议 HTTP 等。对于超出此范围的字节，需要进行传输编码语法转换，成为可打印字符后方可传输。

二进制模式对传输的字节的取值没有限制,可以为0~255。例如,传输控制协议TCP就是一个基于字节流的传输协议。

2. 协议数据单元PDU

一段数据的前后需要加上首部和尾部构成一个协议数据单元(Protocol Data Unit,PDU)。首部和尾部的重要作用是定界(标识PDU边界),还包含重要的控制信息,如校验码。

对于文本模式,数据部分只由可打印字符组成,可以很容易地使用控制字符作为定界符。例如,将ASCII码为0x01的控制字符SOH放在首部的最前面,标识PDU的开始;将ASCII码为0x04的控制字符EOT放在尾部的最后面,标识PDU的结束。

对于二进制模式,情况会复杂一点。由于数据部分可以出现0~255中的任何一个值,所以即使选择好PDU起始和结束的定界符,也会由于数据中出现相同的值而造成误判。因此,需要对数据中这些相同的值做特殊处理。

3. 透明传输

由于PDU的开始和结束需要使用专门指定的定界符来标识,因此所传输的数据中就不允许出现与定界符相同的字节,否则会出现PDU定界错误,造成传输失败。

文本模式数据都是可打印字符,对帧定界没有干扰,因此数据部分可以直接放入PDU中传送,实现透明传输。但在二进制模式下要实现透明传输,就需要将数据中可能出现的与定界符相同的字节进行特殊处理。例如,发送端在数据中定界符的前面插入一个转义字符Esc(ASCII码为0x1B),然后在接收端删除这个转义字符恢复原数据。

4. 差错检测

实际的通信链路不是理想链路,都存在一定的误码率,即传送过程中,1可能变0,0可能变1。为了保证传输的可靠性,发送端需要在PDU中添加数据的校验码,接收端对接收到的数据进行校验,判断是否有传输错误。检测到出错后最简单的处理就是丢弃,如果需要确保每一个PDU都传送成功,就需要有确认机制,通过重传来实现。

1.5.2 字节顺序

对于多字节的二进制数,不同的CPU在内存中的数据存储顺序是不一样的,存在不同的存储方式。多字节数在网络中传输时也有字节顺序问题。

1. 高字节优先序与低字节优先序

二进制数在逻辑上是一个整体,最高有效位(MSB)指的是一个n位二进制数中的第$n-1$位,具有最高的权重2^{n-1}。最低有效位(LSB)指的是一个n位二进制数中的第0位,具有最低的权重2^0。实际存储或传输是以字节为单位的,我们把多字节数的LSB所在字节称为低字节,把MSB所在字节称为高字节,两者之间可能有其他字节,统称中字节。在计算机发展过程中,低字节优先序和高字节优先序都出现过,其实还出现过中字节优先序,已经淘汰不用了。

小说《格列佛游记》中,小人国为水煮蛋该从大的一端(Big-End)剥开还是从小的一端(Little-End)剥开而开战,双方分别被称为Big-endians和Little-endians。1980年Danny

Cohen 在其著名的论文 *On Holy Wars and a Plea for Peace* 中为平息字节该以什么样的顺序传送的争论而引用了相关词。

1）低字节优先序

低字节优先序也称小端序（Little Endian，LE），指从低字节开始依次存储或传输，最后是高字节。

2）高字节优先序

高字节优先序也称大端序（Big Endian，BE），指从高字节开始依次存储或传输，最后是低字节。

例如，一个整型数 0x12345678，在 x86 处理器中，是按照低字节优先序存储的，即{0x78 0x56 0x34 0x12}；而在 Mac 处理器中，则是按照高字节优先序存储的，即{0x12 0x34 0x56 0x78}，见表 1.14。

表 1.14 字节顺序举例

存储/传输顺序	BE	LE
n	0x12	0x78
$n+1$	0x34	0x56
$n+2$	0x56	0x34
$n+3$	0x78	0x12

2．网络字节顺序与主机字节顺序

网络字节顺序是指网络中传输多字节数的字节顺序。网络上传输的数据都是字节流，对于一个多字节数，在进行网络传输的时候，先传输哪个字节，或者说当接收端收到第一个字节的时候，它将这个字节作为高字节还是低字节处理，是一个比较重要的问题。例如，TCP/IP 规定：把接收到的第一个字节当作高字节看待，这就要求发送端发送的第一个字节是高字节，所以 TCP/IP 的网络字节顺序是高字节优先的字节顺序，即大端序。

主机字节顺序是指主机存储、处理数据时采用的字节顺序，是由主机处理器架构决定的。Intel 公司的 x86 系列处理器将低字节存储在起始地址（LE），而一些 RISC 架构处理器，如 PowerPC 或 Motorola 公司生产的处理器，都将高字节存储在起始位置（BE）。

3．字节顺序的转换

相同字节顺序的主机在进行网络通信时可以不进行字节顺序转换。网络协议规定接收到的第一个字节是高字节，存放到低地址，所以发送端会去低地址取数据的高字节，而接收端会将接收到的第一个字节存放到低地址，这正好是高字节优先序的主机对多字节数的存储方式，不需要转换。

对于低字节优先序主机（如 x86），多字节数在存放时，低地址存放的是低字节。发送端网络协议函数发送时会先去低地址取数据（想要取高字节，真正取的是低字节），接收方网络协议函数接收时会将接收到的第一个字节存放到低地址（想要接收高字节，真正接收的是低字节）。如果接收端也是低字节优先序主机，则双方可以正确收发数据。

不同字节顺序的主机在进行通信时，低字节优先序主机必须进行字节顺序转换，否则会造成收发数据错误。字节顺序转换函数需要根据当前平台的存储模式做出相应的转换。

如果当前平台采用高字节优先序,则直接返回不进行转换;如果当前平台采用低字节优先序,则将字节进行反序操作。

Socket 编程接口提供了一组函数用于字节顺序转换,包括 htons、ntohs、htonl 和 ntohl。其中,n 指网络字节顺序,h 指主机字节顺序,s 指短整型(2 字节),l 指长整型(4 字节)。htons 可以将一个短整型数从主机顺序转换到网络顺序,用于发送端。ntohs 可以将一个短整型数从网络顺序转换到主机顺序,用于接收端。同样地,htonl 和 ntohl 分别用于长整型发送端和接收端字节顺序的转换。

C#提供的 BitConverter 类具有 IsLittleEndian 属性,如为 true,则当前运行的平台为低字节优先序,可通过 Array.Reverse 方法进行反序操作。例如:

```
//发送方
int value = 0x12345678;
byte[] bytes = BitConverter.GetBytes(value);
if (BitConverter.IsLittleEndian) Array.Reverse(bytes);
...
//接收方
if (BitConverter.IsLittleEndian) Array.Reverse(bytes);
int result = BitConverter.ToInt32(bytes, 0);
...
```

1.5.3 协议数据单元

协议数据单元(Protocol Data Unit,PDU)就是数据的传输格式,是由通信协议规定的。通信协议的多种多样造成了 PDU 的千差万别,如血压计通信协议比较简单,而 HL7 协议(消息由段、字段、组件、子组件组成)比较复杂。

PDU 不管结构复杂还是简单,其目的都是将数据进行封装,无差错地传送到目的地。典型形式是"首部+数据集+尾部"。首部中通常有起始标识和长度,尾部则有校验码和结束标识。数据集的内部可以含有若干数据项(Item)。在一个字节序列中如何识别出一个 PDU,从哪里开始,到哪里结束,数据项与数据项之间如何确定各自的边界,是数据传输和处理的基本问题。

1. 定长方式

定长方式需要预先约定每个数据集的长度,以及数据项的顺序与个数,发送端按照约定格式顺序写入,接收方按照约定格式顺序读出。这也是各种数据在内存或文件中的一般保存方式,适用于二进制方式的通信。

2. TLV 方式

TLV 方式是一种变长方式,每个数据集或数据项都由标记(Tag)、长度(Length)和值(Value)三部分构成,也可简化为 LV 方式。每个数据项的值长度在发送数据值前先行发送,接收端先读取到值长度,然后读取指定长度的数据值。该方式比较灵活,但要求发送端所有数据的值长度都是已知的。DICOM 的数据集就采用了这种方式,默认传输语法的每个数据元素都由标记(Tag)、值长度(Length)和值(Value)组成。

3. 分隔符方式

分隔符方式也是一种变长方式,采用特定字符组合或控制字符作为分隔符,还需要定

义转义字符,用来对数据值中的分隔符及转义字符本身进行转义。该方式无须事先规定或知道数据值的长度,但数据值中出现分隔符的概率必须很小,因此比较适合文本方式通信。HL7 的消息就采用典型的分隔符方式,定义了段分隔符(\r,0x10)、字段分隔符(默认为|)、组件分隔符(默认为^)、子组件分隔符(默认为&)、转义字符(默认为\)。

1.5.4 转义

为了组成数据集或进行透明传输,一些字符或字符序列并不表示其字面含义,而是表示另一种含义,称为转义(Escape);或者某些字符的字面含义被改变,当要表示其字面含义时也需要转义。

1. 转义字符

信息的构成包含若干特殊字符,如起止符、分隔符。当需要表示这个字符的字面含义时,需要用到转义字符(Escape Character),通常将"ESC"(0x1B)或"\"(0x5C)定义为转义字符。当需要表示字符的特殊含义时,也需要用到转义字符,如 ASCII 码中的控制字符在字符串中不能直接表示,采用"\n"表示换行符,"\r"表示回车符,"\t"表示水平制表符,"\xhh"表示 ASCII 码为十六进制数 hh 的字符,"\x02"表示 STX 等。

需要转义字符的原因主要有两点。一是使用转义字符来表示字符集中定义的字符,如 ASCII 码中的控制字符及回车符、换行符等,这些字符都没有现成的文字代号,所以只能用转义字符来表示。二是某些特定的字符在编程语言中被定义为有特殊用途的字符。这些字符由于被定义了特殊用途,失去了原有的含义。例如,双引号被定义为字符串常量的开始与结束符,所以当需要在字符串常量中使用双引号时,只能使用转义字符,不然就会报错。

2. 转义字符串

转义字符串(Escape String)即字符实体(Character Entity),分成三部分:第一部分是一个&符号;第二部分是实体(Entity)名字或#加上实体编号(十进制数表示的 ASCII 码);第三部分是一个分号。例如,要显示小于号(<),就可以用<或<。用实体名字的好处是比较好理解,如一看到 lt 大概就能猜出是 less than 的意思。

在 HTML 中,定义转义字符串的第一个原因是"<"和">"这类符号已经被用来表示 HTML 标签,因此不能直接当作文本中的符号来使用。为了在 HTML 文档中使用这些符号,需要定义它们的转义字符串。当解释程序遇到这类字符串时就把它解释为字符的字面含义。第二个原因是,有些字符在 ASCII 字符集中没有定义,因此需要使用转义字符串来表示。HTML 中常见的转义字符串见表 1.15。Java、XML、SQL、PHP、asp、Javascript 等语言都定义了类似的转义字符串。

表 1.15 HTML 中常见的转义字符串

字　　符	实 体 名 字	实 体 编 号
"	&quot;	&#34;
&	&amp;	&#38;

续表

字　　符	实 体 名 字	实 体 编 号
<	&lt;	&#60;
>	&gt;	&#62;
空格		
£	&pound;	&#163;
¥	&yen;	&#165;
©	&copy;	&#169

1.5.5　传输编码语法

由于 HTTP、SMTP 都是文本模式的协议，因此当在互联网上通过网页、邮件传输照片、音乐等二进制文件时，需要将二进制文件内容转换为 ASCII 码中的可打印字符。

1．URL 编码

1994 年发布的 RFC1738 允许 URL 中直接使用非保留字符，包括英文字母、数字和部分特殊字符（-_.~），其他字符都需要编码为%加 2 位十六进制数表示的字节值，因此 URL 编码也称百分号编码（Percent-Encoding）。2005 年发布的 RFC3986 对语法进行了一些重大修改和澄清，解决了之前版本中的一些问题，成为 URL 当前通用的语法规范。

1）RFC 3986 标准中的 URL 编码规范

（1）非保留字符：字母、数字和一些特殊字符（-_.~），不需要进行编码。

（2）保留字符：某些字符具有特殊含义，包括! * ' ( ) ; : @ & = + $, / ? # [ ]。这些字符在 URL 中表示特殊用途，如果要在 URL 中传递它们的字面含义，则需要进行编码。

（3）非 ASCII 字符：除了 ASCII 字符，其他字符都需要进行编码，包括中文、日文、希伯来文字符等非拉丁字母表中的字符。

（4）编码格式：URL 编码使用百分号（%）后跟两个十六进制数表示非 ASCII 字符的字节值。例如，空格字符编码为"%20"，中文字符编码为"%××%××"（两个十六进制数）。

（5）参数编码：在 URL 中，参数通常是使用"键=值"的形式传递的。键和值都需要进行 URL 编码，以确保特殊字符不会干扰 URL 的解析。

2）空格编码

空格虽然不是保留字符，但按照 RFC3986 的规定，在 URL 中的路径部分或其他组件中，空格应被编码为"%20"。但一些编码器（如 Java 的 URLEncoder）会将空格替换为"+"，以反映使用了不同标准，因此 HTTP GET 请求和 POST 请求的空格编码有所不同：

（1）GET 请求参数包含在 URL 路径里，空格必须编码为"%20"。

（2）POST 请求参数不包含在 URL 路径里，此时参数传输按照 application/x-www-form-urlencoded MIME format，此标准要求空格编码为"+"。

3）URLEncoder

（1）Java 使用 URLEncoder.encode()将 URL 编码为 application/x-www-form- urlencoded

MIME format，适用于 POST；可以指定字符编码方式，默认使用 UTF-8 编码；用 URLDecoder.decode()对 URL 进行解码。

（2）C#使用 Uri.EscapeDataString()对 URL 进行编码，对特殊字符和非 ASCII 字符进行转义；使用 Uri.UnescapeDataString()对 URL 进行解码。

（3）JavaScript 使用 encodeURIComponent()对整个 URL 进行编码得到百分号编码；用 decodeURIComponent()解码。

（4）Python 使用 urllib.parse.quote()对 URL 中的特殊字符和非 ASCII 字符进行编码，查询字符串的编码使用 urllib.parse.urlencode()；对应地，用 urllib.parse.unquote()或 urllib.parse.parse_qs()对 URL 进行解码。

2. Quoted-Printable 编码

Quoted-Printable 是 MIME 邮件中常用的编码方式之一。它将输入的字符串或数据编码成 ASCII 码的可打印字符串。

Quoted-Printable 编码的基本方法：输入在 33～60、62～126 范围内的，直接输出；其他需编码为"="加 2 字节的 HEX 码（大写）。"="本身的 ASCII 码为 61（0X3D），因此需要编码为"=3D"。为保证输出行不超过规定长度，可在行尾加"=\r\n"序列作为软回车。

例如，输入 3 字节数据{0x4C 0x9D 0x38}，其中，0x4C 和 0x38 可以直接输出；而 0x9D 需编码为"=9D"，即 0x3D 0x39 0x44，因此编码结果为{0x4C 0x3D 0x39 0x44 0x38}，是可打印字符串，即"L=9D8"。

3. uuencode 编码

uuencode 将输入资料以每 3 字节为一组进行编码，重复进行。如果最后剩下的资料少于 3 字节，则不够的部分用零补齐。3 字节共有 24 位，以 6 位为单位分为 4 个群组，每个群组都用十进制数表示，所出现的数只会在 0 到 63 之间。将每个数加上 32，所产生的结果刚好落在 ASCII 字符集中可打印字符（32～95）的范围之中。每 60 个编码（相当于 45 个输入字节）输出为独立的一行，每行的开头会加上长度字符，除了最后一行，长度字符都应该是 M 这个 ASCII 字符（77=32+45），最后一行的长度字符为 32+剩下的字节数对应的 ASCII 字符。如果输入是 0 字节的，则被转换为 0x60，而不是 0x20。

例如，输入为"Cat"，对应的 ASCII 码为{0x43 0x61 0x74}，表示为二进制串是{010000110110000101110100}，每 6 位分为一组，得到{0x10 0x36 0x05 0x34}4 个群组，分别加 0x20 即为编码结果{0x30 0x56 0x25 0x54}或"0V%T"。

4. Base64 编码

Base64 是一种基于 64 个 ASCII 码可打印字符来表示二进制数的编码方法，是网络上最常见的用于传输二进制数的方式之一，出自 RFC2045。Base64 选用"A～Z""a～z""0～9""+""/"这 64 个 ASCII 码可打印字符来表示 6 位二进制数。Base64 的索引与对应字符的关系见表 1.16。

表 1.16 Base64 编码表

索引	字符	索引	字符	索引	字符	索引	字符
0	A	16	Q	32	g	48	w
1	B	17	R	33	h	49	x
2	C	18	S	34	i	50	y
3	D	19	T	35	j	51	z
4	E	20	U	36	k	52	0
5	F	21	V	37	l	53	1
6	G	22	W	38	m	54	2
7	H	23	X	39	n	55	3
8	I	24	Y	40	o	56	4
9	J	25	Z	41	p	57	5
10	K	26	a	42	q	58	6
11	L	27	b	43	r	59	7
12	M	28	c	44	s	60	8
13	N	29	d	45	t	61	9
14	O	30	e	46	u	62	+
15	P	31	f	47	v	63	/

Base 64 编码过程为：

（1）每 3 字节作为一组进行编码。

（2）将每个 3 字节对应的 24 位按序切分为 4 个 6 位位组。

（3）将每个 6 位位组的高位添加两个 0，转为 8 位的索引。

（4）用索引查找 Base64 编码表得到对应的字符编码。

（5）若消息序列长度不是 3 的倍数，则最后一组用 0 补齐。补 0 的字节数在编码的最后用相同个数的"="替换。

例如，"Index"的 Base64 编码为"SW5kZXg="，其编码过程见图 1.5。为使消息序列的长度为 3 的倍数，补了 1 字节 0，编码的最后一个字符用"="进行替换。

ASCII 字符	I	n	d	e	x	
十进制	73	110	100	101	120	
二进制	010010 01	0110 1110	01 100100	011001 01	0111 1000	00 000000
6 位为一组	010010	010110	111001	100100	011001	010111	100000	000000
高位补 0	00010010	00010110	00111001	00100100	00011001	00010111	00100000	00000000
Base64 索引	18	22	57	36	25	23	32	0
Base64 字符	S	W	5	k	Z	X	g	=

图 1.5 Base64 编码示例

在 C#的 System.Convert 类中有 ToBase64String/FromBase64String 方法对和 ToBase64

CharArray/FromBase64 CharArray 方法对实现 Base64 编码与解码，前一方法对实现 byte[]和 string 之间的转换，后一方法对实现 byte[]和 Unicode 字符数组之间的转换。

1.6 信息的校验

在数据录入或通信过程中，差错是无法避免的。信号在物理信道中传输时，线路本身造成的随机噪声、信号的衰减、频率和相位的畸变，电气信号在线路上反射造成的回音效应、相邻线路间的串扰及各种外界因素（如大气中的闪电、开关的跳火、外界强电流磁场的变化、电源的波动等）都会造成信号的失真。因此，我们需要考虑以下问题：如何有效地检测数据中是否存在差错？万一出现了差错，如何恢复出正确的数据？

1.6.1 奇偶校验

奇偶校验码的编码规则很简单，只需要在所传数据后面附加一位校验位，使得数据位和校验位总共包含奇数个 1 或偶数个 1。如果使编码中 1 的个数为奇数，则称此校验为奇校验（Odd，O），反之则称为偶校验（Even，E）。

例如，在串行通信中要传送的消息序列是 1011001，一共有 7 位，包含了 4 个 1。如果选择奇校验方式，为了保证加入校验位以后总共包含奇数个 1，校验位就必须为 1。这样构造的完整奇偶校验编码就是 10110011。如果选择偶校验方式，为了确保有偶数个 1，校验位就必须为 0，从而形成的偶校验编码是 10110010。接收端收到序列后，根据是奇校验还是偶校验，验证字节中 1 的位数是奇数还是偶数，进而判断传输正确与否。

显然，奇偶校验只能检测出奇数个位的错误，并且不能判断错误发生在哪一位，没有纠错能力，校验出错通常就丢弃，但由于简单，容易硬件实现，在误码率不高的传输信道中，多位同时出错的概率远低于 1 位出错的概率，因此能够有效校验出单个字节是否传输出错。

例如，串行通信 RS-232（通常所说的"串口"）标准的通信设置中就包含奇偶校验位的设置值。除奇校验、偶校验外，还有无校验（None，N）、标志校验（Mark，M，固定为 1）和空校验（Space，S，固定为 0）等。后面 3 项校验其实并没有校验功能。无校验就是不检查校验位，经常是默认选项，对于通常办公环境中的短距离传输基本可以满足要求。工业控制中常用的 RS-422/RS-485 标准扩展了 RS-232 的通信距离，同时也从点对点的通信扩展为点对多点的通信，能连接多个设备节点形成主从结构的工业控制网。其中广泛使用的 RS-485 组网成本更低，用一对双绞线实现半双工通信，规定所有从节点都只能响应主节点的命令，当该节点被轮询时才发送数据；但由于所有节点都能收到其他节点发送的数据，为了区分采用标志校验 M 标识主节点的命令，采用空校验 S 标识从节点的数据。

奇偶校验作为一种低成本基础性校验方式，在内存数据的校验（ECC）和独立磁盘冗余阵列（RAID）的校验中都有应用。

1.6.2 累加和校验

累加和校验有很多种，最常见的一种是在每次通信数据包的最后都加 1 字节的校验码，这个校验码的值是数据包里所有字节的不进位累加和。接收方接收到数据后，对一个数据包的数据进行不进位累加和计算,如果累加出的结果与校验码相同,就认为传输的数据没有错误。例如,要发送的数据是{0x02 0x75 0xD6},累加起来丢弃进位得到的校验码是 0x4D,把它附加在数据后面一起发送,即{0x02 0x75 0xD6 0x4D}。

与奇偶校验不同,累加和校验不是对单字节的校验,而是对多字节数据帧的校验。但也只能检错不能纠错,检错率一般。例如,当一个字节多 1、另一个字节少 1 时会出现误判。当插入或丢失多个字节的 0 时也会误判,可以通过在数据前面加入长度值字节一并计算得到改进。累加和校验实现起来方便、简单,有广泛应用。

累加和校验有许多变种,如校验码为 16 位、计算按位异或、计算结果求反等。累加和校验在许多协议中有应用,如 TCP、UDP、IP 的头部就采用了 16 位二进制反码求和校验。

1.6.3 海明码

海明码是奇偶校验码的一种扩充。与奇偶检验码的不同之处在于,海明码采用多位校验的方式。在多个校验位中,每一位都对不同的数据位进行奇偶校验,通过合理地安排每个校验位来对原始数据进行的校验组合,可以达到检错、纠错的目的。当某一位出错时,会引起有关的几个校验组的值发生变化,从而定位到位,将该位取反即可纠错。

在一个长度为 m 的数据中增加 k 位校验位,构成一个 $n=m+k$ 位的码字,然后用 k 个监督关系式产生的 k 个校正因子来检测和纠正错误。为了能够纠正一位的错误,数据长度和冗余位的数目必须满足公式 $2^k-1 \geq m+k$。以 8 位数据[$m_8, m_7, \cdots, m_1$]为例,冗余位数 $k \geq 4$,4 个校验位为[k_4, k_3, k_2, k_1],在计算时重新排列为[$m_8, m_7, m_6, m_5, k_4, m_4, m_3, m_2, k_3, m_1, k_2, k_1$]。这样排列是为了得出表 1.17 中的校验关系,表 1.17 第二行中的列号等于该列非空行 $2^{行号}$ 之和。例如,列号 $10=2^3+2^1$,即 m_8 须加入行号 3 和行号 1 的校验。每一行计算奇偶校验值,代入对应位置即为发送的海明码。接收方接收到数据后计算监督关系[$s_4 s_3 s_2 s_1$],如果结果为 0,则说明数据没有出错,否则就是出错了,将 $s_4 s_3 s_2 s_1$ 转换为十进制数就是出错的位置,将其取反即可纠错。

表 1.17 海明码的校验关系

		m_8	m_7	m_6	m_5	k_4	m_4	m_3	m_2	k_3	m_1	k_2	k_1	监督
		12	11	10	9	8	7	6	5	4	3	2	1	S
0	$2^0=1$		m_7		m_5		m_4		m_2		m_1		k_1	s_1
1	$2^1=2$		m_7	m_6			m_4	m_3			m_1	k_2		s_2
2	$2^2=4$	m_8					m_4	m_3	m_2	k_3				s_3
3	$2^3=8$	m_8	m_7	m_6	m_5	k_4								s_4

$s_1 = m_7 \oplus m_5 \oplus m_4 \oplus m_2 \oplus m_1 \oplus k_1$;

$s_2 = m_7 \oplus m_6 \oplus m_4 \oplus m_3 \oplus m_1 \oplus k_2$;

$s_3 = m_8 \oplus m_4 \oplus m_3 \oplus m_2 \oplus k_3$;

$s_4 = m_8 \oplus m_7 \oplus m_6 \oplus m_5 \oplus k_4$。

例如,数据为 01001011,采用偶校验,计算得到 $k_4=1$、$k_3=0$、$k_2=1$、$k_1=0$,插入对应位置,得到海明码 010011010110,发送出去。如果传输过程中 m_8 出错,则接收方收到 110011010110,$s_4 s_3 s_2 s_1$=1100,即十进制数 12,将第 12 位也就是 m_8 取反即可纠错,得到

0100<u>1</u>1011<u>1</u>10，再去掉第 8、4、2、1 列的校验码，得到 01001011。传送过程中如果某一位校验码出错，也同样可以检错、纠错。

1.6.4 循环冗余校验

循环冗余校验（Cyclic Redundancy Check，CRC）是数据通信领域中最常用的一种差错校验方法，其特征是数据字段和校验字段的长度可以任意选定。CRC 是一种数据传输检错功能，对数据进行多项式计算，并将得到的结果附在帧的后面，接收端也执行类似的算法，以保证数据传输的正确性和完整性。

CRC 的基本原理：在 K 位信息码后拼接 R 位校验码，整个编码长度为 N 位，因此这种编码也叫(N, K)码。对于一个给定的(N, K)码，可以证明存在一个最高幂次为 $N-K=R$ 的多项式 $G(x)$。根据 $G(x)$ 可以生成 K 位信息码的校验码，而 $G(x)$ 称为这个 CRC 码的生成多项式。$G(x)$ 是接收端和发送端的一个约定，是一个二进制数，这个多项式是发送方和接收方所共知的，不会在(N, K)码中体现出来。

$G(x)$和二进制数有直接对应关系：x 的最高幂次对应二进制数的最高位，以下各位对应 $G(x)$ 的各幂次，有此幂次项对应 1，无此幂次项对应 0。可以看出，x 的最高幂次为 R，转换成对应的二进制数有 $R+1$ 位。如果一个多项式为 $C(x)=x^4+x^3+x+1$，则转换成二进制数为 11011。如果二进制数为 101111，则转换成多项式为 $C(x)=x^5+x^3+x^2+x+1$。

校验码的具体生成过程：假设要发送的信息用多项式 $C(x)$ 表示，将 $C(x)$ 左移 R 位［可表示成 $C(x)\times 2^R$］，$C(x)$ 的右边就会空出 R 位，这就是校验码的位置。用 $C(x)\times 2^R$ 除以 $G(x)$（模 2 除）得到的余数就是校验码。

例如，二进制数为 1011001，对应多项式为 $C(x)=x^6+x^4+x^3+1$。假设生成多项式为 $G(x)=x^4+x^3+1$，则对应二进制数为 11001。$C(x)\times 2^4=x^{10}+x^8+x^7+x^4$ 对应的二进制数为 10110010000，采用多项式除法（模 2 除以 11001）得余数为 1010，即校验码为 1010。

发送方：发出的信息编码为 10110011010。

接收方：将接收到的信息编码除以相同的 $G(x)$ 进行校验，如果能够除尽，则正确。

理论上，CRC 不能完全可靠地验证数据完整性，因为生成多项式是线性结构的，很容易通过改变数据方式达到 CRC 碰撞。假设传输带有 CRC 校验的代码，如果连续出现差错，当出错达到一定次数时，那么几乎可以肯定会出现一次碰撞（值不对但 CRC 结果正确）。随着 CRC 数据位的增加，碰撞概率会显著降低，如 CRC32 比 CRC16 具有更可靠的验证性，CRC64 又比 CRC32 更可靠。

正因为 CRC 具有以上特点，对于网络传输文件，很少只使用 CRC 作为校验依据，因为文件传输相比于通信底层传输风险更大，很容易受到人为干预的影响。

1.6.5 哈希算法

对数据或文件进行哈希（Hash）运算（或称散列运算），能够得到一个定长的哈希值，这个值就像该数据或文件的指纹，传输过程中哪怕 1 字节的变化都会引起哈希值较大的变化，使接收方重新计算的哈希值不等于发送方提供的哈希值，从而校验出传输错误或人为篡改。用在文件下载中时，通常会将文件对应的哈希值公布在提供下载链接的网页上。常用的哈希算法主要有以下两种。

1. 信息摘要算法（Message Digest，MD）

目前版本 MD5 从 MD2/3/4 演化而来，也是目前被广泛使用的散列算法之一，主要用于密码加密和文件校验等。MD5 散列长度通常是 128 位。

2. 安全哈希标准（Secure Hash Standard，SHA）

SHA 家族算法有 SHA-1、SHA-224、SHA-256、SHA-384 和 SHA-512（后 4 种通常并称为 SHA2）。SHA 是由美国国家安全局（NSA）设计的，原理和 MD 相似，由美国国家标准与技术研究院（NIST）发布。SHA 可将一个最大 2^{64} 位的信息，转换成一串 160 位（20 字节）的散列值，也是目前应用最广泛的算法之一。

1.6.6 Luhn 算法

Luhn 算法，也称 Mod 10 算法，由 IBM 公司科学家 Hans Peter Luhn 于 1954 年发明，后被 ISO/IEC 7812-1 标准采用，是一种简单的校验和算法。它不是一种安全的加密哈希函数，设计它的目的只是防止意外出错，而不是恶意攻击。该算法现已得到广泛的应用，如身份识别码验证、信用卡号验证（BCV）、国际移动设备标识码（IMEI）等的验证。

计算校验数字的过程如下。

（1）从待校验数字的最后一位数字开始，将奇数位数字先乘以 2（如果乘积为两位数，则将其两位相加或者减 9），再求和。

（2）从最后一位数字开始，将偶数位数字相加。

（3）将步骤（1）和（2）的结果相加，大于这个数的下一个 10 的倍数减去这个数的差就是校验数字。

例如，待校验数字是 12345，对奇数位乘以 2 的结果求和，即 (1+0) + 6 + 2 = 9；对偶数位求和，即 4 + 2 = 6；9 + 6 = 15，校验数字 = 20-15 = 5。

```
public static bool checkLuhn(string data) {
    int sum = 0;
    int len = data.Length;
    for(int i = 0; i < len; i++) {
        int add = (data[i] - '0') * (2 - (i + len) % 2);
        add -= add > 9 ? 9 : 0;
        sum += add;
    }
    return sum % 10 == 0;
}
```

1.6.7 M11 校验

HL7 中 CX 类型的 ID 的校验位另一种常用的校验方法为 M11 校验，计算过程如下。

（1）计算 $m=\sum d_i w_i$。其中，i 为从个位开始的序号；d 为被校验数从个位开始的数字；w 为从个位开始的数字位置权重，按 2,3,4,5,6,7 序列重复。

（2）计算 $C1=m \bmod 11$。

（3）如果 $C1$ 为 0，则 $C1=1$。

（4）计算 $C=(11-C1) \bmod 10$。

表 1.18 是以"1348526"为例的 M11 校验计算过程。

表 1.18 M11 校验计算过程

数字位置 i	7	6	5	4	3	2	1
w_i	2	7	6	5	4	3	2
数字 d_i	1	3	4	8	5	2	6
乘积 $d_i \cdot w_i$	2	21	24	40	20	6	12
乘积的和 m			2 + 21 + 24 + 40 + 20 + 6 + 12 = 125				
$C1 = m \bmod 11$			125 mod 11 = 4				
如果 $C1=0$ 则 $C1=1$							
$C=(11-C1) \bmod 10$			(11−4) mod 10 = 7				

1.6.8 ISO/IEC 7064

在数据处理过程中,为了避免和减少数据复制和录入差错,相关组织从已有的 100 多种校验方法中遴选出少数几种,经过数学验证,纳入 ISO/IEC 7064 标准,于 1983 年推出。推荐的校验系统分为纯系统和混合系统两大类。纯系统见表 1.19,其中 MOD 后面的第 1 个数字是模数,第二个数字是基数;混合系统见表 1.20,其中 MOD 后面的两个数字是两个模数。我国国家标准 GB/T 17710—2008《信息技术安全技术校验字符系统》等价于 ISO/IEC 7064:2003。HL7 V2.3.1 也增加了该校验系统。

表 1.19 纯系统

校验字符系统冠名	应用	校验字符数目及类型
ISO/IEC 7064,MOD 11-2	数字串	1 个数字或补充校验字符 X
ISO/IEC 7064,MOD 37-2	字母数字串	1 个数字、字母或补充校验字符*
ISO/IEC 7064,MOD 97-10	数字串	2 个数字
ISO/IEC 7064,MOD 661-26	字母串	2 个字母
ISO/IEC 7064,MOD 1271-36	字母数字串	2 个数字或字母

表 1.20 混合系统

校验字符系统冠名	应用	校验字符数目及类型
ISO/IEC 7064,MOD 11,10	数字串	1 个数字
ISO/IEC 7064,MOD 27,26	字母串	1 个字母
ISO/IEC 7064,MOD 37,36	字母数字串	1 个数字或字母

当一个数字串、字母串或数字字母串满足式(1.1)时,该串满足该校验。

$$\sum_{i=1}^{n} a^i w^i \equiv 1 \pmod{M} \tag{1.1}$$

式中:n——包括校验字符的串的字符个数;

i——从右边开始的字符所在位置索引(最右边的字符 $i=1$),空格与分隔符不包括在内;

a^i——由表1.21规定的处于i位置上的字符对应的值;
w^i——i位置的权重,为基数r^{i-1};
M——模数。

表1.21 字符对应的值

字　　符	数字串的值	字母串的值	字母数字串的值
0～9	0～9		0～9
A～Z		0～25	10～35
X（仅 MOD 11-2）	10		
*（仅 MOD 37-2）			36

我国第二代居民身份证号所使用的校验方法正是ISO/IEC 7064 11-2校验字符系统。以"31030019810101001X"为例,计算身份证最后一位校验符C,见表1.22。

表1.22 第二代居民身份证号校验码计算

字符位置 i	18	17	16	15	14	13	12	11	10	9	8	7	6	5	4	3	2	1
$w^i=2^{i-1}$(mod 11)	7	9	10	5	8	4	2	1	6	3	7	9	10	5	8	4	2	1
字符数 a^i	3	1	0	3	0	0	1	9	8	1	0	1	0	1	0	0	0	1
乘积 $a^i \cdot w^i$	21	9	0	15	0	0	2	9	48	3	0	9	0	5	0	0	0	2
乘积的和 S	21+9+15+2+9+48+3+9+5+2=123																
$C1=S$ mod 11	123 mod 11 = 2																
$C=(11-C1+1)$ mod 11	(11-2+1) mod 11 = 10 => 'X'																

习题1

1. 字符编码经历了哪几个发展阶段?其中汉字编码是如何发展的?
2. 字符编码模型分为哪几个层级?
3. GB 18030是如何兼容ASCII、GB/T 2312、GBK等标准的?
4. 写出你姓名的GB 18030、Unicode、UTF-8编码。
5. 什么是高字节优先序与低字节优先序?
6. 什么是信息对象的序列化与反序列化?模式驱动序列化有哪些编码方案?
7. 协议数据单元中数据集的组成方式有哪几种?举例说明。
8. 常见的传输编码语法有哪几种?
9. 信息校验算法有哪些?我国第二代居民身份证号是如何校验的?
10. 以自己的学号或工号为ID,分别按照Mod 10和M11校验法则计算校验数字,列出计算过程。

第 2 章 DICOM 标准

2.1 DICOM 概述

DICOM 是 Digital Imaging and Communication of Medicine 的缩写，是美国放射学会（American College of Radiology，ACR）和美国电器制造商协会（National Electrical Manufacturers Association，NEMA）组织制定的专门用于医学图像存储和传输的标准，中文名称为"医学数字影像与传输标准"。

2.1.1 DICOM 的发展

DICOM 是随图像化、计算机化医疗设备的普及和图像存储与传输系统（PACS）的发展而产生的。当 CT 和 MRI 等设备生成的高质量、形象直观的图像在医疗诊断中广泛使用时，由于不同生产商、不同型号的设备生成的图像采用了各自不同的格式，使得不同设备的信息资源难以统一管理，PACS 的运用具有很大的困难。为此，美国放射学会和美国电器制造商协会在 1983 年成立了专门委员会，制定用于医学图像存储和传输的标准，提供与制造商无关的数字图像及其传输和存储的统一格式，以促进 PACS 的发展。

DICOM 的 ACR-NEMA1.0 版本于 1985 年推出，随后增加了新的数据元素并对部分内容进行修改，形成 2.0 版本。由于认识到标准对网络支持的不足和标准本身存在的结构性问题，ACR 和 NEMA 结合当时的技术条件和方法对标准进行了彻底的修订，于 1993 年正式公布新版本，命名为 DICOM3.0。与原版本相比，3.0 版本采用了面向对象的分析方法，定义了医学图像在存储和传输过程中的各种实体和关系，提供了对 ISO-OSI 和 TCP/IP 的支持，使得其在医学图像应用层上可以与其他通信协议栈直接通信，而不需要重新编写程序。考虑到技术的发展，DICOM3.0 大部分采用了文档结构，对可能变化或扩充的部分以附录的形式展现，这样标准在更新时涉及面可以尽量小。

在 DICOM3.0 公布后，以 TCP/IP 为基础的互联网迅速发展，信息的交换和共享方式也发生了巨大变化。随着 DICOM 在影像设备和系统中的成功应用，越来越多的影像设备甚至输出波形数据的医疗仪器使用 DICOM 的需求也在增加，使得 DICOM 需要不断适应新的应用需求。因此，基于点对点协议的标准第 9 部分和第 13 部分已失效，有关 OSI 的内容也被淘汰，新增了多种信息对象定义，增加了 Web 访问、网络安全等新特性相关内容。DICOM 几乎每年都有修订版本发布，最新的版本可通过官网免费下载。

2.1.2 DICOM 的组成

DICOM 经历了一个从无到有、从简单到复杂的发展过程。该标准在制定过程中不断听取工业界、学术界、医疗界等各方面的意见和建议，注重其可扩充性和可扩展性，经历了 ACR-NEMA1.0 和 ACR-NEMA2.0，到目前的 DICOM 3.0，内容也在不断补充和调整，目前由以下 20 个部分组成。

第 1 部分：介绍和概述（Introduction and Overview）。

该部分给出了标准的设计原则，定义了标准中使用的一些术语，对标准的其他部分进行了简要的概述。

第 2 部分：符合性（Comformance）。

符合性是指符合 DICOM 的设备能够互相连接、互相操作的能力。由于 DICOM 的内容庞大、功能复杂、包含面广，到目前为止，还没有某个设备或系统能够涵盖所有的 DICOM 功能，只是实现设备或系统本身所必需的功能。因此，标准要求制造商必须给出设备或系统所支持的 DICOM 功能的说明，即符合性声明。本部分定义了该声明的结构和必须出现的信息，包含 3 个主要部分：本实现中可以识别的信息对象集合、本实现支持的服务类集合和本实现支持的通信协议集合。

标准没有规定符合性实现的测试和验证过程。用户在采购具有 DICOM 功能的设备或系统时，必须注意各设备的符合性水平是否一致，否则各设备互相连接时会出现某些问题。

第 3 部分：信息对象定义（Information Object Definitions）。

该部分对医学数字图像存储和传输中的信息对象提供了抽象的定义。信息对象定义是由其用途和属性组成的。为方便标准的扩充和与旧版本标准的兼容，DICOM 中定义了标准型和复合型两大类信息对象类。标准型信息对象类仅包含现实世界实体所固有的那些属性。复合型信息对象类可以附加上并不是现实世界实体所固有的属性。例如，CT 图像信息对象类既包含了图像固有的图像日期、像素数据等图像实体的属性，又包含了患者姓名等并不属于图像本身的属性。复合信息对象类提供了表达图像通信所需要的结构性框架，使标准在网络环境中的应用更加方便。

第 4 部分：服务类规范（Service Class Specifications）。

服务类将信息对象与作用在该对象上的命令联系在一起，说明了命令元素的要求及命令是如何应用在信息对象上的。服务类规范对通信服务提供方和使用方都提出了具体要求。典型的 DICOM 服务类有存储服务类、查询/获取服务类、基本工作列表管理服务类、打印管理服务类等。服务类按照应用目的把信息对象定义和配套的操作命令进行组合，形成了 DICOM 的功能单元，使具体的 DICOM 应用通过若干服务类的组合得以实现。

第 5 部分：数据结构和编码（Data Structures and Encoding）。

该部分说明了 DICOM 应用如何构造和编码在信息对象与服务类使用中所产生的数据集信息，给出了构成消息中传递的数据流的编码规则。数据流是收集构成数据集的数据元素而产生的。该部分也定义了对许多信息对象都相同的若干通用功能的语义，以及 DICOM 所使用的国际字符集的编码规则。该部分着重说明的是有关 DICOM 消息中数据流方面的内容。

第 6 部分：数据字典（Data Dictionary）。

该部分是 DICOM 中定义的所有表示信息的数据元素集合、用于可交换介质编码的元素及 DICOM 所分配的唯一标识术语。DICOM 为每个数据元素都指定了唯一的标识、名称、值表示法和值的个数等，对唯一标识术语定义了标识号、名称、类型及在 DICOM 中的哪部分定义。这样，在 DICOM 实体之间进行消息交换时，消息中的内容具有明确、无歧义的编号和意义，可以相互理解和解释。

第 7 部分：消息交换（Message Exchange）。

消息是由命令流及可选的数据流组合而成的。该部分定义了医学影像环境中的应用实体通过通信服务来交换消息所需要的服务和协议，包括服务类可以使用的操作和通知、关联建立或终止的规则、请求/响应命令交换规则、构件命令流和消息的编码规则等。

第 8 部分：消息交换的网络支持（Network Communication Support for Message Exchange）。

该部分定义了用来支持在网络环境中 DICOM 应用的通信所必需的通信服务和上层协议。这些服务和协议保证了 DIOCM 应用能通过网络有效和协调地进行通信。该部分所定义的通信服务是 OSI 表示服务和 OSI 关联控制服务元素的子集，称为上层服务，使得应用可以建立关联、交换消息和终止关联。对上层服务的定义指定使用上层协议联合 TCP/IP。

第 9 部分：消息交换的点对点通信支持（Point-to-Point Communication Support for Message Exchange）。

该部分已失效。

第 10 部分：介质存储和文件格式（Media Storage and File Format）。

该部分说明了一个在可移动存储介质上医学图像信息存储的通用模型，提供了在各种物理存储介质上不同类型的医学图像和相关信息进行交换的框架，定义了医学影像和相关信息在存储介质上存储的分层模型，引入了介质存储应用模式的概念，定义了支持封装任何信息对象定义的 DICOM 文件格式及加密信封封装的安全文件格式，以及独立于文件格式和物理介质的 DICOM 文件服务。

第 11 部分：介质存储应用模式（Media Storage Application Profiles）。

应用模式是指应用特定的 DICOM 子集，为特定的临床应用通过存储介质进行医学图像和相关信息的互操作交换提供符合性声明的模板。每个应用模式都包括应用模式的名称、临床环境的描述、介质存储服务类中的角色、操作需求、物理介质及介质格式的选择等。该部分使得扩展信息对象类和新的交换介质变得更加容易。

第 12 部分：数据交换的存储功能和介质格式（Storage Functions and Media Formats for Data Interchange）。

为了使医学环境中应用之间的信息交换更加便利，该部分定义了用来描述介质存储模型与某一特定物理介质及介质格式之间关系的结构，说明了特定物理介质的特点和相关的介质格式。

第 13 部分：打印管理点对点通信支持（Print Management Point-to-Point Communication Support）。

该部分已被淘汰。

第 14 部分：灰度标准显示函数（Grayscale Standard Display Function）。

该部分定义了灰度图像在不同显示系统上产生一致的显示效果的标准显示函数。为达到在不同的显示媒介上呈现一致的图像的目的，标准显示函数提供了对某一特定的显示系统进行校准的方法。由于人眼的对比度敏感性在显示设备的亮度范围里明显呈非线性，标准选择了基于人类视觉系统的 Barten 模型的显示函数。

第 15 部分：安全和系统管理模式（Security and System Management Profiles）。

该部分定义了安全和系统管理模式的符合性声明。安全和管理模式通过引用外部已开发的标准协议定义，如 DHCP、LDAP、TLS 和 ISCL。安全模式可以使用公钥、智能卡等安全技术。数据加密可以使用各种标准的数据加密算法。标准仅仅提供一些机制，可用于针对 DICOM 对象交换的安全策略实施。

第 16 部分：内容映射资源（Content Mapping Resource）。

该部分定义了 DICOM 信息对象结构化文档的模板、信息对象所使用的编码术语集合、DICOM 维护的术语词典、针对不同国家的编码术语的翻译。

第 17 部分：解释性信息（Explanatory Information）。

该部分包含了以资料性附录和正式附录形式存在的解释性信息。

第 18 部分：Web 服务（Web Services）。

该部分定义了获取或存储 DICOM 对象可以使用的 Web 服务方法。获取数据的请求指定了应答方的介质类型或格式。存储数据的请求则指定了请求方的介质类型。标准中定义的 HTTP 请求使得 HTTP 服务器足以充当 DICOM 的 SCU（服务类使用者），使用基本的标准功能与 DICOM 的 SCP（服务类提供者）交互获取或存储 DICOM 对象。也就是说，HTTP 服务器可以充当访问 DICOM SCP 的代理。

第 19 部分：应用宿主（Application Hosting）。

该部分为基于 DICOM 的医学计算机系统定义了一个应用编程接口（API），使得调用该 API 的程序能方便地"插入"。宿主系统的实现者只需要创建该标准化 API 接口一次，就可以支持许多插件式托管应用程序。这个 API 可被任何宿主系统所实现，因此照此 API 编写的插件式托管程序可以在任意实现了 API 的宿主系统环境中运行。

第 20 部分：HL7 CDA 影像报告（Imaging Reports Using HL7 Clinical Document Architecture）。

该部分定义了采用 HL7 临床文档架构第 2 版（CDA R2）编码影像报告的模板。使用影像进行体检、诊断和治疗的专业科室中的临床过程报告都在适用范围内。该部分作为影像报告的应用指南，对成像过程中收集的数据的使用与引用给予了特别关注，使其成为报告中的显式证据。这些数据包括影像、波形、测量、标注及其他可作为 DICOM SOP（服务功能对）实例管理的分析结果。该部分还特别提供了一个把 DICOM 结构化报告形式的影像报告转换为 CDA 文档的技术规范。

2.1.3 DICOM 的应用

毫无疑问，DICOM 是医学图像信息系统领域的核心，它主要涉及信息系统中最重要也是最困难的医学图像的存储和传输、通信，可直接应用在图像存储与传输系统中。DICOM 也是研究和开发具有网络连接功能、实现信息资源共享的新型医疗仪器的技术基础。

另外，DICOM 的定义在网络通信协议的最上层，不涉及具体的硬件实现而直接应用网络协议，因此与网络技术的发展保持相对独立，可以随着网络性能的提高而使 DICOM 系统的性能得到改善。尽管 DICOM 提供了 OSI 的网络模型，但实际上网络绝大部分都是在 TCP/IP 下构成的，网络硬件采用的形式可以多种多样，只要设备具有支持 TCP/IP 的网络接口，在软件的支持下，就可以做到像 PC 一样实现"即插即用"，非常方便地加入医学信息系统的网络。

在采用 DICOM 的信息网络系统中，所有 DICOM 设备都可以按照 DICOM 的网络上层协议进行互相连接和操作。临床医生可以在办公室查看 B 超设备的图像和结果，可以在 CT 机上调用核磁共振图像进行图像的叠加融合，也可以通过网络调用存储在其他医院的图像与报告。无论是本院、本地还是相距很远的外地，DICOM 设备都可以通过网络联系，交换信息。

由于提供了统一的存储格式和通信方式，普及 DICOM 可以简化医疗信息系统设计，避免许多重复性的工作，加快信息系统的开发速度。这将对无纸化、无胶片化的数字化医院和远程医疗系统的实施起到极其重要的作用。

2.2 数据结构与编码

DICOM 需要解决在不同地点、不同设备制造商、不同国家等复杂的网络环境中的医学图像存储和传输问题。要在这样复杂的情况下实现准确、无歧义的信息交换，当然存在许多技术问题，基本问题有语义和语法两大类。

所谓语义就是指交换信息的具体含义。通常人们都用自己的语言（自然语言）进行交流，但世界上自然语言种类繁多，还存在二义性问题，表达的意思存在多种含义，使得计算机处理有困难。为此，DICOM 专门定义了自己的"语法"和"词汇"。DICOM 的"词汇"是用一对整数表示的，称为标签（Tag），用数据字典给出详细的定义和解释，另外用 UID 方法给出唯一标识。语法则是指信息组成的规则，在 DICOM 中，通信双方只有按约定的方法组织数据，才可能使对方准确获得所传输的信息。

本章中通常用加后缀 H 或加前缀 0x 的两位十六进制数表示一个字节编码，为叙述简便，部分编码省略前后缀，改用斜体表示。例如，0x41、41H、*41* 等。

2.2.1 唯一标识符（UID）

唯一标识符是用于唯一标识 DICOM 中各种不同信息对象的字符串，以保证不同国家、地区、生产商生成的标识可在世界上任何地点与其他生产商生成的标识进行区别。为保证每个标识的全球唯一性，使用下面的字符串（称为唯一标识符或 UID）产生机制：

<根>.<后缀>

根是由权威部门分配的，以保证没有其他个人或机构再使用这个标识。后缀由申请 UID 的公司或组织自行分配，但必须保证在其内部也是唯一的。如此保证了每个 UID 在全球范围内都是唯一的。

例如，"1.2.840.113681.2162644097.636.3189276047.7.50"是某企业影像系统产生的一张影像的 UID。其中，"1.2.840.113681"是该企业从 ANSI 申请得到的根标识，其余部分是该企业影像系统所产生的这张影像的内部唯一标识。因此，该影像系统所产生的每张影像的 UID，根标识相同，后缀标识不同，保证了其全球唯一性。

一旦一个实例 UID 生成，就必须一致地使用它。该实例的副本或未做任何修改的重新生成，都必须使用与原实例相同的 UID，否则相同的信息将存在不同的标识，会导致混乱。

UID 也用于标识 DICOM 定义的有关属性。"1.2.840.10008"是 ANSI 分配给 NEMA 的根标识，用于标识 DICOM 术语。例如：

"1.2.840.10008.1.1"是验证服务类。

"1.2.840.10008.1.2"是默认的传输语法。

"1.2.840.10008.5.1.4.1.1.2"是 CT 图像存储。

2.2.2 传输语法

DICOM 的传输语法（Transfer Syntax）指明了数据如何编码得到字节流。传输语法可以是默认的。此外，通信双方可以在传输前协商好传输语法，或者将传输语法与数据一起存储在介质上。

传输语法定义了以下三方面的内容。

（1）值表示法（Value Representation，VR）如何指定，是明确给出（显式 VR），还是采用预先规定的方式（隐式 VR）。

（2）多字节数在存储或传输时的字节顺序，是低字节优先（小端序，LE），还是高字节优先（大端序，BE）。

（3）封装情况下的压缩格式，是采用 JPEG 压缩算法还是 RLE 压缩算法，是采用有损方式还是无损方式等。

双方采用一致的传输语法是非常重要的。不同的传输语法会导致信息的错误理解。例如，对于一个 32 位无符号整数 0x12345678，在 LE 方式下的字节顺序为 0x78、0x56、0x34、0x12，而在 BE 方式下的字节顺序则为 0x12、0x34、0x56、0x78。

传输语法有一个 UID 标识，DICOM 传输语法见表 2.1。DICOM 默认的传输语法是隐式 VR LE 传输语法，UID 为"1.2.840.10008.1.2"。

表 2.1 DICOM 传输语法

UID	传 输 语 法
1.2.840.10008.1.2	隐式 VR LE 传输语法（默认）
1.2.840.10008.1.2.1	显式 VR LE 传输语法
1.2.840.10008.1.2.2	显式 VR BE 传输语法
1.2.840.10008.1.2.4.50	基本型 JPEG 压缩
1.2.840.10008.1.2.4.51	扩展型 JPEG 压缩
1.2.840.10008.1.2.4.57	无损 JPEG 压缩，非层次
1.2.840.10008.1.2.4.70	无损 JPEG 压缩，非层次，一阶预测
1.2.840.10008.1.2.4.80	JPEG-LS 无损压缩
1.2.840.10008.1.2.4.81	JPEG-LS 近无损压缩
1.2.840.10008.1.2.5	RLE 压缩
1.2.840.10008.1.2.6.1	RFC 2557 MIME 封装
1.2.840.10008.1.2.6.2	XML 编码

2.2.3 值表示法

值表示法具体描述了属性值如何进行表示，相当于值的数据类型。值表示法有许多种，按编码规则大致可分为数值类型、文本类型、数组类型和结构类型 4 类。

1. 数值类型

一个字节表示一个二进制数，多个字节按高低字节构成一个整型数或浮点数。编码时是低字节优先还是高字节优先取决于传输语法；值长度都固定为 2 字节、4 字节或 8 字节；VR 包括 UL、US、SL、SS、FL、FD，详见表 2.2。

表 2.2 值表示法一览表（数值类型）

VR	定义	值长度
UL（Unsigned Long）	无符号 32 位二进制整数，范围为 $0 \leq n < 2^{32}$	固定为 4 字节
US（Unsigned Short）	无符号 16 位二进制整数，范围为 $0 \leq n < 2^{16}$	固定为 2 字节
SL（Signed Long）	有符号 32 位二进制整数，范围为 $-2^{31} \leq n \leq 2^{31}-1$	固定为 4 字节
SS（Signed Short）	有符号 16 位二进制整数，范围为 $-2^{15} \leq n \leq 2^{15}-1$	固定为 2 字节
FL（Floating-point Single）	单精度二进制浮点数，IEEE 754 中的 32 位浮点数格式	固定为 4 字节
FD（Floating-point Double）	双精度二进制浮点数，IEEE 754 中的 64 位浮点数格式	固定为 8 字节

2. 文本类型

每个字节都是一个 ASCII 码，类似于字符串。如果为可变长度，则字节数必须为偶数个，不足部分加空格（20H），但 UI 类型不能加空格，要加 Null（00H）。编码从左到右逐字节进行，不受传输语法字节顺序的影响。

1）纯文本

纯文本类型可用于表示字符串、多段落文本，根据最大长度和可用字符表的不同，分为 SH、LO、ST、LT、UT、UC 几类，详见表 2.3。

表 2.3 值表示法一览表（文本类型-纯文本）

VR	定义	字符表	值长度
SH (Short String)	字符串，两头可以有空格，不能使用"\"及除 ESC 外的控制字符。"\"用作多值之间的分隔符	默认字符集或由(0008,0005)指定的字符集	≤16 字符
LO (Long String)	字符串，两头可以有空格，不能使用除 ESC 外的控制字符及"\"	默认字符集或由(0008,0005)指定的字符集	≤64 字符
ST (Short Text)	有一到多个段落的字符串，可以使用图形字符集和控制字符 CR、LF、FF、ESC，尾部空格作为填充字符将被忽略，但前导空格将被保留，不能有多值，因此"\"可以使用	默认字符集或由(0008,0005)指定的字符集	≤1024 字符
LT (Long Text)	有一到多个段落的字符串，可以使用图形字符集和控制字符 CR、LF、FF、ESC，尾部的空格将被忽略，不允许有多值，因此"\"可用	默认字符集或由(0008,0005)指定的字符集	≤10240 字符
UT (Unlimited Text)	有一到多个段落的字符串，可以用图形字符集和控制字符 CR、LF、FF、ESC，尾部的空格将被忽略，不能有多值，因此"\"可以用	默认字符集或由(0008,0005)指定的字符集	$\leq 2^{32}-2$ 字符
UC (Unlimited Characters)	无限长的字符串，可以有尾部空格填充，不能使用除 ESC 外的控制字符及"\"。"\"可以作为多值之间的分隔符	默认字符集或由(0008,0005)指定的字符集	$\leq 2^{32}-2$ 字符

2）日期时间

用来表示日期、时间的值表示法，包括 DA、TM、DT，详见表 2.4。

表 2.4　值表示法一览表（文本类型-日期时间）

VR	定　义	字　符　表	值　长　度
DA (Date)	表示日期的字符串，格式为 YYYYMMDD（4 位年，2 位月，2 位日）如"19930822"表示 1993 年 8 月 22 日	默认字符集的"0"~"9"，在区间匹配查询时允许使用"-"和末尾的空格	固定为 8 字节，在区间匹配查询时为 18 字节
TM (Time)	表示时间的字符串，格式为 HHMMSS.FFFFFF（HH 为小时，范围为 00~23；MM 为分，范围为 00~59；SS 为秒，范围为 00~59；FFFFFF 为百万分之一秒，范围为 000000~999999，最少 1 位，尾部可以有空格。例如，"070907.0705"表示 7 点 9 分 7.0705 秒，"1010"表示 10 点 10 分，"021"是个无效值	默认字符集的"0"~"9"及"."、空格，在区间匹配查询时"-"也可以用	≤14 字节，在区间匹配查询时≤28 字节
DT (Date Time)	由日期字符串和时间字符串拼接而成，格式为 YYYYMMDDHHMMSS.FFFFFF&ZZXX（参考 DA 和 TM，&ZZXX 是可选的 UTC 时区偏移，& 可以是"+"或"-"，ZZ 为小时，XX 为分钟）。例如，"19530827111352.0"表示 1953 年 8 月 27 日 11 点 13 分 52 秒	默认字符集的"0"~"9"，以及"+""-"".""."和空格	≤26 字节，在区间匹配查询时≤54 字节

3）数值

用文本表示的小数 DS 及用文本表示的整数 IS，详见表 2.5。

表 2.5　值表示法一览表（文本类型-数值）

VR	定　义	字　符　表	值　长　度
DS (Decimal String)	表示定点数或浮点数的字符串。定点数前面可以有正负号，中间可以有小数点，浮点数需符合 ANSI X3.9，用"E"或"e"标记指数部分。两头可以有空格，但中间不能有空格	默认字符集的"0"~"9"，以及"+""-""E""e""."	≤16 字节
IS (Integer String)	表示十进制整数字符串，前面可以有正负号，两头可以有空格，但中间不能有空格，可表示范围为 $-2^{31} \leq n \leq 2^{31}-1$	默认字符集的"0"~"9"，以及"+""-"	≤12 字节

4）其他

用文本表示的有特定内涵、可用字符表和最大长度不同的多种值表示法，包括 AE、AS、CS、PN、UI、UR，详见表 2.6。

表 2.6　值表示法一览表（文本类型-其他）

VR	定　义	字　符　表	值　长　度
AE (Application Entity)	标识应用实体的字符串，两头的空格将被忽略，但不能使用仅含空格的串，如"StorageSCP"	默认字符集，不包括"\"，以及控制字符 LF、FF、CR、ESC	≤16 字节
AS (Age String)	表示年龄的字符串，格式为"nnnD, nnnW, nnnM, nnnY"（D 代表天，W 代表周，M 代表月，Y 代表年），如"018M"表示年龄为 18 个月	默认字符集的"0"~"9"，以及"D""W""M""Y"	固定为 4 字节
CS (Code String)	预定义的字符串，两头的空格将被忽略，如性别只能在"M""F""O"中选一个值	默认字符集的大写字母、"0"~"9"、空格、下画线	≤16 字节

续表

VR	定 义	字 符 表	值 长 度
PN（Person Name）	表示姓名的字符串。采用五组件格式（顺序为姓、名、中间名、前缀、后缀），组件间用"^"分割，每个组件都可以为空。可以多值，因此不能使用"\"。填充字符为空格。5 个组件组成一个组件组，为了表示像汉字这样的象形文字，需要用 3 个组件组（顺序为字母组件组、象形组件组、语音组件组），组件组之间用"="分割，每个组件组（包括字母组件组）都可以为空，因此可能由一个或多个"="开头，尾部的"="可以省略，如 "Wang^XiaoDong=王^小东"	默认字符集或由 (0008,0005) 指定的字符集，不包括控制字符 LF、FF、CR、ESC 可以使用	≤64 字符（每个组件组）
UID（Unique Identifier UID）	表示唯一标识符 UID 的字符串。如果值域的一个或多个 UID 长度为奇数，则尾部用 Null（00H）填充，如 "1.2.840.10008.1.2.1"	默认字符集的 "0" ~ "9" 和 "."	≤64 字节
URI/URL（Universal Resource Identifier or Locator）	表示 RFC 3986 定义的 URI 或 URL 的字符串。不允许以空格开头，尾部空格视为填充将被忽略，不能有多值，如 "ftp://medical.nema.org/medical/dicom/"	默认字符集的子集，见 RFC 3986 第 2 节。空格只能作为填充，未允许字符必须使用 "%编码"	≤2^{32}−2 字节

3. 数组类型

数组类型由多个二进制数顺序组成，每个二进制数固定占 n 字节，称为单元大小。在编码时，以单元大小为单位对每个二进制数都进行 BE/LE 字节顺序转换。包括 AT、OB、OD、OF、OL、OW、UN，详见表 2.7。

表 2.7 值表示法一览表（数组类型）

VR	定 义	单元大小	值 长 度
AT（Attribute Tag）	由组号、元素号这一对 16 位无符号整数表示的属性标签	2 字节	固定为 4 字节
OB（Other Byte）	字节流，内容编码由协商的传输语法所规定，对 LE/BE 不敏感，填充字段为一个 Null 字节（00H）	1 字节	见传输语法
OD（Other Double）	IEEE 754 格式的 64 位浮点数组成的流。LE/BE 转换时按每 64 位（8 字节）调换字节顺序	8 字节	≤2^{32}−8 字节
OF（Other Float）	IEEE 754 格式的 32 位浮点数组成的流。LE/BE 转换时按每 32 位（4 字节）调换字节顺序	4 字节	≤2^{32}−4 字节
OL（Other Long）	32 位二进制数组成的流，内容编码由协商的传输语法规定。LE/BE 转换时按每 32 位（4 字节）调换字节顺序	4 字节	见传输语法
OW（Other Word）	16 位二进制数组成的流，内容编码由协商传输语法所规定。LE/BE 转换时按每 16 位（2 字节）调换字节顺序	2 字节	见传输语法
UN（Unknown）	表示编码内容未知的字节串	1 字节	任何其他 VR 的有效长度

4. 结构类型

值表示法的 SQ（Sequence of Items）是一个特殊的结构，由 0~n 个条目（Item）组成，每个条目都是一个子数据集，详见 2.2.6 节中的嵌套数据集。

2.2.4 数据字典

DICOM 的第 6 部分为数据字典（Data Dictionary），包括数据元素字典（Registry of DICOM Data Elements）、文件头元素字典（Registry of DICOM File Meta Elements）、目录结构元素字典（Registry of DICOM Directory Structuring Elements）及 UID 字典（Registry of DICOM Unique Identifiers）等部分组成。

1. 数据元素字典

在 DICOM 中，数据元素字典占了数据字典的大量篇幅。DICOM 为避免不同系统间进行信息交换时产生二义性问题，对每个数据元素都规定了一对 16 位整数作为标识（Tag），除此之外还有属性名（Name）、关键字（Keyword）、值表示法（VR）、值个数（VM），字典中一一列举，最后一列中标有 RET 的为已淘汰数据元素，仍保留使用，但在新的应用中强烈建议使用其替代数据元素。数据元素字典片段见表 2.8。

表 2.8 数据元素字典片段（摘自 DICOM）

Tag	Name	Keyword	VR	VM	
(0008,0001)	Length to End	LengthToEnd	UL	1	RET
(0008,0005)	Specific Character Set	SpecificCharacterSet	CS	1-n	
(0008,0006)	Language Code Sequence	LanguageCodeSequence	SQ	1	
(0008,0008)	Image Type	ImageType	CS	2-n	
(0008,0010)	Recognition Code	RecognitionCode	SH	1	RET
(0008,0012)	Instance Creation Date	InstanceCreationDate	DA	1	

2. 文件头元素字典

文件头元素字典列出了组号为 *0002* 的文件头元素，用于表达 DICOM 文件格式中的文件头信息，见表 2.9。

表 2.9 文件头元素字典（摘自 DICOM）

Tag	Name	Keyword	VR	VM
(0002,0000)	File Meta Information Group Length	FileMetaInformationGroupLength	UL	1
(0002,0001)	File Meta Information Version	FileMetaInformationVersion	OB	1
(0002,0002)	Media Storage SOP Class UID	MediaStorageSOPClassUID	UI	1
(0002,0003)	Media Storage SOP Instance UID	MediaStorageSOPInstanceUID	UI	1
(0002,0010)	Transfer Syntax UID	TransferSyntaxUID	UI	1
(0002,0012)	Implementation Class UID	ImplementationClassUID	UI	1
(0002,0013)	Implementation Version Name	ImplementationVersionName	SH	1
(0002,0016)	Source Application Entity Title	SourceApplicationEntityTitle	AE	1
(0002,0017)	Sending Application Entity Title	SendingApplicationEntityTitle	AE	1
(0002,0018)	Receiving Application Entity Title	ReceivingApplicationEntityTitle	AE	1

续表

Tag	Name	Keyword	VR	VM
(0002,0100)	Private Information Creator UID	PrivateInformationCreatorUID	UI	1
(0002,0102)	Private Information	PrivateInformation	OB	1

3. 目录结构元素字典

目录结构元素的组号为 *0004*，用于表达 DICOM 目录，见表 2.10。

表 2.10　目录结构元素字典片段（摘自 DICOM）

Tag	Name	Keyword	VR	VM
(0004,1130)	File-set ID	FileSetID	CS	1
(0004,1141)	File-set Descriptor File ID	FileSetDescriptorFileID	CS	1~8
(0004,1142)	Specific Character Set of File-set Descriptor File	SpecificCharacterSetOfFileSetDescriptorFile	CS	1
(0004,1200)	Offset of the First Directory Record of the Root Directory Entity	OffsetOfTheFirstDirectoryRecordOfTheRootDirectoryEntity	UL	1
(0004,1202)	Offset of the Last Directory Record of the Root Directory Entity	OffsetOfTheLastDirectoryRecordOfTheRootDirectoryEntity	UL	1

4. UID 字典

UID 字典由 UID 取值（UID Values）、知名参考帧（Well-known Frames of Reference）、上下文组 UID 值（Context Group UID Values）、模板 UID 值（Template UID Values）4 个表组成，表中列出了已经分配的以"1.2.840.10008"为前缀的 DICOM 术语 UID。

UID 取值表规定了 UID 值（UID Value）、名称（UID Name）、类型（UID Type）和出处（Part）等信息，见表 2.11。UID 值的类型包括传输语法（Transfer Syntax）、SOP 类（SOP Class）、服务类（Service Class）、元数据 SOP 类（Meta SOP Class）、知名参考帧（Well-known Frames of Reference）、知名 SOP 实例（Well-known SOP Instance）、编码方案（Coding Scheme）、应用上下文名称（Application Context Name）等。

表 2.11　UID 取值表片段（摘自 DICOM）

UID Value	UID Name	UID Type	Part
1.2.840.10008.1.1	Verification SOP Class	SOP Class	PS3.4
1.2.840.10008.1.2	Implicit VR Little Endian: Default Transfer Syntax for DICOM	Transfer Syntax	PS3.5
1.2.840.10008.1.2.1	Explicit VR Little Endian	Transfer Syntax	PS3.5
1.2.840.10008.1.2.1.99	Deflated Explicit VR Little Endian	Transfer Syntax	PS3.5
1.2.840.10008.1.2.2	Explicit VR Big Endian (Retired)	Transfer Syntax	PS3.5
1.2.840.10008.1.2.4.50	JPEG Baseline (Process 1): Default Transfer Syntax for Lossy JPEG 8 Bit Image Compression	Transfer Syntax	PS3.5

2.2.5 数据元素

DICOM 数据组织的基本单元是数据元素（Data Element）。数据集（Data Set）是 DICOM 信息保存与传递的主要形式，是 DICOM 文件及 DICOM 消息中的数据载体，由一系列数据元素组成。

在数据传送时，每一个属性都按照协商的传输语法编码为一个数据元素。若干数据元素组成数据集，作为 DICOM 文件及 DICOM 消息进行存储或传输。因此，数据元素是 DICOM 数据组织的基本单元。

1. 数据元素的结构

一个数据元素包含了标签、值表示法（可选）、值长度和值域。标签是数据元素的唯一标识。数据元素的值表示法是否存在取决于协商的传输语法。数据元素和数据集结构见图 2.1。

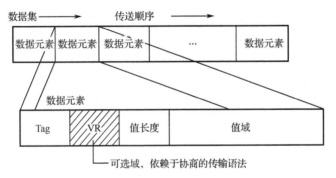

图 2.1　DICOM 数据元素和数据集结构

1）标签

标签（Tag）采用两个 16 位二进制数表示，通常写作一对 4 位十六进制数(*gggg, eeee*)，*gggg* 是数据元素的组号，*eeee* 是数据元素的元素号。数据元素有标准数据元素和私有数据元素两种类型。组号为偶数的是标准数据元素，具体含义可以在 DICOM 的数据字典中查到，常用组号见表 2.12，组号为 *0008* 以上的都是数据元素；组号为奇数的为私有数据元素，由用户在使用过程中自行定义。

表 2.12　Tag 中的常用组号

组　号	信 息 类 型	组　号	信 息 类 型
0000	命令（Command）	*0018*	成像（Acquisition）
0002	头元素（FileMeta）	*0020*	联系（Relationship）
0004	目录（Directory）	*0028*	图像（Image Presentation）
0008	标识（Identifying）	*7FE0*	像素（Pixel Data）
0010	患者（Patient）		

DICOM 的数据字典定义了许多数据元素标签，涵盖大多数的应用需要。例如，在 DICOM 中(*0010, 0010*)表示患者姓名，(*0008, 0020*)表示检查日期，(*0018, 1088*)表示心率。

2）值表示法

值表示法（VR）有隐式和显式两种形式。值表示法在数据元素中是采用显式（有值表示法域）还是隐式（没有值表示法域），取决于传输语法。如果传输语法要求采用显式值表示法，则值表示法域的取值就是数据字典中对该属性所规定的值表示法的两字节 ASCII 码字符。

（1）隐式（Implicit）：采用预先规定的表示方法，通过标签从数据字典中查到 DICOM 对这个属性表示方法的规定，从而正确解释属性值的内容。这种方式要求信息交换双方共享包含所有可能属性的数据字典。

（2）显式（Explicit）：用两个字符明确表示值的表示方法，如 AE 表示应用实体、AS 表示年龄、DT 表示日期和时间、FD 表示双精度浮点数等。这种方法增加了信息交换的开销，但比共享数据字典更灵活，尤其是在多厂商环境下，数据字典同步更新很困难。

3）值长度

值长度（Value Length）本身占用的字节数为 2 字节或 4 字节，具体如下。

（1）隐式值表示法：值长度占 4 字节，数据元素格式见表 2.13。

（2）显式值表示法：当值为 OB、OD、OF、OL、OW、SQ、UN、UC、UR 或 UT 类型时，紧跟着的 2 字节为 0000H，预留给 DICOM 以后的版本；值长度占 4 字节，数据元素格式见表 2.14。值长度的值可以为确切长度，除 UC、UR 或 UT 外也可以为未定义长度（0xFFFFFFFF）。

（3）其他显式值表示法：值长度占 2 字节，数据元素格式见表 2.15。

值长度的值指明了数据元素值域的字节长度（一定是偶数），不包括标签、值表示法和值长度本身。

表 2.13　隐式值表示法的数据元素格式

标签		值长度	值域
组号	元素号		
16 位无符号整数	16 位无符号整数	32 位无符号整数	偶数个字节的值编码。未定义长度则用列表结束条目结束
2 字节	2 字节	4 字节	字节数由值长度域指定或未定义长度

表 2.14　显式值表示法的数据元素格式

标签		值表示法		值长度	值域
组号	元素号				
16 位无符号整数	16 位无符号整数	2 位字符 "OB" "OD" "OF" "OL" "OW" "SQ" "UN" "UC" "UR" "UT" 之一	保留 0x0000	32 位无符号整数	偶数个字节的值编码。未定义长度则用列表结束条目结束
2 字节	2 字节	2 字节	2 字节	4 字节	字节数由值长度域显式指定

表 2.15　显式值表示法（其他）的数据元素格式

标签		值表示法	值长度	值域
组号	元素号			
16 位无符号整数	16 位无符号整数	2 位字符	16 位无符号整数	偶数个字节的值编码
2 字节	2 字节	2 字节	2 字节	字节数由值长度域指定

4）值域

数据元素中值域（Value Field）的字节长度由值长度的值指定，必须是偶数个，不足的部分填充空格（其中，UI、OB 类型填充 0x00）。

2．数据元素的编码

数据元素的标签、值长度、数值类型或数组类型（除 OB 外）、值域的值都是多字节的，在编码时是低字节优先还是高字节优先取决于协商好的传输语法。

在数据元素的值表示法中，文本类型值域的值类似于字符串，其编码在不同的传输语法下是相同的。

1）标签的编码

组号和元素号分别编码，各占 2 字节。在 LE 类型的传输语法下低字节优先，在 BE 类型的传输语法下高字节优先。

例如，检查日期标签的值为(0008, 0020)，在 LE 类型的传输语法下编码为 *08 00 20 00*，在 BE 类型的传输语法下编码为 *00 08 00 20*。

2）值表示法的编码

在显式值表示法类型传输语法下，值表示法占 2 字节，其编码就是值表示法的两字符 ASCII 码。在隐式值表示法类型的传输语法下，没有值表示法。

例如，检查日期值表示法的值为"DA"，在显式值表示法类型的传输语法下编码为 *44 41*。

3）值长度的编码

值长度的值就是值域编码的长度，按照表 2.13~表 2.15 确定其占 2 字节还是 4 字节，作为一个无符号整数进行编码，根据传输语法字节顺序的不同。在 LE 类型的传输语法下低字节优先，在 BE 类型的传输语法下高字节优先。

例如，检查日期值域的值表示法是"DA"，值域的值长度固定为 8 字节，因此检查日期值长度的值就是 8。在显式值表示法类型传输语法下占 2 字节，在隐式值表示法类型传输语法下占 4 字节。在 LE 类型传输语法下二字节编码为 *08 00*，四字节编码为 *08 00 00 00*。在 BE 类型传输语法下二字节编码为 *00 08*，四字节编码为 *00 00 00 08*。

4）值域的编码

属性的值按照值表示法确定以后，还需要检查其长度是否为偶数，若不足则加空格（其中，UI、OB 类型加 00H）。

（1）数值类型：编码需根据传输语法的字节顺序。在 LE 的传输语法下低字节优先，在 BE 的传输语法下高字节优先。例如，像素行数属性的值为 512，该属性的 VR=US，在 LE 传输语法的编码为 *00 02*，在 BE 传输语法下为 *02 00*。

（2）文本类型：编码与传输语法的字节顺序无关。按照字符顺序取其 ASCII 码值即为编码。例如，检查日期的取值为"20120901"，其编码为 *32 30 31 32 30 39 30 31*。

（3）数组类型：按照数组单元的先后顺序，以表 2.7 中单元大小为单位，对每一个单元分别进行编码，在 LE 类型的传输语法下低字节优先，在 BE 类型的传输语法下高字节优先。

3. 中文字符的编码

在 DICOM 标准中，默认的字符集为 ISO 646:1990（ISO-IR 6）。当数据包含此字符集之外的字符型数据时，必须对此字符集进行扩展或使用其他字符集替换。此时，先将 DICOM IOD 中的(0008,0005)属性值设置为所需字符集的定义码，中文字符支持可选 ISO_IR 192、GB18030、GB2312 或 GBK。

2017 年颁布的卫生行业标准 WS/T 544－2017《医学数字影像中文封装与通信规范》中对中文编码有具体规定。

1）直接方式规则

扩展字符集(0008,0005)数据元素值域应为 GB18030、GB2312 或 GBK。值表示法为姓名（PN）和长文本（LT）的数据元素值域处理方式如下。

（1）姓名处理规则。

格式规则：姓名拼音=中文姓名=英文姓名，姓名拼音和英文姓名可以省略。

内容规则：应将内容所对应的扩展字符集内码直接作为值域的编码。编码长度必须为偶数，非偶数用空格（ASCII 码 0x20）填充。

例如："Zhang^XiaoDong=张小东="的字符内码（GB18030、GB2312 或 GBK）十六进制表示如下（粗体为双字节汉字）。

0x5A 0x68 0x61 0x6E 0x67 0x5E 0x58 0x69 0x61 0x6F 0x44 0x6F 0x6E 0x67 0x3D **0xD5 0xC5 0xD0 0xA1 0xB6 0xAB** 0x3D

（2）长文本处理方式。

格式规则：无要求。

内容规则：应将内容所对应的扩展字符集内码直接作为值域的编码。编码长度（包括所有控制符）必须为偶数，非偶数用空格（ASCII 码 0x20）填充。

例如：

第一行文字。

第二行文字。

第三行文字。

字符内码（GB18030、GB2312 或 GBK）十六进制表示如下：

0xB5 0xDA 0xD2 0xBB 0xD0 0xD0 0xCE 0xC4 0xD7 0xD6 0xA1 0xA3 0x0D 0x0A 0xB5 0xDA 0xB6 0xFE 0xD0 0xD0 0xCE 0xC4 0xD7 0xD6 0xA1 0xA3 0x0D 0x0A 0xB5 0xDA 0xC8 0xFD 0xD0 0xD0 0xCE 0xC4 0xD7 0xD6 0xA1 0xA3 0x0D 0x0A

2）复合方式规则

扩展字符集(0008,0005)数据元素值域应为"ISO 2022 GB18030""ISO 2022 GB2312""ISO 2022 GBK"。中文编码复合方式规则见表 2.16。

表 2.16 中文编码复合方式规则

字 符 集	(0008,0005)值域	文 本 内 容	换码序列（十六进制表示）	换码序列（字符表示）
GB2312	ISO 2022 GB2312	ASCII	0x1B 0x28 0x42	ESC (B
		汉字	0x1B 0x24 0x29 0x41	ESC $) A
GBK	ISO 2022 GBK	ASCII	0x1B 0x28 0x42	ESC (B
		汉字	0x1B 0x24 0x29 0x41	ESC $) A

续表

字 符 集	(0008,0005)值域	文 本 内 容	换码序列（十六进制表示）	换码序列（字符表示）
GB18030	ISO 2022 GB18030	ASCII	0x1B 0x28 0x42	ESC (B
		汉字	0x1B 0x24 0x29 0x41	ESC $) A

姓名和长文本处理方式如下。

（1）姓名的处理方式。

格式规则：姓名拼音（半角）=中文姓名=英文姓名（半角），姓名拼音和英文姓名可以省略。

内容规则：应将内容所对应的扩展字符集内码按表 2.16 规则编码。编码内容长度（包括所有控制符）必须为偶数，非偶数用空格（ASCII 码 0x20）填充。

例如，"Zhang^XiaoDong=张小东="的字符内码（GB18030 或 GB2312 或 GBK）十六进制表示如下（粗体为换码序列）：

0x5A 0x68 0x61 0x6E 0x67 0x5E 0x58 0x69 0x61 0x6F 0x44 0x6F 0x6E 0x67 0x3D **0x1B 0x24 0x29 0x41** 0xD5 0xC5 0xD0 0xA1 0xB6 0xAB **0x1B 0x28 0x42** 0x3D 0x20

（2）长文本处理方式。

格式规则：每行必须以 ASCII 码开始，以 ASCII 码结束。

内容规则：应将内容所对应的扩展字符集内码按表 2.16 规则编码。编码长度（包括所有控制符）必须为偶数，非偶数用空格（ASCII 码 0x20）填充（粗体为换码序列）。

例如：

1．第一行文字。

2．第二行文字。

3．第三行文字。

字符内码如下（示例编码为 ASCII 码）：

0x31 0x2e **0x1B 0x24 0x29 0x41** 0xB5 0xDA 0xD2 0xBB 0xD0 0xD0 0xCE 0xC4 0xD7 0xD6 0xA1 0xA3 **0x1B 0x28 0x42** 0x0D 0x0A 0x32 0x2e **0x1B 0x24 0x29 0x41** 0xB5 0xDA 0xB6 0xFE 0xD0 0xD0 0xCE 0xC4 0xD7 0xD6 0xA1 0xA3 **0x1B 0x28 0x42** 0x0D 0x0A 0x33 0x2e **0x1B 0x24 0x29 0x41** 0xB5 0xDA 0xC8 0xFD 0xD0 0xD0 0xCE 0xC4 0xD7 0xD6 0xA1 0xA3 **0x1B 0x28 0x42** 0x0D 0x0A 0x20

4．数据元素编码举例

（1）默认传输语法（隐式值 VR LE）下，患者姓名"COTTA^ANNA"的编码是这样的：患者姓名的标签为(0010,0010)，没有值表示法，值长度为 10，值为"COTTA^ANNA"对应的 ASCII 码。最后得到的数据元素编码为：

10 00 10 00 0A 00 00 00 43 4F 54 54 41 5E 41 4E 4E 41

（2）检查日期"2012 年 9 月 1 日"的编码：检查日期的标签为(0008,0020)，值表示法为"DA"，值长度为 8，值为"20120901"，该数据元素的编码如下。

① 传输语法为显式 VR LE，编码为：

08 00 20 00 44 41 08 00 32 30 31 32 30 39 30 31

② 传输语法为隐式 VR LE，编码为：

08 00 20 00 08 00 00 00 32 30 31 32 30 39 30 31

③ 传输语法为显式 VR BE，编码为：

00 08 00 20 44 41 00 08 32 30 31 32 30 39 30 31

(3) 患者姓名"Wang^XiaoDong=王^小东="的编码：患者姓名的标签为(0010,0010)，值表示法为"PN"，值为"Wang^XiaoDong=王小东="，有15个字符和3个汉字（"王小东"的内码分别为 0xCDF5 0xD0A1 0xB6AB）。(0008,0005)取值为"GB18030"。

① 传输语法为隐式 VR LE，值长度为 22，编码为：
10 00 10 00 16 00 00 00 57 61 6E 67 5E 58 69 61 6F 44 6F 6E 67 3D CD F5 D0 A1 B6 AB 3D 20

② 传输语法为显式 VR LE，值长度为 22，编码为：
10 00 10 00 50 4E 16 00 57 61 6E 67 5E 58 69 61 6F 44 6F 6E 67 3D CD F5 D0 A1 B6 AB 3D 20

2.2.6 数据集

1. 数据集概述

数据集（Data Set）由若干数据元素组成，按数据元素标签中的组号及元素号数值增加的方式进行排序，依次排列。一个数据元素在数据集内至多只能出现一次。但是在嵌套的数据集中可以再次出现。

一个数据集究竟使用显式还是隐式值表示法及其他特性，取决于传输语法。传输语法协商好后，数据集中的所有数据元素，包括其中的嵌套数据集中的数据元素，都使用同一个传输语法进行编码。

数据集的作用有两个：
（1）作为信息对象定义 IOD 中的信息对象模块 IOM；
（2）作为信息交换中消息（Message）携带的数据内容。

2. 组元素

数据集中每组的起始有一个组元素，其标签为(gggg,0000)，即元素号为 0，值表示法为 UL，值长度根据不同传输语法占 2 字节或 4 字节，其值为 4，值域的值为该组所有数据元素的长度之和。

例如，患者信息组（组号 0010）的所有数据元素的编码长度之和为 76，则该组的组元素为：标签(0010,0000)，值表示法"UL"，值长度 4，值域 76，在隐式值表示法低字节优先传输语法下的编码为 10 00 10 00 04 00 00 00 4C 00 00 00。

3. 嵌套数据集

1）列表

列表（Sequence，为避免与 Series 习惯翻译冲突，此处翻译为列表）。

有一类特殊的数据元素，其值表示法为"SQ"，值长度域都是 4 字节，其值域的值是一个子数据集列表，内含一到多个条目（Item）。隐式值表示法类型传输语法下的格式见表 2.13，显式值表示法类型传输语法下的格式见表 2.14。

列表通常用来编码一些变动较大的数据，如查询的结果、图像列表等。

2）条目（Item）

列表中由条目开始标签标识的子数据集称为条目，每个条目的值域就是一个子数据集。

3）特殊标签

与嵌套数据集有关的特殊标签有如下 3 个，其特殊之处在于无论传输语法是什么，这

3 个标签固定采用隐式值表示法。

（1）条目开始标签（*FFFE,E000*）：其值域可为一个嵌套子数据集，长度可为未定义长度。

（2）条目定界标签（*FFFE,E00D*）：如果条目的值长度为未定义长度，则用值长度为 0 的条目定界标签来表示该条目值的结束。

（3）列表定界标签（*FFFE,E0DD*）：如果整个列表的值长度为未定义长度，则用值长度为 0 的列表定界标签来表示该列表的结束。

4）列表举例

（1）隐式 VR，数据元素 VR=SQ，内含 3 个条目，每个条目有确定长度，见表 2.17。

表 2.17　隐式值表示法 SQ 结构示例

标签	值长度	值								
		条目 1			条目 2			条目 3		
		标签	值长度	值	标签	值长度	值	标签	值长度	值
(gggg, eeee)	0x0000 0F00	(*FFFE, E000*)	0x0000 04F8	Data Set	(*FFFE, E000*)	0x0000 04F8	Data Set	(*FFFE, E000*)	0x0000 04F8	Data Set
4 字节	4 字节	4 字节	4 字节	0x4F8 字节	4 字节	4 字节	0x04F8 字节	4 字节	4 字节	0x04F8 字节

（2）显式 VR，数据元素 VR=SQ，长度未定，内含 2 个条目，每个条目有确定长度，见表 2.18。

表 2.18　显式值表示法、未定义长度的 SQ 结构举例

标签	值表示法	值长度	值							
			条目 1			条目 2			列表定界符	
			标签	值长度	值	标签	值长度	值	标签	值长度
(gggg, eeee)	SQ	*0000*	0xFFF FFFFF	(*FFFE, E000*)	0x0098 A52C	Data Set	(*FFFE, E000*)	0x0021 762C	Data Set	(*FFFE, E0DD*)	0x0000 0000
4 字节	2 字节	2 字节	4 字节	4 字节	4 字节	0x98A52C 字节	4 字节	4 字节	0x21762C 字节	4 字节	4 字节

（3）隐式 VR，数据元素 VR=SQ，值长度未定，含 2 个条目，其中 1 个条目有确定长度，另一个条目长度未定，见表 2.19。

表 2.19　隐式值表示法、条目未定义长度的 SQ 结构举例

标签	值长度	值									
		条目 1			条目 2					列表定界符	
		标签	值长度	值	标签	值长度	值	条目定界标签	值长度	标签	值长度
(gggg, eeee)	0xFFFF FFFF	(*FFFE, E000*)	0x0000 17B6	Data Set	(*FFFE, E000*)	0xFFFF FFFF	Data Set	(*FFFE, E00D*)	0x0000 0000	(*FFFE, E0DD*)	0x0000 0000
4 字节	4 字节	4 字节	4 字节	0x17B6 字节	4 字节	4 字节	未知	4 字节	4 字节	4 字节	4 字节

2.3　DICOM 信息对象定义

DICOM 标准的第三部分介绍了许多信息对象类（Information Object Class，IOC）。这

些信息对象类为现实世界中以数字医疗图像这种方式通信的实体提供了一个面向对象的抽象定义,也叫信息对象定义(Information Object Definition,IOD)。每个信息对象类的定义包括两个部分,即为什么定义这个类,以及类所包含的属性(Attribute),但由于它是类(Class)的定义,而不是实例(Instance)的定义,故没有说明属性的具体值。信息对象定义是根据 DICOM 现实世界的实体-联系模型进一步抽象得到的。

2.3.1 实体-联系模型

实体(Entity)是表示一个或一类有相同特性个体的应用对象。在计算机系统分析中,凡是可以区别并被人们识别的事、物、概念等,都可以被抽象为实体。实体一般具有若干特征,称为属性。例如,患者是一个实体,具有姓名、性别、年龄等属性;图像也是一个实体,具有尺寸、各项数据等属性。

联系(Relationship)表示实体之间的相互关系。例如,患者实体与分析实体之间存在引用联系,打印机实体和胶片实体之间存在打印联系。

实体-联系(Entity-Relationship,E-R)模型是描述现实世界的一种信息模型,通过定义实体及实体间的联系来表现系统的需求和功能,通常以 E-R 图的方式表示。

在 E-R 模型中,方框代表实体,表示现实世界中的对象或对象类;菱形代表联系;a 为正整数,说明源实体的个数;b 为非负整数,说明目标实体的个数;箭头代表联系的方向,见图 2.2。设源实体名为患者,目标实体名为检查,联系为做,$a=1$,$b=1\sim n$,则该模型的意思为一个患者做 1 次或 n 次检查。

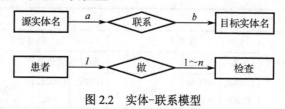

图 2.2 实体-联系模型

2.3.2 DICOM 信息模型

对象(Object)是外部世界事物在计算机内部的表示,是事物属性值和处理方法的集合。对象具有封装和继承的特征。面向对象的方法就是以对象技术为中心,分析系统中各种信息之间的关系,抽象出系统各层次的对象模型,给出准确的系统描述,并在计算机系统中给予实现。应用面向对象的方法,可以提高开发效率,实现软件复用。

DICOM 采用了面向对象的方法,将现实世界医学图像应用中的对象类抽象为适合计算机存储和处理的信息对象。图 2.3 是 DICOM 中定义的现实世界模型,表示 DICOM 标准适用范围之内所有现实世界对象之间的关系;DICOM 的信息模型(Information Model),是从现实世界模型抽象演化而来的,由多种多样的信息对象定义(IOD)组成。

信息对象定义并不是与现实世界实体的简单对应,而是兼顾了应用的需要。信息对象分为标准信息对象和复合信息对象两大类。所有医学图像都采用复合信息对象定义,将相互关联的若干信息实体,如患者、检查、序列、图像,用一个复合信息对象定义并建模。

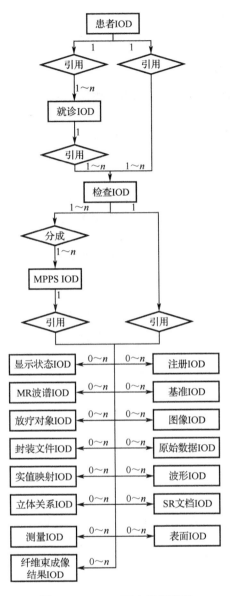

图 2.3 DICOM 现实世界模型

2.3.3 DICOM 图像信息模型

DICOM 图像信息模型是从放射科处理图像的方式中衍生出来的。患者可能前后多次来做检查或做多种设备的检查，每次检查可能有多个检查方式，每个检查条件下又可能有多幅图像。这些图像在患者病历中以检查的类型（与图像序列有一定的关系）排序。当不同来源的图像数据集合到一个单一的环境中时，必须将不同来源的图像数据排序，这仅在所有图像数据依照同一个信息模型构造时才有可能。

DICOM 图像信息模型主要有 4 个层次，分别是患者、检查、序列和图像层次。这 4 个层次分别对应了相关类型信息的生成阶段和不同来源。

1．患者层次（Patient）

患者层次包含属于某个检查的患者标识和描述信息。由于一个患者可能存在多个检查，患者层次是最高层次（当考虑一个患者的所有信息时）。然而在实践中，通常通过检查层次来收集同一个检查请求在不同检查设备上的结果。

2．检查层次（Study）

检查层次是图像信息模型中最重要的层次。一个检查是某个检查请求所产生的一个或多个图像序列，这些图像序列可能由多个影像设备产生。一个放射科的所有活动都围绕着检查的正确处理。在检查层次上，保持着标识信息，并可以包含与同一个检查有关的医院管理信息系统中的信息引用。一个患者可能由于其他或以前的记录而有多个检查。

3．序列层次（Series）

在检查层次下图像信息模型收集了所有的图像序列。序列层次标识了生成图像的形态类型、序列生成的日期、检查类型的细节和使用的设备。

一个序列是单一影像设备产生的相关图像的集合。图像组合到序列中的方式取决于它们的临床用途。而图像在形态上是如何获取的对分组并不重要。但是不同的属性将获取标识，并在显示图像时表现出来。

在许多情况下，图像间联系是通过采集发生的方式定义的。当按序地采集具有空间联系或一般联系的图像时，这些图像可以组成到一个序列中。当存在于图像之间的联系不再有效时，必须开始新序列。

4．图像层次（Image）

图像信息模型的最低层次是图像层次，每个图像都包含了描述信息及图像数据本身，取决于方法的类型。图像层次包含一幅（单幅）、两幅（双屏）和在相对短时间内收集的多幅图像（多帧图像）。

多帧图像的使用减少了高层次上的信息重复，但这仅在可以用简单方法描述帧之间的关系时才有可能。例如，时间或系统移动的增量在所有帧之间都是相等的。生成多帧图像比单帧图像更复杂，会消耗更多的资源。

2.3.4 信息对象定义的结构

一个信息对象定义（IOD）是由若干包含相关信息的信息实体（Information Entity，IE）所组成的，见图 2.4。每一个信息实体对应 DICOM 应用模型中的现实世界实体（如患者、图像等）的一个数据抽象。属性（Attribute）是现实世界实体所具有的性质的抽象（如患者的姓名、年龄，图像的成像日期、时间等）。标准把若干相关属性组合在一起，形成一个可被多个信息对象定义重复使用的信息对象模块（IOM），因此信息实体是由若干信息对象模块组成的。

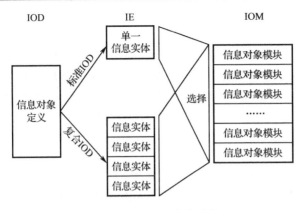

图 2.4 信息对象定义结构

2.3.5 信息实体 IE

1．患者信息实体

患者 IE 定义了作为医学检查主体的人所具有的特征，在动物医学中也可以指动物。患者 IE 独立于影像设备。

2．检查信息实体

检查 IE 定义了对患者一次医学检查的特征。检查是以患者诊断为目的在逻辑上相互关联的一个或多个序列的医学图像、显示状态和/或结构化报告文档的集合。每一次检查仅跟一位患者关联。

一次检查可以包含由一台影像设备、多台影像设备或同一台影像设备的多个组件所产生的复合实例（如图像）。检查 IE 独立于影像设备。

3．序列信息实体

序列 IE 定义了用来把复合实例分组到能相互区别的逻辑集合的属性。每个序列只跟一次检查关联。把复合实例分组到某个特定序列的准则如下。

（1）同一个序列中的复合实例必须来源于同一个影像设备。

（2）每个序列只可以跟一个参考帧 IE 关联，且序列中的所有复合实例相互之间必须有空间或时间上的联系。

（3）序列中所有复合实例必须由同一个设备创建，因此一个序列只能跟一个设备 IE 关联。

（4）序列中的所有复合实例必须具有相同的序列信息。

显示状态、波形、结构化报告都必须分到单独的序列中，不能跟有关联的图像放在一个序列中。

4．设备信息实体

设备 IE 描述了产生复合实例序列的特定设备。一台设备可以在一次检查中产生一个或多个序列。对于用于产生序列中复合实例的数据采集或图像创建属性，不在设备 IE 中进行描述，而在复合实例的特定 IE（如图像 IE）中进行描述。

5. 参考帧信息实体

参考帧 IE 为序列中所有复合实例建立了传达空间和/或时间信息的坐标系。如果存在的话，则参考帧 IE 可以与一个或多个序列有关联，这样也提升了多个序列在空间或时间上相互联系的能力。在这种情况下，这些序列可以共享一个参考帧的 UID，或者用注册 SOP 实例显式指定空间关系（空间转换）。参考帧 IE 也可将一个参考帧作为空间注册到图集中。

6. 图像信息实体

图像 IE 定义了描述图像像素数据的属性集。像素数据可以产生于患者扫描直接结果（称为原始图像），或者从一幅或多幅其他图像的像素数据演化而来（称为衍生图像）。图像由图像平面、像素数据特征、灰度和/或彩色映射特征及成像设备特定特征（采集参数和图像创建信息）来定义。一幅图像只跟一次检查的单个序列相关联。

图像 IE 中的像素可以表示单帧或多帧（一段影片或一组体积切片）图像像素。多帧图像的所有帧是按序排列的并且具有相同的属性。有些属性在不同帧上可能有变化（如时间、位移角度、切片增量）。

叠层数据（Overlay Data）、成像设备查找表数据、感兴趣值（VOI）查找表数据及现实值映射数据都可能包含在一个图像 IE 中，只要这些数据跟这幅图像直接关联就可以。

（1）叠层数据：代表了单比特图格式的图形或文本，用来标明感兴趣区域、参考标记和标注等。

（2）成像设备查找表数据（Modality LUT Data）：描述了设备厂商依赖的像素值转换为与厂商无关的像素值（如 CT 的哈氏单位、胶片数字化仪的光密度等）。这个转换可以是线性的，用重调斜率和截距表示；也可以是非线性的，用查找表（LUT）表示。

（3）感兴趣值查找表数据：描述了设备像素值转换为可供打印、显示等的像素值。这个转换在所有成像设备查找表转换完后再应用。转换可能是线性的，用窗宽/窗位表示；也可能是非线性的，用查找表表示。对窗宽/窗位的非线性解读可以由 VOI LUT 函数定义。

（4）现实值映射数据（Real World Value Mapping Data）：描述了图像像素值转换为有明确单位的现实值。转换可能有多项，每项的作用范围由输入像素值的范围决定。每项转换可以是线性的，用斜率和截距表示；也可以是非线性的，用查找表表示。

7. 其他信息实体

其他信息实体包括显示状态 IE、波形 IE、结构化报告文档 IE、波谱图 IE、原始数据 IE、封装文档 IE、现实值映射 IE、表面 IE、测量 IE、纤维束成像结果 IE、计划 IE、内容评价结果 IE、空间基准 IE、剂量 IE、结构集 IE、治疗记录 IE、立体关系 IE、过程方案 IE 等。

2.3.6 信息对象模块 IOM

标准将一个信息实体中相关的属性组合在一起，形成一个可被多个信息对象定义重复使用的模块（Module，即 IOM），这样就使得信息对象定义更为方便，而且相关属性的语义描述更加集中，更易于理解。

1. 属性的类型

信息对象模块中定义了一组相关的属性，但是属性的重要程度是不同的。在实例化这些信息模块生成数据集时，属性是否必须使用，取决于信息对象定义或 SOP 类定义中该属性的类型。

1）Type 1
该属性必须包含在数据集中，且值不能为空（值长度不能为 0）。

2）Type 1C
在某个特定条件下，该属性必须包含在数据集中，且值不能为空。

3）Type 2
该数据元素必须包含在数据集中，但值可以为空（值长度为 0）。

4）Type 2C
在某个特定条件下，该数据元素必须包含在数据集中，但值可以为空。

5）Type 3
该数据元素可以不包含在数据集中，值也可以为空（值长度为 0）。

2. 常用的信息对象模块

1）SOP 通用信息对象模块（SOP Common IOM）

该模块定义了所有信息对象定义都具有的标识属性，包括 SOP 类 UID 和 SOP 实例 UID、特定字符集，以及实例创建日期、时间、创建者 UID 等属性，见表 2.20。

表 2.20 SOP 通用信息对象模块

属 性 名	Tag	VR	类 型	描 述
SOPClassUID/SOP 类 UID	(0008,0016)	UI	1	
SOPInstanceUID/SOP 实例 UID	(0008,0018)	UI	1	
SpecificCharacterSet/特定字符集	(0008,0005)	CS	1C	如果使用了基本图形字符集之外的扩展或替代字符集时，则应指明该字符集 可用枚举值见表 2.21 的编码字符集
InstanceCreationDate/实例创建日期	(0008,0012)	DA	3	SOP 实例创建日期
InstanceCreationTime/实例创建时间	(0008,0013)	TM	3	SOP 实例创建时间
InstanceCreatorUID/实例创建者 UID	(0008,0014)	UI	3	创建本 SOP 实例的设备唯一标识符
CodingSchemeIdentificationSequence/编码方案识别序列	(0008,0110)	SQ	3	
InstanceNumber/实例号	(0020,0013)	IS	3	

其中，(0008,0016)SOP 类 UID 和(0008,0018)SOP 实例 UID 为 Type 1 属性，前者标识了服务类的类型，在医学影像上也反映了成像设备的种类，如"1.2.840.10008.5.1.4.1.1.2"表示 CT 存储。只要是 CT 图像，无论是哪个厂商的哪台 CT 机所产生的，其数据集(0008,0016)的值都是一样的，但(0008,0018)的值必须各不相同，全球唯一。

(0008,0005)特定字符集属性为 Type 1C，当属性值会用到 ASCII 以外的字符集（如汉字）时必须在这个属性中指明，并且由于是 CS 值表示法，部分编码字符集见表 2.21，可见 DICOM 对中文的支持在不断增加。

表 2.21　编码字符集（部分）

编 码 值	字 符 集	开始版本号
ISO_IR 6	ASCII	DICOM2003
ISO_IR 100	ISO8859-1	DICOM2003
ISO_IR 192	Unicode in UTF-8	DICOM2004
GB18030	GB18030	DCIOM2004
GBK	GBK	DICOM2013
ISO_IR 58	GB2312-80	DICOM2013

2）患者信息对象模块（Patient IOM）

该模块描述了患者固有的、不随每次就诊变化的基本属性，包括姓名、ID、出生日期、性别、出生时间等，见表 2.22。

表 2.22　患者信息对象模块

属 性 名	Tag	VR	类 型	描 述
PatientName/患者姓名	(0010,0010)	PN	2	患者全名
PatientID/患者 ID	(0010,0020)	LO	2	患者的主要标识
PatientBirthDate/患者出生日期	(0010,0030)	DA	2	患者出生日期
PatientSex/患者性别	(0010,0040)	CS	2	患者性别：M，男；F，女；O，其他
PatientBirthTime/患者出生时间	(0010,0032)	TM	3	患者出生时间
OtherPatientID/患者其他 ID	(0010,1000)	LO	3	患者其他 ID
OtherPatientNames/患者其他姓名	(0010,1001)	PN	3	患者其他姓名
EthnicGroup/种族	(0010,2160)	SH	3	种族
PatientComments/患者备注	(0010,4000)	LT	3	备注

3）通用检查信息对象模块（General Study IOM）

该模块描述了就诊常用的属性，包括检查日期、检查时间、影像检查号、申请医生姓名、检查描述、规程编码序列、主治医生、阅片医生姓名、参考检查序列、检查实例 UID、检查 ID 等，见表 2.23。

表 2.23　通用检测信息对象模块

属 性 名	Tag	VR	类 型	描 述
StudyDate/检查日期	(0008,0020)	DA	2	检查日期
StudyTime/检查时间	(0008,0030)	TM	2	检查时间
AccessionNumber/影像检查号	(0008,0050)	SH	2	影像检查号
ReferringPhysiciansName/申请医生姓名	(0008,0090)	PN	2	申请医生姓名
StudyDescription/检查描述	(0008,1030)	LO	3	检查描述
ProcedureCodeSequence/规程编码序列	(0008,1032)	SQ	3	规程编码序列

续表

属 性 名	Tag	VR	类型	描 述
PhysiciansOfRecord/主治医生	(0008,1048)	PN	3	主治医生
NameOfPhysiciansReadingStudy/阅片医生姓名	(0008,1060)	PN	3	阅片医生姓名
ReferencedStudySequence/参考检查序列	(0008,1110)	SQ	3	参考检查序列
StudyInstanceUID/检查实例 UID	(0020,000D)	UI	1	检查实例唯一标识符
StudyID/检查 ID	(0020,0010)	SH	2	检查 ID

4）患者检查信息对象模块（Patient Study IOM）

该模块用于记录患者每次就诊可能变化的一些属性，包括入院诊断描述、患者年龄、患者身高、患者体重、职业、患者其他病史等，见表 2.24。

表 2.24 患者检查信息对象模块

属 性 名	Tag	VR	类型	描 述
AdmittingDiagnosisDescription/入院诊断描述	(0008,1080)	LO	3	入院诊断描述
PatientAge/患者年龄	(0010,1010)	AS	3	患者年龄
PatientSize/患者身高	(0010,1020)	DS	3	患者身高
PatientWeight/患者体重	(0010,1030)	DS	3	患者体重
Occupation/职业	(0010,2180)	SH	3	患者职业
AdditionalPatientHistory/患者其他病史	(0010,21B0)	LT	3	患者既往病史

5）通用序列信息对象模块（General Series IOM）

该模块包括序列日期、序列时间、成像设备、操作医生名、操作者名、检查部位、规程名称、患者体位、序列实例 UID、序列号、体侧、PPS 开始日期、PPS 开始时间、PPS 描述等，具体内容见表 2.25。

表 2.25 通用序列信息对象模块

属 性 名	Tag	VR	类型	描 述
SeriesDate/序列日期	(0008,0021)	DA	3	序列开始日期
SeriesTime/序列时间	(0008,0031)	TM	3	序列开始时间
Modality/成像设备	(0008,0060)	CS	1	获取生成该顺序图像原始数据的设备类型
PerformingPhysiciansName/操作医生名	(0008,1050)	PN	3	操作医生名
OperatorsName/操作者名	(0008,1070)	PN	3	帮助获取该序列的操作者
ReferencedStudyComponentSequence/参考检查元素列表	(0008,1111)	SQ	3	参考检查元素列表
BodyPartExamined/检查部位	(0018,0015)	CS	3	检查部位
ProtocolName/规程名称	(0018,1030)	LO	3	用户定义的序列采集条件描述
PatientPosition/患者体位	(0018,5100)	CS	2C	

续表

属性名	Tag	VR	类型	描述
SeriesInstanceUID/序列实例 UID	(0020,000E)	UI	1	序列的唯一标识符
SeriesNumber/序列号	(0020,0011)	IS	2	标识该序列的数字
Laterality/体侧	(0020,0060)	CS	2C	被检查的身体部位是成对的结构并且在(0020,0062)图像体侧属性没有被使用时，用来标明身体部位的哪一侧。枚举值：R=右侧；L=左侧
SmallestPixelValueInSeries/序列最小像素值	(0028,0108)	US/SS	3	序列最小像素值
LargestPixelValueInSeries/序列最大像素值	(0028,0109)	US/SS	3	序列最大像素值
PerformedProcedureStepStartDate/PPS 开始日期	(0040,0244)	DA	3	PPS 开始日期
PerformedProcedureStepStartTime/PPS 开始时间	(0040,0245)	TM	3	PPS 开始时间
PerformedProcedureStepDescription/PPS 描述	(0040,0254)	LO	3	PPS 描述
PerformedActionItemSequence/执行操作条目列表	(0040,0260)	SQ	3	执行操作条目列表
RequestAttributesSequence/请求属性列表	(0040,0275)	SQ	3	请求属性列表

6）通用设备信息对象模块（General Equipment IOM）

该模块包括设备制造商、医疗机构名称、医疗机构地址、工作站名、科室名、出厂型号、设备序列号、软件版本、空间分辨率、上次校准日期、上次校准时间、像素填充值等，见表 2.26。

表 2.26 通用设备信息对象模块

属性名	Tag	VR	类型	描述
Manufacturer/设备制造商	(0008,0070)	LO	2	设备的制造商
InstitutionName/医疗机构名称	(0008,0080)	LO	3	医疗机构的名称
InstitutionAddress/医疗机构地址	(0008,0081)	ST	3	医疗机构的地址
StationName/工作站名	(0008,1010)	SH	3	工作站名
InstitutionalDepartmentName/科室名	(0008,1040)	LO	3	科室名
ManufacturerModelName/出厂型号	(0008,1090)	LO	3	出厂型号
DeviceSerialNumber/设备序列号	(0018,1000)	LO	3	设备序列号
SoftwareVersion/软件版本	(0018,1020)	LO	3	软件的版本
SpatialResolution/空间分辨率	(0018,1050)	DS	3	空间分辨率
DateOfLastCalibration/上次校准日期	(0018,1200)	DA	3	上次校准日期
TimeOfLastCalibration/上次校准时间	(0018,1201)	TM	3	上次校准时间
PixelPaddingValue/像素填充值	(0028,0120)	US/SS	1C	像素的填充值

7）通用图像信息对象模块（General Image IOM）

该模块包括图像类型、成像日期、内容日期、成像时间、内容时间、参考图像序列、偏移描述、源图像序列、采集编号、实例号、患者方位、采集图像数等属性，见表 2.27。

表 2.27　通用图像信息对象模块

属 性 名	Tag	VR	类 型	描 述
ImageType/图像类型	(0008,0008)	CS	3	图像的类型
AcquisitionDate/成像日期	(0008,0022)	DA	3	成像日期
ContentDate/内容日期	(0008,0023)	DA	2C	内容日期
AcquisitionTime/成像时间	(0008,0032)	TM	3	成像时间
ContentTime/内容时间	(0008,0033)	TM	2C	内容时间
ReferencedImageSequence/参考图像序列	(0008,1140)	SQ	3	参考图像序列
DerivationDescription/偏移描述	(0008,2111)	ST	3	偏移描述
SourceImageSequence/源图像序列	(0008,2112)	SQ	3	源图像序列
AcquisitionNumber/采集编号	(0020,0012)	IS	3	采集编号
InstanceNumber/实例号	(0020,0013)	IS	2	实例号
PatientOrientation/患者方位	(0020,0020)	CS	2C	患者方位
ImagesInAcquisition/采集图像数	(0020,1002)	IS	3	采集图像数
ImageComments/图像评述	(0020,4000)	LT	3	图像评述
QualityControlImage/质控图像	(0028,0300)	CS	3	质控图像
BurnedInAnnotation/烧录注释	(0028,0301)	CS	3	烧录注释
LossyImageCompression/近无损图像压缩及压缩比	(0028,2110)	CS	3	近无损图像压缩及压缩比
LossyImageCompressionRatio/近无损图像压缩比	(0028,2112)	DS	3	近无损图像压缩比
IconImage/图标图像	(0088,0200)	SQ	3	图标图像

8）图像像素信息对象模块（Image Pixel IOM）

该模块描述每幅图像的像素编码相关属性，包括每像素采样数、光学解释、平面构型、行数、列数、像素宽高比、分配位数、最高比特位、存储比特数、像素表示、像素数据等，见表 2.28。

表 2.28　图像像素信息对象模块

属 性 名	Tag	VR	类 型	描 述
SamplesPerPixel/每像素采样数	(0028,0002)	US	1	每像素采样数
PhotometricInterpretation/光学解释	(0028,0004)	CS	1	光学解释
PlanarConfiguration/平面构型	(0028,0006)	US	1C	平面构型
Rows/行数	(0028,0010)	US	1	行数
Columns/列数	(0028,0011)	US	1	列数
PixelAspectRatio/像素宽高比	(0028,0034)	IS	1C	像素宽高比
BitsAllocated/分配位数	(0028,0100)	US	1	分配位数

续表

属 性 名	Tag	VR	类 型	描 述
HighBit/最高位	(0028,0102)	US	1	最高位
BitsStored/存储位数	(0028,0101)	US	1	存储位数
PixelRepresentation/像素表示	(0028,0103)	US	1	像素表示
SmallestImagePixelValue/图像最小像素值	(0028,0106)	US/SS	3	图像最小像素值
LargestImagePixelValue/图像最大像素值	(0028,0107)	US/SS	3	图像最大像素值
RedPaletteColorLookupTableDescriptor/红调色板查找表描述	(0028,1101)	US/SS	1C	红调色板查找表描述
GreenPaletteColorLookupTableDescriptor/绿调色板查找表描述	(0028,1102)	US/SS	1C	绿调色板查找表描述
BluePaletteColorLookupTableDescriptor/蓝调色板查找表描述	(0028,1103)	US/SS	1C	蓝调色板查找表描述
RedPaletteColorLookupTableData/红调色板查找表数据	(0028,1201)	OW	1C	红调色板查找表数据
GreenPaletteColorLookupTableData/绿调色板查找表数据	(0028,1202)	OW	1C	绿调色板查找表数据
BluePaletteColorLookupTableData/蓝调色板查找表数据	(0028,1203)	OW	1C	蓝调色板查找表数据
PixelData/像素数据	(7FE0,0010)	OW/OB	1C	像素数据

9) CT 图像信息对象模块（CT Image IOM）

该模块记录了 CT 图像采集相关条件，包括扫描选项、千伏数、数据采集直径、重建直径、球管-探测器距离、球管-患者距离、支架探测器倾角、床高、旋转方向、曝光时间、X 线球管电流、曝光量、滤线栅类型、发生器功率、焦斑、回旋中心、采集号、缩放截距、缩放斜率等，见表 2.29。

表 2.29 CT 图像信息对象模块

属 性 名	Tag	VR	类 型	描 述
ScanOptions/扫描选项	(0018,0022)	CS	3	扫描选项
KVP/千伏数	(0018,0060)	DS	2	千伏数
DataCollectionDiameter/数据采集直径	(0018,0090)	DS	3	数据采集直径
ReconstructionDiameter/重建直径	(0018,1100)	DS	3	重建直径
DistanceSourceToDetector/球管-探测器距离	(0018,1110)	DS	3	球管-探测器距离
DistanceSourceToPatient/球管-患者距离	(0018,1111)	DS	3	球管-患者距离
GantryDetectorTilt/支架探测器倾角	(0018,1120)	DS	3	支架探测器倾角
TableHeight/床高	(0018,1130)	DS	3	床高
RotationDirection/旋转方向	(0018,1140)	CS	3	旋转方向
ExposureTime/曝光时间	(0018,1150)	IS	3	曝光时间
XRayTubeCurrent/X 线球管电流	(0018,1151)	IS	3	X 线球管电流
Exposure/曝光量	(0018,1152)	IS	3	曝光量
FilterType/滤线栅类型	(0018,1160)	SH	3	滤线栅类型

续表

属 性 名	Tag	VR	类 型	描 述
GeneratorPower/发生器功率	(0018,1170)	IS	3	发生器功率
FocalSpot/焦斑	(0018,1190)	DS	3	焦斑
ConvolutionKernel/回旋中心	(0018,1210)	SH	3	回旋中心
AcquisitionNumber/采集号	(0020,0012)	IS	2	采集号
RescaleIntercept/缩放截距	(0028,1052)	DS	3	缩放截距
RescaleSlope/缩放斜率	(0028,1053)	DS	3	缩放斜率

10）MR 图像信息对象模块（MR Image IOM）

该模块记录了磁共振 MR 扫描成像条件，包括扫描序列、序列变动量、扫描选项、MR 采集类型、序列名、重复时间、回波时间、平均次数、成像频率、成像核、回波次数、磁场强度、层间距、相位编码步数、回波链长度等，见表 2.30。

表 2.30　MR 图像信息对象模块

属 性 名	Tag	VR	类 型	描 述
ScanningSequence/扫描序列	(0018,0020)	CS	1	扫描序列
SequenceVariant/序列变动量	(0018,0021)	CS	1	序列变动量
ScanOptions/扫描选项	(0018,0022)	CS	2	扫描选项
MRAcquisitionType/MR 采集类型	(0018,0023)	CS	2	MR 采集类型
SequenceName/序列名	(0018,0024)	SH	3	序列名
RepetitionTime/重复时间	(0018,0080)	DS	2C	重复时间
EchoTime/回波时间	(0018,0081)	DS	2	回波时间
NumberOfAverages/平均次数	(0018,0083)	DS	3	平均次数
ImagingFrequency/成像频率	(0018,0084)	DS	3	成像频率
ImagedNucleus/成像核	(0018,0085)	SH	3	成像核
EchoNumber/回波次数	(0018,0086)	IS	3	回波次数
MagneticFieldStrength/磁场强度	(0018,0087)	DS	3	磁场强度
SpacingBetweenSlices/层间距	(0018,0088)	DS	3	层间距
NumberOfPhaseEncodingSteps/相位编码步数	(0018,0089)	IS	3	相位编码步数
EchoTrainLength/回波链长度	(0018,0091)	IS	2	回波链长度

2.3.7　标准信息对象定义

为了满足标准未来的发展需要和维持与以前版本的兼容，在 DICOM 标准中将信息对象定义分为两类：标准信息对象定义（Normalized IOD）和复合信息对象定义（Composite IOD）。

标准信息对象定义包含且只包含一个信息实体（IE），其中的属性均为现实世界实体所固有的属性。例如，一个被定义为检查（Study）的标准 IOD，包含了检查日期和时间两个属性，对于检查来说，这两个属性是其本身固有的。而患者姓名（PatientName）这个属性，由于它是接受检查的患者所固有的性质，而非检查本身所固有的性质，故不能包含在检查的属性中。标准 IOD 的定义是严格符合面向对象设计的要求的。当一个标准 IOD 的实例在通信中被使用时，该实例的上下文并不真正交换，而是通过使用与标准 IOD 实例相关的指针来提供上下文。标准 IOD 一般在与系统管理相关的服务类中使用。

一个标准信息对象定义是单个实体的信息对象定义，通常用来表示 DICOM 现实世界模型中的一个实体。其中一部分是从 HIS 或 RIS 传来的，用于 PACS 系统管理。

1. 设备操作执行步骤 IOD

设备操作执行步骤（Modality Performed Procedure Step，MPPS）信息对象定义用来传递检查进度相关信息，其结构见表 2.31。

表 2.31 设备操作执行步骤 IOD 结构

模 块	参 考 章 节	模 块 描 述
SOP Common	C.14	包含 SOP 通用信息
Performed Procedure Step Relationship	C.4.13	引用相关的 SOP 和 IE
Performed Procedure Step Information	C.4.14	包含标识和状态信息及位置和时间
Image Acquisition Results	C.4.15	标识与该 MPPS 相关的序列和图像及特定的图像采集条件
Radiation Dose	C.4.16	包含与该 MPPS 相关的放射剂量信息
Billing and Material Management Codes	C.4.17	包含计费和耗材管理的编码

2. 存储确认 IOD

存储确认（Storage Commitment，SC）信息对象定义用来对已经存储成功的信息对象进行二次确认，以避免图像实际没有存储成功而被错误清理，造成丢片。其结构见表 2.32。

表 2.32 存储确认 IOD 结构

模 块	参 考 章 节	模 块 描 述
SOP Common	C.14	包含 SOP 通用信息
Storage Commitment	C.7.1.3	包含所提交确认的 SOP 实例和相关信息的引用

2.3.8 复合信息对象定义

复合信息对象定义包含一个以上的相关信息实体（IE）。这就意味着该类 IOD 所包含的属性有两类：①现实世界实体本身所固有的属性；②不是现实世界实体固有的但是与之相关的属性。例如，被定义为复合 IOD 的 CT 图像 IOD，其中既包含了图像（Image）本身所固有的属性，如成像日期等属性，也包含了图像本身没有，但与之相关的（如患者姓名）属性。这些相关的现实世界对象为被交换的信息提供了一个完整的上下文（Context）。当一个复合 IOD 的实例参与通信时，应用实体（Application Entity）间交换的是整个的上下文。多个复合 IOD 之间的关系应当在这个上下文信息中传送。

严格地说，复合 IOD 的定义并不完全符合面向对象设计的要求，它主要是为了使标准保持与以前的 1.0 和 2.0 版本兼容而不得不采取的相应措施。但是随着近来计算机科学的发展，人们逐渐认识到了复合对象的一些好处。最重要的一点在于通过使用复合对象，人们可以通过较少的读取查询次数来获得全部的（包括固有的和相关的）信息，而内存的存取速度远比磁盘的存取速度快，这就节约了时间。例如，一幅 DICOM 格式的 CT 图像，只要读取一次并解码后即可获得患者姓名等人口统计学、成像时间条件及图像像素等数据，而若不采用复合 IOD，则需要多次读取才行。

复合 IOD 大多为医疗图像，这些医疗图像复合对象包含一些与成像设备相关的属性，这些属性根据各自成像设备的不同而不同。除此之外，它们包含一些共同的属性。

- 标识属性：使一幅图像区别于其他图像的标识，包括 SOP 类 UID、检查实例 UID、序列实例 UID 以及图像实例 UID（=SOP 实例 UID）等。
- 成像设备的类型：CT、MR 或 US 等。
- 与像素有关的属性：包括每像素的采样，阵列的行、列等数字，分配位数，存储位数，高位比特，像素表示，平面配置等。

1. 复合 IOD 的结构

一个复合 IOD 由多个 IE 构成，每个 IE 由多个 IOM 组成。但是这些 IOM 的重要性也是不同的，分为二个等级。

（1）必需（Mandatory，M）：这些信息模块对于特定类型的 IOD 是强制性的，其包含的属性在实例中必须存在。如果缺少这些信息模块，那么图像或报告将不符合 DICOM 标准。

（2）条件必需（Conditional Mandatory，C）：这些信息模块在特定情况下是必需的。如果符合一定条件，则该信息模块需要存在。否则，在其他情况下，可以省略这些信息模块。

（3）可选（User Option，U）：这些信息模块提供了用户选择性增加的选项，以满足特殊应用或用户需求。这些信息模块的存在和内容完全取决于特定的应用场景或用户偏好。

因此，某个 IOD 所有必需信息模块的 Type1、Type2 属性构成了其最小实例数据集。

2. CT 图像 IOD

CT 图像的 IOD，涉及患者、检查、序列、参考帧、设备和图像实体，每个实体又有若干模块，其中患者、通用检查、通用序列、参考帧、通用设备、通用图像、图像平面、图像像素、CT 图像、SOP 通用这些 IOM 是必需的（"用法"列标注了 M），见表 2.33。

表 2.33 CT 图像 IOD 组成

实体 IE	模块 IOM	参考章节	用 法
Patient/患者	Patient/患者	C.7.1.1	M
	Clinical Trial Subject/临床试验主体	C.7.1.3	U
Study/检查	General Study/通用检查	C.7.2.1	M
	Patient Study/患者检查	C.7.2.2	U
	Clinical Trial Study/临床试验检查	C.7.2.3	U
Series/序列	General Series/通用序列	C.7.3.1	M
	Clinical Trial Series/临床试验序列	C.7.3.2	U
Frame of Reference/参考帧	Frame of Reference/参考帧	C.7.4.1	M
Equipment/设备	General Equipment/通用设备	C.7.5.1	M

续表

实体 IE	模块 IOM	参考章节	用法
Image/图像	General Image/通用图像	C.7.6.1	M
	General Reference/通用参考	C.12.4	U
	Image Plane/图像平面	C.7.6.2	M
	Image Pixel/图像像素	C.7.6.3	M
	Contrast/bolus/对比剂增强剂	C.7.6.4	C
	Device/设备	C.7.6.12	U
	Specimen/样品	C.7.6.22	U
	CT Image/CT 图像	C.8.2.1	M
	Overlay Plane/叠加平面	C.9.2	U
	VOI LUT/感兴趣值查找表	C.11.2	U
	SOP Common/SOP 通用	C.12.1	M
	Common Instance Reference/通用实例参考	C.12.2	U

3. MR 图像 IOD

MR 图像 IOD 也由患者、检查、序列、参考帧、设备、图像信息实体组成，仅在图像实体的信息模块上有差异，见表 2.34。

表 2.34　MR 图像 IOD 组成

实　体	模　块	参　考　章　节	用　法
Patient/患者	Patient/患者	C.7.1.1	M
	Clinical Trial Subject/临床试验主体	C.7.1.3	U
Study/检查	General Study/通用检查	C.7.2.1	M
	Patient Study/患者检查	C.7.2.2	U
	Clinical Trial Study/临床试验检查	C.7.2.3	U
Series/序列	General Series/通用序列	C.7.3.1	M
	Clinical Trial Series/临床试验序列	C.7.3.2	U
Frame of Reference/参考帧	Frame of Reference/参考帧	C.7.4.1	M
Equipment/设备	General Equipment/通用设备	C.7.5.1	M
Image/图像	General Image/通用图像	C.7.6.1	M
	General Reference/通用参考	C.12.4	U
	Image Plane/图像平面	C.7.6.2	M
	Image Pixel/图像像素	C.7.6.3	M
	Contrast/bolus/对比剂增强剂	C.7.6.4	C
	Device/设备	C.7.6.12	U
	Specimen/样品	C.7.6.22	U
	MR Image/MR 图像	C.8.3.1	M

续表

实 体	模 块	参考章节	用 法
Image/图像	Overlay Plane/叠加平面	C.9.2	U
	VOI LUT/感兴趣值查找表	C.11.2	U
	SOP Common/SOP 通用	C.12.1	M
	Common Instance Reference/通用实例参考	C.12.2	U

2.4 DICOM 消息交换和网络通信

正如 DICOM 标准本身的名称那样，DICOM 标准要解决的一个主要问题就是网络传输，也就是在各种各样的网络硬件和软件的环境下，实现将医学图像可靠、高效地传送到期望的目的计算机中。为此，DICOM 标准采取的策略是在成熟的标准化网络环境基础上增加对医学图像的支持，而不是从最低层开始定义，这样就可以直接利用现有的网络硬件和软件资源，促进 DICOM 标准的开发和应用。

2.4.1 DICOM 网络的层次模型

DICOM 标准在制定中主要采用了在实际中广泛使用的 TCP/IP 协议，作为对 DICOM 网络支持的基础。在这个协议之上分别定义了 DICOM 自己的基于消息的信息交换上层协议（Upper Layer Protocol，UL 协议）和 DICOM 消息服务元素（DICOM Message Service Element），形成了层次模型，见图 2.5。

应用程序与 DICOM 应用实体之间的应用程序接口（API）并不是在 DICOM 标准中说明的，而是取决于实现。一般这个 API 提供了与其他应用连接、构造和处理 SOP 实例并传送到远端应用等功能的函数。

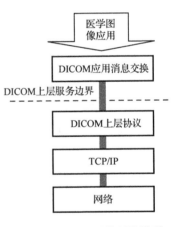

图 2.5　DICOM 网络层次模型

2.4.2 DICOM 上层协议

TCP/IP 协议栈和 OSI 应用服务扩展组合的广泛应用可以实现 DICOM 在网络上的通信。由于 TCP/IP 没有定义高层，DICOM 所要求的应用层、表示层和会话层功能在 DICOM 标准中组合为一个层，称为 DICOM 上层或 DUL。

DUL 对 TCP/IP 协议栈使用了相同的 DICOM 接口。低层 DUL 具有与 TCP 层的接口，将应用实体之间的 DICOM 关联映射到一个 TCP 连接。表示层地址映射到一个 TCP 端口，与 IP 地址或主机名相结合。这个 IP 地址和 TCP 端口的组合构成了套接字。在网络中这个组合是唯一的。

DICOM 上层协议的功能是为消息交换提供传输支持，实现了 OSI 表示层服务（ISO 8822）和连接控制服务元素（ISO 8649，Association Control Service Element，ACSE）的一个子集，向下通过对应的协议数据单元（Protocol Data Unit，PDU）在对等实体间交换消息，向上为 DICOM 应用实体提供 5 种服务（见表 2.35），其中一些服务必须经请求、指示、响应、证实四步过程，称之为证实服务，否则为非证实服务。

表 2.35 DICOM 上层协议的 5 种服务

服务类型	功　　能	类　　别
A-ASSOCIATE	在两个应用实体间建立关联	证实服务
A-RELEASE	正常释放两个应用实体间的关联	证实服务
A-ABORT	建立关联的两个应用实体的任何一方异常释放关联	非证实服务
A-P-ABORT	DUL 服务出错时通知关联的两个应用实体异常释放关联	提供者发起
P-DATA	由建立关联的两个应用实体间交换应用消息（如 DICOM 消息）	非证实服务

1. A-ASSOCIATE 关联服务

与其他通信协议一样，DICOM 也使用了对等的观点对协议进行解释和说明。所谓对等的观点是指通信双方的操作是在同一个层次上进行的。例如，在数据链路层的操作，就认为发送的数据传送到对方的数据链路层，对方的回应信息也来自数据链路层，而不考虑接收方数据链路层再向上层的信息交换。

两个应用实体之间用于信息交换的连接称为关联（Association）。对于一个关联，许多通信内容都是作为上下文（Context）被确定的，其中的内容可以发生变化，这种变化实际上体现了信息的交换。

1）应用上下文协商

应用上下文（Application Context）显式定义了应用服务元素集、相关可选项及 DICOM 应用实体在关联上进行交互所必需的任何其他必要的信息。应用上下文提供了最高层级的协商，因此是非常高层级的定义。每个关联只能提供一个应用上下文。ACR-NEMA 在当前版本中定义了唯一的 DICOM 应用上下文，指定了 UID "1.2.840.10008.3.1.1.1" 作为该应用上下文名称，也就是特别指定了应用层必须使用 DIMSE 协议。私有的应用上下文也可以使用，由各组织机构自行定义并获取唯一的 UID。

这个应用上下文的 UID 标识在关联初始化过程中传递到对方，通过比较应用上下文的 UID，对方能够决定是否可以处理这个关联请求，以接受或拒绝关联。

2）表示上下文协商

表示上下文（Presentation Context）定义了关联上的数据的表示方法，提供了低层的协商，使得每个关联上可以建议和接受一个或多个表示上下文。

每个表示上下文由三部分组成：表示上下文 ID、抽象语法名和传输语法名列表。一个表示上下文通过双方都同意的数字来标识，称表示上下文 ID，为介于 1 至 255 之间的奇数。每个表示上下文只能有一个抽象语法，而传输语法可以建议多个，但只能接受一个。

对于每个 SOP 类或元 SOP 类，都需要协商出一个支持相关的抽象语法和一个适用的传输语法的表示上下文。表示上下文在特定的关联中用表示上下文 ID 来标识。

在关联的建立过程中，发起方建议所有特定 SOP 类自身能够处理的传输语法，接收方选择其中一个传输语法。经过协商，确定 SOP 类双方都能接受的表示上下文。关联中的信息都是封装在 PDU 中经过 TCP/IP 及物理层传送到对方的。

在图 2.6 中，应用实体 A 作为发起方，建议了 5 个 SOP 类的表示上下文，但接收方应用实体 B 只接受了 ID 为 1、3、9 的表示上下文并选择了传输语法，ID 为 5 和 7 的表示上下文被拒绝。经过协商后，A、B 双方只能进行 MR 存储 SOP（采用 LE 传输语法）、CT 存储 SOP（采用压缩传输语法）和查询 SOP 类（采用 LE 传输语法）。

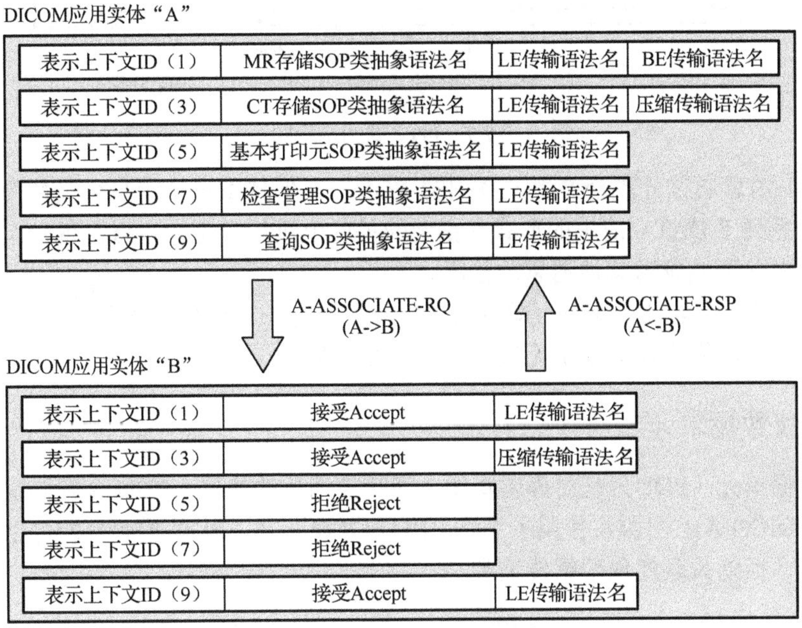

图 2.6　表示上下文协商示意图

之所以要在数据传输前先建立关联，这是医学图像数据量巨大所决定的。只有在双方协商一致确定对方有能力处理的情况下，开始大量的图像传输才有意义。

2. A-RELEASE 释放关联服务

A-RELEASE 是两个应用实体间正常释放关联的证实服务。与此相关的是，A-ABORT 服务是建立关联的两个应用实体的任何一方异常释放关联，为非证实服务，会带来数据的丢失。A-P-ABORT 是 DICOM 上层服务内部出错时通知关联的两个应用实体异常释放关联，也是非证实服务，会带来数据的丢失。

3. P-DATA 数据服务

DICOM 消息在 P-DATA 请求原语中被封装为表示数据值（Presentation Data Values，PDV）。消息被分成多个命令段和数据段，每段分别放在一个 PDV 中。同一个消息的每一个分段必须使用相同的表示上下文，即承载同一个消息不同分段的 PDV，其用户数据中的表示上下文 ID（PCID）相同。一个 PDV 用户数据参数有且只有一个分段，前面加上消息控制头，用来指示该分段是命令集分段还是数据集分段，以及该分段是否为一条 DICOM 消息的命令/数据流的最后一个分段，PDV 结构示意图见图 2.7。

一个 P-DATA 请求的 PDV 列表参数含有一个或多个 PDV，每一个 PDV 只能在一个 P-DATA 请求原语中。这些 PDV 承载的是同一个 DICOM 消息，每个消息分段必须是偶数字节长。因为消息是偶数字节长的,所以没有必要使用填充字节。组号、元素号、值长度等不能保证在同一个 PDV 中。

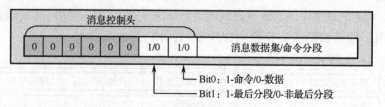

图 2.7　PDV 结构示意图

DICOM 消息通过分段会产生一系列的 PDV,在保持每一个消息分段顺序的前提下,以相应的一系列 P-DATA 请求的形式在指定的关联上进行发送,也就是说一个消息的所有分段发送完之前不能发送其他消息的分段。

P-DATA 是一个非证实服务,即应用实体的某一方一旦使用该服务把消息流传送出去,就可以认为对方应用实体能准确无误地接收到此消息。

2.4.3　协议数据单元

协议数据单元(PDU)是对等层实体之间交换消息的格式。PDU 含有协议控制信息和用户数据。DICOM 上层协议使用了 7 种 PDU,见表 2.36。PDU 按照功能可以分为三类:关联建立类、拒绝关联类和数据传输类。

表 2.36　DICOM 上层协议 PDU

协议数据单元 PDU	说　明	类　型
A-ASSOCIATION-RQ	关联请求	01H
A-ASSOCIATION-AC	关联请求被接受	02H
A-ASSOCIATION-RJ	关联请求被拒绝	03H
P-DATA-TF	数据	04H
A-RELEASE-RQ	释放关联请求	05H
A-RELEASE-RP	释放关联请求的响应	06H
A-ABORT	关联中止	07H

1. 关联建立类

关联建立类包括关联请求协议数据单元(A-ASSOCIATION-RQ PDU)和关联接受协议数据单元(A-ASSOCIAION-AC PDU),其详细结构见图 2.8,包含 PDU 长度、协议版本、主叫应用实体标题和被叫应用实体标题,以及一条应用上下文条目(Application Context Item)、一条或多条表示上下文条目(Presentation Context Item)、一条用户信息条目(User Data Items)。每一条表示上下文条目包括一条表征双方即将协议通信的 SOP 类的抽象语法(Abstract Syntax)子条目、一至多条表征命令及数据传送规则的传输语法(Transfer Syntax)子条目。用户信息条目用来传递如最大通信帧、异步操作窗口、SCP/SCU 角色选择等用户信息。A-ASSOCIATION-RQ/AC PDU 条目组成见表 2.37。

第 2 章 DICOM 标准

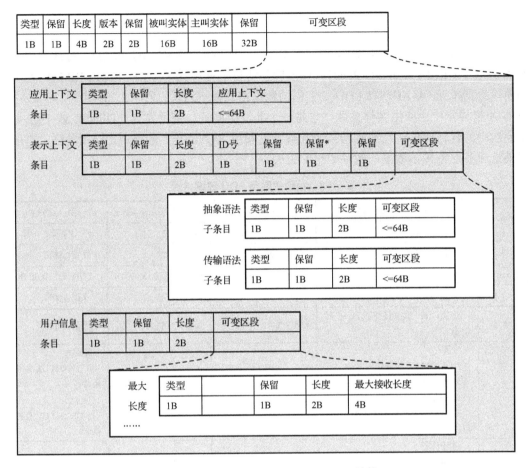

图 2.8 A-ASSOCIATION-RQ/AC PDU 结构

表 2.37 A-ASSOCIATION-RQ/AC PDU 条目组成

条目	说明	类型	条目数量 RQ	条目数量 AC
Application Context Item	应用上下文条目	10H	1	1
Presentation Context Item	表示上下文条目	20H(RQ) 21H(AC)	1~n	1~n
Abstract Syntax Sub-Item	抽象语法子条目	30H	1	0
Transfer Syntax Sub-Item	传输语法子条目	40H	1~n	1
User Information Item	用户信息条目	50H	1	1
Maximum Length Sub-Item	最大长度子条目	51H	1	1
Implementation Class UID	用户类 UID 子条目	52H	0~1	0~1
Asynchronous Operations Window Sub-Item	异步操作窗口子条目	53H	0~1	0~1
SCP/SCU Role Selection Sub-Item	SCP/SCU 角色选择子条目	54H	0~1	0~1
Implementation Version	用户版本子条目	55H	0~1	0~1

2. 拒绝关联类

拒绝关联类包括关联拒绝协议数据单元（A-ASSOCIATION-RJ PDU）、释放请求协议数据单元（A-RELEASE-RQ PDU）、释放应答协议数据单元（A-RELEASE-RP PDU）和中断协议数据单元（A-ABORT PDU）。它们的数据格式是一致的，见表 2.38。其中，A_ABORT PDU 用来异常中止应用实体关联，它是一个非证实服务：应用实体、DIMSE 或 ULP 这 3 个层次中的任何实体一旦遇到异常情况就可以利用 A_ABORT 强行中止应用关联，本服务可能造成各层待传输数据与暂存数据的丢失。

表 2.38 拒绝关联类 PDU 数据格式

字节	A-ASSOCIATE-RJ	A-RELEASE-RQ	A-RELEASE-RP	A-ABORT
1	PDU 类型：03H	PDU 类型：05H	PDU 类型：06H	PDU 类型：07H
2	保留：00H	保留：00H	保留：00H	保留：00H
3~6	PDU 长度：00000004H	PDU 长度：00000004H	PDU 长度：00000004H	PDU 长度：00000004H
7	保留：00H	保留：00H	保留：00H	保留：00H
8	结果：1，永久拒绝；2，临时拒绝	保留：00H	保留：00H	保留：00H
9	来源： 1-DICOM UL 服务使用者； 2-DICOM UL 服务提供者（ACSE 相关功能块）； 3-DICOM UL 服务提供者（表示层相关功能块）	保留：00H	保留：00H	来源： 0-DICOM UL 服务使用者； 1-保留； 2-DICOM UL 服务提供者
10	原因/诊断： 来源=1： 1-未知原因； 2-应用上下文名不支持； 3-主叫应用实体名未识别； 4~6-保留； 7-被叫应用实体名未识别； 8~10-保留。 来源=2： 1-无原因； 2-协议版本不支持。 来源=3： 0-保留； 1-临时拥塞； 2-局部超限； 3~7-保留	保留：00H	保留：00H	原因/诊断： 来源=0： 0。 来源=2： 0-未知原因； 1-未知 PDU； 2-非期望 PDU； 3-保留； 4-未知 PDU 参数； 5-非期望 PDU 参数； 6-无效 PDU 参数值

3. 数据传输类

数据传输类包括数据传输协议数据单元（P-DATA-TF PDU），这是在 DICOM 传输中使用最多的 PDU，因此结构比其他 PDU 简单，具体结构见图 2.9。每个 P_DATA_TF PDU 可以包含一个至多个 PDV 条目，DICOM 命令和数据以流的形式放在 PDV 中。这些 PDV 的总长度不得超过连接协商阶段所确定的最大长度值。每一个 PDV 条目由 4 字节的长度、

1字节的表示上下文ID和1个PDV（包括1字节的消息控制头与1个DIMSE命令或数据段）组成。表示上下文ID在关联建立协商时确认，因此只在某次特定的应用关联内有效，它指明了本PDV所载的DIMSE消息所属的服务类。一个DIMSE消息包可能被分为若干片段，而每个P-DATA-TF PDU可以携带一个或多个片段，表示上下文ID与消息控制头保证了对方能准确无误地重组DIMSE消息包。

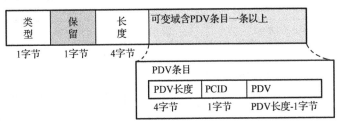

图 2.9 数据传输PDU结构

每个PDV只能包含在一个P-DATA-TF PDU中，不能跨多个PDU，一个P-DATA-TF PDU可以包含一个或多个PDV(受PDU最大长度值限制)，但存储在同一个PDU中的PDV不能包含相同类型的消息控制头，即不能都为命令或都为数据。在同一个P-DATA-TF PDU中，所有的PDV都应具有相同的表示上下文ID，即完全相同的抽象语法和传输语法。

2.4.4 DICOM 消息

应用层的信息是通过DICOM消息（Message）经DICOM网络接口进行通信的。一个消息是由命令集及随后的有条件数据集复合而成的。命令集用来指明在数据集上将要执行的或利用数据集的操作或通告。数据集就是与该操作或通告对应的IOD实例。DICOM消息结构见图2.10。

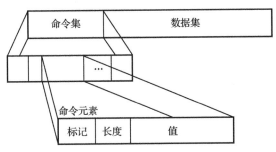

图 2.10 DICOM 消息结构

命令集由若干命令元素构成，命令元素含有DIMSE协议定义的语义属性编码值。命令元素以隐式值表示法低字节优先的DICOM默认传输语法进行编码，不受协商好的传输语法的约束，而数据集的编码只能采用协商的传输语法。每个命令元素由标签、值长度和值域三部分组成。命令元素的标签的组号都是0000H。主要的命令元素见表2.39，消息类型见表2.40。

表 2.39 主要的命令元素

标 签	属 性 名	值表示法	说 明
(0000,0000)	Command Group Length	UL	命令元素的组长度，为偶数
(0000,0002)	Affected SOP Class UID	UI	操作相关的 SOP 类 UID
(0000,0003)	Requested SOP Class UID	UI	操作相关的请求 SOP 类 UID
(0000,0100)	Command Field	US	DIMSE 命令域，即消息类型，取值见表 2.40
(0000,0110)	Message ID	US	消息 ID 号
(0000,0120)	Message ID Being Respond To	US	应答消息对应的消息 ID
(0000,0600)	Move Destination	AE	C-MOVE 的目的应用实体名
(0000,0700)	Priority	US	优先级：中=0000H，高=0001H，低=0002H
(0000,0800)	Dataset Type	US	数据集类型。当取值为 0101H 时表示无数据集
(0000,0900)	Status	US	状态
(0000,1000)	Affected SOP Instance UID	UI	操作对象的 SOP 实例 UID
(0000,1001)	Requested SOP Instance UID	UI	请求的 SOP 实例 UID

表 2.40 消息类型

命令域取值	消息类型	命令域取值	消息类型
0001H	C-STORE-RQ	8001H	C-STORE-RSP
0010H	C-GET-RQ	8010H	C-GET-RSP
0020H	C-FIND-RQ	8020H	C-FIND-RSP
0021H	C-MOVE-RQ	8021H	C-MOVE-RSP
0030H	C-ECHO-RQ	8030H	C-ECHO-RSP
0100H	N-EVENT-REPORT-RQ	8100H	N-EVENT-REPORT-RSP
0110H	N-GET-RQ	8110H	N-GET-RSP
0120H	N-SET-RQ	8120H	N-SET-RSP
0130H	N-ACTION-RQ	8130H	N-ACTION-RSP
0140H	N-CREATE-RQ	8140H	N-CREATE-RSP
0150H	N-DELETE-RQ	8150H	N-DELETE-RSP
0FFFH	C-CANCEL-RQ		

2.4.5 DICOM 消息服务元素

DICOM 消息服务元素（DIMSE）为 DICOM 应用实体提供两种类型的信息传输服务：通知（Notification）服务和操作（Operation）服务。通知服务允许一个 DICOM 应用实体通知另一个应用实体某个事件的发生或状态的改变。通知的定义及随后应用实体的行为取决于服务类和 IOD。操作服务允许一个 DICOM 应用实体显式请求执行另一个 DICOM 应用实体管理一个 SOP 实例上的操作。

DIMSE 服务可以以同步方式或异步方式使用。所谓同步方式是激活服务的服务使用者

(Invoking DIMSE-service-user)。在建立关联后，在激活下一个操作/通知服务前，需要等待执行服务的服务使用者（Performing DIMSE-service-user）响应。若无须等待，则为异步方式。同步方式作为默认方式，必须被所有的 DIMSE 服务使用者支持。异步方式则是可选的，送出的操作/通知的最大数在关联建立时通过异步操作窗口子条目协商确定。

由于对复合 SOP 实例的操作方式与对规范 SOP 实例的操作和通知方式相差较大，DIMSE 定义了两组服务：DIMSE-C 服务和 DIMSE-N 服务。

2.4.6 DIMSE-C 服务

DIMSE-C 服务仅提供操作服务，支持与复合 SOP 类相关的操作，提供与老版本 DICOM 标准有效的兼容性，允许一个 DICOM 应用实体显式请求执行另一个 DICOM 应用实体一个复合 SOP 实例上的操作。

1. C-STORE 服务

C-STORE 服务由一个 DIMSE 服务使用者激活，向对等 DIMSE 服务提供者请求复合 SOP 实例信息的存储，为证实服务。

1）C-STORE-RQ 消息

C-STORE-RQ 消息结构见表 2.41，该消息的 CommandField 属性值为 0001H，DatasetType 属性值不等于 0101H，消息的数据集部分就是以关联时双方确定的传输语法编码的 IOD 实例，如各种医学图像。

表 2.41 C-STORE-RQ 消息结构

标记	消息域	VR	VM	描述
(0000,0000)	Command Group Length	UL	1	命令元素的组长度，为偶数
(0000,0002)	Affected SOP Class UID	UI	1	操作相关的 SOP 类 UID
(0000,0100)	Command Field	US	1	0001H
(0000,0110)	Message ID	US	1	消息 ID
(0000,0700)	Priority	US	1	优先级：0，中；1，高；2，低
(0000,0800)	Command Data Set Type	US	1	非 0101H
(0000,1000)	Affected SOP Instance UID	UI	1	待存储的 SOP 实例 UID
(0000,1030)	Move Originator AE Title(U)	AE	1	C-MOVE 请求方的应用实体名
(0000,1031)	Move Originator Msg ID(U)	US	1	C-MOVE-RQ 的消息 ID
(no tag)	Data Set	—	—	含有待存储 SOP 实例的数据集

例如：

00 00 00 00 04 00 00 00 74 00 00 00 00 00 02 00 1A 00 00 00 31 2E 32 2E 28 34 30 2E 31 30 30 30 38 2E 35 2E 31 2E 34 2E 31 2E 31 2E 32 00 00 00 00 01 02 00 00 00 01 00 00 00 10 01 02 00 00 00 05 00 00 00 00 07 02 00 00 00 00 00 00 00 08 02 00 00 00 FE FE 00 00 00 10 22 00 00 00 31 2E 32 2E 38 34 30 2E 31 31 33 36 37 34 2E 39 35 30 38 30 39 31 33 32 33 35 34 32 34 32 2E 31 30 30 08 00 00 00 04 00 00 00 ....

解码：(0000,0000)组长度=112；(0000,0002)涉及 SOP 类 UID=1.2.840.10008.5.1.4.1.1.2（CT 图像存储 SOP 类）；(0000,0100)命令域=0001H；(0000,0110)消息 ID=5；(0000,0700)优

先级=0；(0000,0800)数据集类型=FEFEH；(0000,1000)涉及 SOP 实例 UID=1.2.840.113674.950809132354242.100；数据集（略）。

2）C-STORE-RSP 消息

存储服务 SCP 在接收到 C-STORE-RQ 消息后，取出其中的数据集部分，对其进行有效性验证，验证通过的数据集以 DICOM 文件形式进行保存。处理结果通过构造 C-STORE-RSP 消息回送给存储服务 SCU，消息的 CommandFiled 属性值为 8001H，DatasetType 属性值为 0101H，表明该消息无数据集，消息结构见表 2.42。

表 2.42　C-STORE-RSP 消息结构

标记	消息域	VR	VM	描述
(0000,0000)	Command Group Length	UL	1	命令元素的组长度，为偶数
(0000,0002)	Affected SOP Class UID	UI	1	操作相关的 SOP 类 UID
(0000,0100)	Command Field	US	1	8001H
(0000,0120)	Message ID Being Responded To	US	1	与对应 C-STORE-RQ 消息 ID 一致
(0000,0800)	Command Data Set Type	US	1	优先级：0，中；1，高；2，低
(0000,0900)	Status	US	1	状态
(0000,1000)	Affected SOP Instance UID	UI	1	存储的 SOP 实例 UID

2. C-FIND 服务

C-FIND 服务由一个 DIMSE 服务使用者激活，向对等 DIMSE 服务提供者请求用一系列属性串与后者管理的 SOP 实例集属性进行匹配，对每个匹配均返回一个所请求的属性及其值的列表，为证实服务。

1）C-FIND-RQ 消息

C-FIND-RQ 消息结构见表 2.43，该消息的 CommandField 属性值为 0020H，DatasetType 属性值不等于 0101H，消息的数据集部分就是匹配所用的标识符。这个数据集也是返回匹配结果的模板，只有出现在请求数据集中的标识符才会返回匹配结果。

表 2.43　C-FIND-RQ 消息结构

标记	消息域	VR	VM	描述
(0000,0000)	Command Group Length	UL	1	命令元素的组长度，为偶数
(0000,0002)	Affected SOP Class UID	UI	1	操作相关的 SOP 类 UID
(0000,0100)	Command Field	US	1	0020H
(0000,0110)	Message ID	US	1	消息 ID
(0000,0700)	Priority	US	1	优先级：0，中；1，高；2，低
(0000,0800)	Command Data Set Type	US	1	非 0101H
(no tag)	Identifier	—	—	编码匹配用标识符的数据集

2）C-FIND-RSP 消息

查询服务提供者在接收到 C-FIND-RQ 消息后，取出其中的数据集的匹配条件做查询匹配，通过 C-FIND-RSP 应答消息返回匹配结果，消息结构见表 2.44，其 CommandFiled 属性值为 8020H。

如果有 n 个匹配结果则需回送 n+1 条应答消息：n 个匹配结果需构造 n 条状态为 FF00H 的 C-FIND-RSP 消息，以请求消息数据集为模板填入匹配结果作为数据集；最后回送一条状态为 0 的无数据集的 C-FIND-RSP 消息表明该次匹配成功结束。

表 2.44　C-FIND-RSP 消息结构

标　记	消　息　域	VR	VM	描　　述
(0000,0000)	Command Group Length	UL	1	命令元素的组长度，为偶数
(0000,0002)	Affected SOP Class UID	UI	1	操作相关的 SOP 类 UID
(0000,0100)	Command Field	US	1	8020H
(0000,0120)	Message ID Being Responded To	US	1	与对应 C-FIND-RQ 消息 ID 一致
(0000,0800)	Command Data Set Type	US	1	0101H，状态为等待时非 0101H
(0000,0900)	Status	US	1	状态
(no tag)	Identifier	—	—	编码匹配成功标识符的数据集

3）C-CANCEL-FIND-RQ 消息

C-CANCEL-FIND-RQ 消息结构见表 2.45，用来取消匹配请求，其命令域为 0FFFH。

表 2.45　C-CANCEL-FIND-RQ 消息结构

标　记	消　息　域	VR	VM	描　　述
(0000,0000)	Command Group Length	UL	1	命令元素的组长度，为偶数
(0000,0100)	Command Field	US	1	0FFFH
(0000,0120)	Message ID Being Responded To	US	1	待取消的 C-FIND-RQ 消息 ID
(0000,0800)	Command Data Set Type	US	1	0101H（Null）

3. C-MOVE 服务

C-MOVE 服务由一个 DIMSE 服务使用者激活，提供一些属性从对等 DIMSE 服务提供者处将一个或多个相匹配的复合 SOP 实例的信息转移到一个第三方的 DIMSE 服务使用者。

1）C-MOVE-RQ 消息

C-MOVE-RQ 消息结构见表 2.46，其命令域为 0021H，用来请求 SOP 实例转移，使用转移接收方命令元素传递接收转移的存储服务提供者的应用实体名。

表 2.46　C-MOVE-RQ 消息结构

标　记	消　息　域	VR	VM	描　　述
(0000,0000)	Command Group Length	UL	1	命令元素的组长度，为偶数
(0000,0002)	Affected SOP Class UID	UI	1	操作相关的 SOP 类 UID
(0000,0100)	Command Field	US	1	0021H
(0000,0110)	Message ID	US	1	消息 ID
(0000,0700)	Priority	US	1	优先级：0，中；1，高；2，低
(0000,0800)	Command Data Set Type	US	1	非 0101H

续表

标 记	消 息 域	VR	VM	描 述
(0000,0600)	Move Destination	AE	1	转移接收方的应用实体名
(no tag)	Identifier	—	—	编码匹配用标识符的数据集

2) C-MOVE-RSP 消息

C-MOVE-RSP 消息结构见表 2.47,其命令域为 8021H。

表 2.47 C-MOVE-RSP 消息结构

标 记	消 息 域	VR	VM	描 述
(0000,0000)	Command Group Length	UL	1	命令元素的组长度,为偶数
(0000,0002)	Affected SOP Class UID	UI	1	操作相关的 SOP 类 UID
(0000,0100)	Command Field	US	1	8021H
(0000,0120)	Message ID Being Responded To	US	1	与对应 C-MOVE-RQ 消息 ID 一致
(0000,0800)	Command Data Set Type	US	1	0101H
(0000,0900)	Status	US	1	状态
(0000,1020)	Number of Remaining Sub-operations(C)	US	1	剩余 C-STORE 子操作数
(0000,1021)	Number of Complete Sub-operations(C)	US	1	完成 C-STORE 子操作数
(0000,1022)	Number of Failed Sub-operations(C)	US	1	失败 C-STORE 子操作数
(0000,1023)	Number of Warning Sub-operations(C)	US	1	警告 C-STORE 子操作数
(no tag)	Identifier	—	—	编码匹配的标识符的数据集

3) C-CANCEL-MOVE-RQ 消息

C-CANCEL-MOVE-RQ 消息用来取消 C-MOVE-RQ 请求,消息结构见表 2.48,其命令域为 0FFFH。

表 2.48 C-CANCEL-MOVE-RQ 消息结构

消 息 域	标 记	VR	VM	描 述
(0000,0000)	Command Group Length	UL	1	命令元素的组长度,为偶数
(0000,0100)	Command Field	US	1	0FFFH
(0000,0120)	Message ID Being Responded To	US	1	待取消 C-MOVE-RQ 消息 ID
(0000,0800)	Command Data Set Type	US	1	0101H

4. C-ECHO 服务

C-ECHO 服务由一个 DIMSE 服务使用者激活,验证与对等 DIMSE 服务使用者间的端对端的通信是否存在。

1) C-ECHO-RQ 消息

C-ECHO-RQ 消息结构见表 2.49,其命令域为 0030H,用来请求两个 DICOM 应用实体间的通信验证,没有数据集。

表 2.49 C-ECHO-RQ 消息结构

标记	消息域	VR	VM	描述
(0000,0000)	Command Group Length	UL	1	命令元素的组长度，为偶数
(0000,0002)	Affected SOP Class UID	UI	1	1.2.840.10008.1.1
(0000,0100)	Command Field	US	1	0030H
(0000,0110)	Message ID	US	1	消息 ID
(0000,0800)	Command Data Set Type	US	1	0101H

例如：

00 00 00 00 04 00 00 00 38 00 00 00 00 00 02 00 12 00 00 00 31 2E 32 2E 38 34 30 2E 31 30 30 30 38 2E 31 2E 31 00 00 00 00 01 02 00 00 00 30 00 00 00 10 01 02 00 00 00 01 00 00 00 00 08 02 00 00 00 01 01

解码：(0000,0000)组长度=56；(0000,0002)涉及 SOP 类 UID =1.2.840.10008.1.1；(0000,0100)命令域=0030H；(0000,0110)消息 ID=1；(0000,0800)数据集类型=0101H。

2）C-ECHO-RSP 消息

C-ECHO-RSP 消息结构见表 2.50，其命令域为 8030H，是接收方应用实体对通信验证的应答。

表 2.50 C-ECHO-RSP 消息结构

标记	消息域	VR	VM	描述
(0000,0000)	Command Group Length	UL	1	命令元素的组长度，为偶数
(0000,0002)	Affected SOP Class UID	UI	1	1.2.840.10008.1.1
(0000,0100)	Command Field	US	1	0030H
(0000,0120)	Message ID Being Responded To	US	1	对应 C-ECHO-RQ 消息 ID
(0000,0800)	Command Data Set Type	US	1	命令元素的组长度，为偶数
(0000,0900)	Status	US	1	0 表示成功

5. C-GET 服务

C-GET 服务由一个 DIMSE 服务使用者激活，提供一些属性从对等 DIMSE 服务使用者获取一个或多个相匹配的复合 SOP 实例的信息。功能与 C-MOVE 相近，但不能指定第三方接收。

1）C-GET-RQ 消息

C-GET-RQ 消息结构见表 2.51，命令域为 0010H。

表 2.51 C-GET-RQ 消息结构

标记	消息域	VR	VM	描述
(0000,0000)	Command Group Length	UL	1	命令元素的组长度，为偶数
(0000,0002)	Affected SOP Class UID	UI	1	操作相关的 SOP 类 UID
(0000,0100)	Command Field	US	1	0010H
(0000,0110)	Message ID	US	1	消息 ID
(0000,0700)	Priority	US	1	优先级：0，中；1，高；2，低

标记	消息域	VR	VM	描述
(0000,0800)	Command Data Set Type	US	1	非 0101H
(no tag)	Identifier	—	—	编码匹配信息属性的数据集

2) C-GET-RSP 消息

C-GET-RSP 消息结构见表 2.52，其命令域取值为 8010H。状态取值同 C-MOVE 服务。

表 2.52 C-GET-RSP 消息结构

标记	消息域	VR	VM	描述
(0000,0000)	Command Group Length	UL	1	命令元素的组长度，为偶数
(0000,0002)	Affected SOP Class UID	UI	1	操作相关的 SOP 类 UID
(0000,0100)	Command Field	US	1	8010H
(0000,0120)	Message ID Being Responded To	US	1	与对应的 C-GET-RQ 消息 ID 一致
(0000,0800)	Command Data Set Type	US	1	0101H，状态为等待时非 0101H
(0000,0900)	Status	US	1	状态
(0000,1020)	Number of Remaining Sub-operations(C)	US	1	剩余 C-STORE 子操作数
(0000,1021)	Number of Completed Sub-operations(C)	US	1	完成 C-STORE 子操作数
(0000,1022)	Number of Failed Sub-operations(C)	US	1	失败 C-STORE 子操作数
(0000,1023)	Number of Warning Sub-operations(C)	US	1	警告 C-STORE 子操作数
(no tag)	Identifier	—	—	编码匹配的标识符的数据集

3) C-CANCEL-GET-RQ 消息

C-CANCEL-GET-RQ 消息用来取消 C-GET-RQ 请求，消息结构见表 2.53，命令域为 0FFFH。

表 2.53 C-CANCEL-GET-RQ 消息结构

消息域	标记	VR	VM	描述
(0000,0000)	Command Group Length	UL	1	命令元素的组长度，为偶数
(0000,0100)	Command Field	US	1	0FFFH
(0000,0120)	Message ID Being Responded To	US	1	待取消 C-GET-RQ 消息 ID
(0000,0800)	Command Data Set Type	US	1	0101H

2.4.7 DIMSE-N 服务

DIMSE-N 服务提供与标准 SOP 类相关的通知和操作，提供面向对象的通知和操作的扩展集。

1. N-EVENT-REPORT 服务

N-EVENT-REPORT 服务由一个 DIMSE 服务使用者激活，向对等 DIMSE 服务使用者报告有关某个 SOP 实例的事件。该服务为证实服务，需要等待响应。

1) N-EVENT-REPORT-RQ 消息

N-EVENT-REPORT-RQ 消息用来通知某个事件的发生，消息结构见表 2.54。

表 2.54　N-EVENT-REPORT-RQ 消息结构

标　记	消　息　域	VR	VM	描　述
(0000,0000)	Command Group Length	UL	1	命令元素的组长度，为偶数
(0000,0002)	Affected SOP Class UID	UI	1	操作相关的 SOP 类 UID
(0000,0100)	Command Field	US	1	0100H
(0000,0110)	Message ID	US	1	消息 ID
(0000,0800)	Command Data Set Type	US	1	非 0101H
(0000,1000)	Affected SOP Instance UID	UI	1	事件相关 SOP 实例 UID
(0000,1002)	Event Type ID	US	1	事件类型 ID（应用定义）
(no tag)	Event Information	—	—	应用特定的数据集，包含操作相关的附加信息

2) N-EVENT-REPORT-RSP 消息

接收方接收到 N-EVENT-REPORT-RQ 后，通过 N-EVENT-REPORT-RSP 消息返回处理的结果及状态，消息结构见表 2.55。

表 2.55　N-EVENT-REPORT-RSP 消息结构

标　记	消　息　域	VR	VM	描　述
(0000,0000)	Command Group Length	UL	1	命令元素的组长度，为偶数
(0000,0002)	Affected SOP Class UID	UI	1	操作相关的 SOP 类 UID
(0000,0100)	Command Field	US	1	8100H
(0000,0120)	Message ID Being Responded To	US	1	对应 N-EVENT-REPORT-RQ 消息 ID
(0000,0800)	Command Data Set Type	US	1	非 0101H
(0000,0900)	Status	US	1	状态
(0000,1000)	Affected SOP Instance UID	UI	1	事件相关 SOP 实例 UID
(0000,1002)	Event Type ID	US	1	事件类型 ID（应用定义）
(no tag)	Event Reply	—	—	应用特定的数据集，包含操作相关的附加信息

2. N-GET 服务

N-GET 服务由一个 DIMSE 服务使用者激活，向对等 DIMSE 服务使用者请求检索信息。N-GET-RQ 消息和 N-GET-RSP 消息结构分别见表 2.56 和表 2.57。

表 2.56　N-GET-RQ 消息结构

标　记	消　息　域	VR	VM	描　述
(0000,0000)	Command Group Length	UL	1	命令元素的组长度，为偶数
(0000,0003)	Requested SOP Class UID	UI	1	获取操作的请求 SOP 类 UID
(0000,0100)	Command Field	US	1	0110H
(0000,0110)	Message ID	US	1	消息 ID

续表

标 记	消息域	VR	VM	描述
(0000,0800)	Command Data Set Type	US	1	0101H
(0000,1001)	Requested SOP Instance UID	UI	1	待获取属性值的 SOP 实例 UID
(0000,1005)	Attribute Identifier List	AT	1~n	n 个用于获取操作的属性标记

表 2.57 N-GET-RSP 消息结构

标 记	消息域	VR	VM	描述
(0000,0000)	Command Group Length	UL	1	命令元素的组长度，为偶数
(0000,0002)	Affected SOP Class UID	UI	1	操作的所涉 SOP 类 UID
(0000,0100)	Command Field	US	1	8110H
(0000,0120)	Message ID Being Responded To	US	1	对应的 N-GET-RQ 消息 ID
(0000,0800)	Command Data Set Type	US	1	0101H
(0000,0900)	Status	US	1	状态
(0000,1000)	Affected SOP Instance UID	UI	1	返回属性值的所涉 SOP 实例 UID
(no tag)	Attribute List	—	—	返回的每个属性值表示一个数据元素，编码为数据集

3. N-SET 服务

N-SET 服务由一个 DIMSE 服务使用者激活，向对等 DIMSE 服务使用者请求修改信息。N-SET-RQ 消息和 N-SET-RSP 消息结构见表 2.58 和表 2.59。

表 2.58 N-SET-RQ 消息结构

标 记	消息域	VR	VM	描述
(0000,0000)	Command Group Length	UL	1	命令元素的组长度，为偶数
(0000,0003)	Requested SOP Class UID	UI	1	请求 SOP 类 UID
(0000,0100)	Command Field	US	1	0120H
(0000,0110)	Message ID	US	1	消息 ID
(0000,0800)	Command Data Set Type	US	1	非 0101H
(0000,1001)	Requested SOP Instance UID	UI	1	待修改属性的请求 SOP 实例 UID
(no tag)	Modification List	—	—	操作所用的每个属性及值表示一个数据元素，编码为数据集

例如：

00 00 00 00 04 00 00 00 80 00 00 00 00 00 03 00 18 00 00 00 31 2E 32 2E 38 34 30 2E 31 30 30 30 38 2E
33 2E 31 2E 32 2E 33 2E 33 00 00 00 00 01 02 00 00 00 20 01 00 00 10 01 02 00 00 00 03 00 00 00 00 08 02 00
00 00 FE FE 00 00 00 10 3A 00 00 00 31 2E 32 2E 38 34 30 2E 31 30 30 30 38 2E 31 39 32 2E 31 36 38 2E 34
30 2E 31 2E 33 33 33 33 34 30 32 33 31 34 2E 31 34 34 35 32 30 38 35 37 39 38 33 30 2E 33 32 37 36 39 00 ...

解码：(0000,0000)组长度=128；(0000,0003)请求 SOP 类 UID=1.2.840.10008.3.1.2.3.3（MPPS）；(0000,0120)命令域=0120H；(0000,0110)消息=3；(0000,0800)数据集类型=FEFEH；(0000,1001)

请求 SOP 实例 UID=1.2.40.0.13.0.192.168.40.1.3333402314.1445208579830.32769；数据集（略）。

表 2.59 N-SET-RSP 消息

标记	消息域	VR	VM	描述
(0000,0000)	Command Group Length	UL	1	命令元素的组长度，为偶数
(0000,0002)	Affected SOP Class UID	UI	1	操作的所涉 SOP 类 UID
(0000,0100)	Command Field	US	1	8120H
(0000,0120)	Message ID Being Responded To	US	1	对应 N-SET-RQ 消息 ID
(0000,0800)	Command Data Set Type	US	1	非 0101H
(0000,0900)	Status	US	1	状态
(0000,1000)	Affected SOP Instance UID	UI	1	待修改属性的所涉 SOP 实例 UID
(no tag)	Attribute List	—	—	操作所用的每个属性及值表示一个数据元素，编码为数据集

4．N-ACTION 服务

N-ACTION 服务由一个 DIMSE 服务使用者激活，向对等 DIMSE 服务使用者请求执行某个动作，如存储二次确认或打印。N-ACTION-RQ 和 N-ACTION-RSP 的消息结构分别见表 2.60 和表 2.61。

表 2.60 N-ACTION-RQ 消息结构

标记	消息域	VR	VM	描述
(0000,0000)	Command Group Length	UL	1	命令元素的组长度，为偶数
(0000,0003)	Requested SOP Class UID	UI	1	请求 SOP 类 UID
(0000,0100)	Command Field	US	1	0130H
(0000,0110)	Message ID	US	1	消息 ID
(0000,0800)	Command Data Set Type	US	1	非 0101H
(0000,1001)	Requested SOP Instance UID	UI	1	请求 SOP 实例 UID
(0000,1008)	Action Type ID	US	1	动作类型 ID（应用自定义）
(no tag)	Action Information	—	—	应用特定的数据集，包含操作相关的附加信息

例如：
00 00 00 00 04 00 00 00 62 00 00 00 00 00 03 00 14 00 00 00 31 2E 32 2E 38 34 30 2E 31 30 30 30 38 2E 31 2E 32 30 2E 31 00 00 00 01 02 00 00 00 30 01 00 00 10 01 02 00 00 00 05 00 00 00 00 08 02 00 00 00 FE FE 00 00 01 10 16 00 00 00 31 2E 32 2E 38 34 30 2E 31 30 30 30 38 2E 31 2E 32 30 2E 31 2E 31 00 00 08 10 02 00 00 00 01 00 ...

解码：(0000,0000)组长度=98；(0000,0003)请求 SOP 类 UID=1.2.840.10008.1.20.1（存储确认 SOP）；(0000,0100)命令域=0130H；(0000,0110)消息 ID=5；(0000,0800)数据集类型=FEFEH；(0000,1000)请求 SOP 实例 UID=1.2.840.10008.1.20.1.1（存储确认 SOP 实例）；(0000,1008)动作类型 ID=1；数据集（略）。

表 2.61　N-ACTION-RSP 消息结构

标　记	消　息　域	VR	VM	描　　述
(0000,0000)	Command Group Length	UL	1	命令元素的组长度，为偶数
(0000,0002)	Affected SOP Class UID	UI	1	操作的所涉 SOP 类 UID
(0000,0100)	Command Field	US	1	8130H
(0000,0120)	Message ID Being Responded To	US	1	对应 N-ACTION-RQ 消息 ID
(0000,0800)	Command Data Set Type	US	1	非 0101H
(0000,0900)	Status	US	1	状态
(0000,1000)	Affected SOP Instance UID	UI	1	所涉 SOP 实例 UID
(0000,1008)	Action Type ID	US	1	动作类型 ID（应用自定义）
(no tag)	Action Reply	—	—	应用特定的数据集，包含操作相关的附加信息

5. N-CREATE 服务

N-CREATE 服务由一个 DIMSE 服务使用者激活，向对等 DIMSE 服务使用者请求创建某个 SOP 类的一个实例。N-CREATE-RQ 和 N-CREATE-RSP 的消息结构分别见表 2.62 和表 2.63。

表 2.62　N-CREATE-RQ 消息结构

标　记	消　息　域	VR	VM	描　　述
(0000,0000)	Command Group Length	UL	1	命令元素的组长度，为偶数
(0000,0002)	Affected SOP Class UID	UI	1	操作的所涉 SOP 类 UID
(0000,0100)	Command Field	US	1	0140H
(0000,0110)	Message ID	US	1	消息 ID
(0000,0800)	Command Data Set Type	US	1	非 0101H
(0000,1000)	Affected SOP Instance UID	UI	1	待创建的 SOP 实例 UID
(no tag)	Attribute List	—	—	操作所用的每个属性及值表示为一个数据元素，编码为数据集

表 2.63　N-CREATE-RSP 消息结构

标　记	消　息　域	VR	VM	描　　述
(0000,0000)	Command Group Length	UL	1	命令元素的组长度，为偶数
(0000,0002)	Affected SOP Class UID	UI	1	创建实例的所涉 SOP 类 UID
(0000,0100)	Command Field	US	1	8140H
(0000,0120)	Message ID Being Responded To	US	1	对应 N-CREATE-RQ 消息 ID
(0000,0800)	Command Data Set Type	US	1	非 0101H
(0000,0900)	Status	US	1	状态
(0000,1000)	Affected SOP Instance UID	UI	1	创建的 SOP 实例 UID
(no tag)	Attribute List	—	—	操作所用的每个属性及值表示一个数据元素，编码为数据集

例如：
00 00 00 00 04 00 00 00 80 00 00 00 00 00 02 00 18 00 00 00 31 2E 32 2E 38 34 30 2E 31 30 30 30 38 2E 33 2E 31 2E 32 2E 33 2E 33 20 00 00 00 01 02 00 00 00 40 01 00 00 10 01 02 00 00 00 02 00 00 00 00 08 02 00 00 00 FE FE 00 00 00 10 3A 00 00 00 31 2E 32 2E 34 30 2E 30 2E 31 33 2E 30 2E 31 39 32 2E 31 36 38 2E 34 30 2E 31 2E 33 33 33 33 34 30 32 33 31 34 2E 31 34 34 35 32 30 38 35 37 39 38 33 30 2E 33 32 37 36 39 00 ...

解码：(0000,0000)组长度=128；(0000,0002)所涉 SOP 类 UID=1.2.840.10008.3.1.2.3.3（MPPS）；(0000,0100)命令域=0140H；(0000,0110)消息 ID=2；(0000,0800)数据集类型=FEFEH；(0000,1000)待创建的 SOP 实例 UID=1.2.40.0.13.0.192.168.40.1.3333402314.1445208579830.32769；数据集（略）。

6. N-DELETE 服务

N-DELETE 服务由一个 DIMSE 服务使用者激活，向对等 DIMSE 服务使用者请求删除某个 SOP 类的一个实例。N-DELETE-RQ 和 N-DELETE-RSP 的消息结构分别见表 2.64 和表 2.65。

表 2.64　N-DELETE-RQ 消息结构

标　记	消 息 域	VR	VM	描　述
(0000,0000)	Command Group Length	UL	1	命令元素的组长度，为偶数
(0000,0003)	Requested SOP Class UID	UI	1	操作的请求 SOP 类 UID
(0000,0100)	Command Field	US	1	0150H
(0000,0110)	Message ID	US	1	消息 ID
(0000,0800)	Command Data Set Type	US	1	0101H
(0000,1001)	Requested SOP Instance UID	UI	1	待删除的请求 SOP 实例 UID

表 2.65　N-DELETE-RSP 消息结构

标　记	消 息 域	VR	VM	描　述
(0000,0000)	Command Group Length	UL	1	命令元素的组长度，为偶数
(0000,0002)	Affected SOP Class UID	UI	1	操作的所涉 SOP 类 UID
(0000,0100)	Command Field	US	1	8150H
(0000,0120)	Message ID Being Responded To	US	1	对应 N-DELETE-RQ 消息 ID
(0000,0800)	Command Data Set Type	US	1	0101H
(0000,0900)	Status	US	1	状态
(0000,1000)	Affected SOP Instance UID	UI	1	已删除的所涉 SOP 实例 UID

2.5　DICOM 服务类

服务（Service）是指某对象为其他对象或程序提供的功能。当要求使用此功能时称申请服务，申请服务的对象称服务用户，而能完成该功能的对象是服务的提供者。例如，DICOM 消息服务元素（DIMSE）可以为上层 DICOM 应用实体（Application Entity，AE）——DICOM 应用程序提供消息传送服务。

面向对象的设计不仅描述了对象本身的属性,同时还有怎样处理这些对象的方法。DICOM 标准就利用这个概念,定义了诸如存储图像、获取患者信息之类的服务。由于是面向对象的设计,故服务又称服务类。一个服务类由若干相关的服务对象对(Service Object Pair,SOP)类组成。SOP 类是 DICOM 标准中定义的基本功能单位。服务类结构见图 2.11。

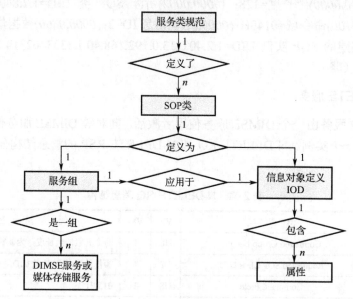

图 2.11 服务类结构

2.5.1 服务对象对类

服务对象对类定义为一个 IOD 和一组 DIMSE 服务的联合。SOP 类定义中含有一些规则和语义,对 DIMSE 服务组的服务和/或 IOD 属性的使用进行限制。

应用实体通过选择 SOP 类来建立支持交互、协商一致的性能集合。这个协商在关联建立时进行。一种扩展的协商机制允许应用实体进一步就一个 SOP 类内部的某些特定选项进行协商。

DICOM 定义了两类 SOP 类:标准 SOP 类和复合 SOP 类。标准 SOP 类定义为一个标准 IOD 与一组 DIMSE-N 服务的联合。复合 SOP 类定义为一个复合 IOD 和一组 DIMSE-C 服务的联合。

SOP 类规范在定义 DICOM 符合性要求中具有核心作用,允许 DICOM 应用实体选择 DICOM 3.0 标准的应用级子集来声明其符合性。

2.5.2 SCP 与 SCU

一个服务类规范定义了一组与某一特定功能相关的一个或几个 SOP 类,该功能需要应用实体间的通信才能完成。服务类规范也定义了一些规则,允许具体的实现声明对一个或多个 SOP 类的一些预定义级别的符合性。应用既可作为服务类用户(SCU)也可作为服务类提供者(SCP)符合 SOP 类。

对等应用实体间这种交互以"客户机-服务器"模式工作。服务类提供者（Service Class Provider，SCP）提供 SOP 类的服务，它相当于客户/服务器模型中的服务器。服务类使用者（Service Class User，SCU）使用 SOP 类的服务，它相当于客户/服务器模型中的客户。例如，一台成像装置要打印一幅图像，在这种情况下，该成像装置为与打印相关的服务类 SCU，打印机为 SCP。

2.5.3 服务类概述

DICOM 标准定义了许多服务类，常用的如下。

1. 验证（Verification）服务类

该服务类定义了对等 DICOM 应用实体间应用级通信的验证服务，使用验证 SOP 类时，其仅由 C-ECHO DIMSE-C 服务组成，没有定义相关联的 IOD。

2. 存储（Storage）服务类

该服务类定义了一个便于实现的简单图像传送应用级服务，使用 CR 图像存储 SOP 类、CT 图像存储 SOP 类、MR 图像存储 SOP 类、核医学图像存储 SOP 类、PET 图像存储 SOP 类、超声图像存储 SOP 类、灰阶软拷贝显示状态存储 SOP 类、结构化报告存储 SOP 类等诸多标准 SOP 类，使用 C-STORE DIMSE-C 服务。

3. 查询/获取（Query/Retrieve）服务类

该服务类定义了一个便于实现对复合对象实例进行简单管理的应用级服务，使用患者为根 SOP 类组、检查为根 SOP 类组、患者/检查为根 SOP 类组及 C-FIND、C-MOVE、C-GGET DIMSE-C 服务。

4. 操作步骤（Procedure Step）SOP 类

该服务类定义了设备执行操作步骤状态管理的应用级服务，使用成像设备执行操作步骤（MPPS）SOP 类、MPPS 通知 SOP 类、MPPS 获取 SOP 类。

5. 打印管理（Print Management）服务类

该服务类定义了一种便于将图像及其相关数据打印到硬拷贝介质上的应用级服务，使用基本胶片会话 SOP 类、基本胶片区 SOP 类、图像区 SOP 类、基本标注区 SOP 类、打印任务 SOP 类、打印机 SOP 类、VOI 查找表 SOP 类、图像叠加区 SOP 类、显示查找表 SOP 类、下拉打印请求 SOP 类、打印机配置检索 SOP 类、基本打印图像叠加区 SOP 类。

6. 介质存储（Media Storage）服务类

该服务类定义了一种便于通过存储介质在 DICOM 应用实体间简单传送图像及其关联信息的应用级服务，使用 CR 图像存储 SOP 类、CT 图像存储 SOP 类、MR 图像存储 SOP 类、核医学图像存储 SOP 类、PET 图像存储 SOP 类、超声图像存储 SOP 类、灰阶软拷贝显示状态存储 SOP 类、结构化报告存储 SOP 类、独立患者管理存储 SOP 类、独立就诊管理存储 SOP 类、独立检查管理存储 SOP 类、独立结果管理存储 SOP 类等诸多 SOP 类。

7. 存储确认（Storage Commitment）服务类

存储服务类只对 SCP 接收传送的图像有所规定，而没有显式地对其安全存储图像的责任加以考虑。为此存储确认服务类定义一种方便确认存储的应用级服务，使用存储提交推送模式 SOP 类。

8. 基本工作列表管理（Basic Worklist Management）服务类

该服务类定义了一种便于访问工作列表的应用级服务，使用设备工作列表信息模型查找 SOP 类。

9. 软拷贝显示状态存储（Softcopy Presentation State Storage）SOP 类

该服务类扩展了存储服务类的功能，增加了传送想要的显示状态或对已存在的显示状态进行记录的能力。

10. 结构化报告存储（Structured Reporting Storage）SOP 类

该服务类本类扩展了存储服务类的功能，增加结构化报告存储的 SCP 行为和符合性要求。

2.5.4 验证服务类

1. 概述

验证（Verification）服务类定义了对等应用实体（AE）间应用级通信的验证服务。在建立的关联上通过使用 C-ECHO DIMSE-C 服务实现该验证。这也是 DICOM 中定义的最简单的服务类。

2. SOP 类

验证 SOP 类，由 C-ECHO DIMSE-C 服务组成，未定义相关的信息对象定义（IOD）。SOP 类 UID 为 "1.2.840.10008.1.1"，这也是验证服务关联协商的抽象语法 UID。

3. SCU/SCP 行为

支持验证 SOP 类的 SCU 角色的某个 DICOM 应用实体，向另一个远端 DICOM 应用实体发起通信验证请求，使用 C-ECHO 请求执行。支持验证 SOP 类 SCP 角色的远端 DICOM 应用实体回送一个 C-ECHO 响应。收到 C-ECHO 响应 SCU 端可以确定验证完成。

4. 验证服务类应用

所有 DICOM 应用都应实现验证服务类，以方便使用。例如，在 PACS 工作站配置好 PACS 服务器的 IP 地址和端口号后，即可使用 C-EHO 服务验证配置的正确性，见图 2.12。

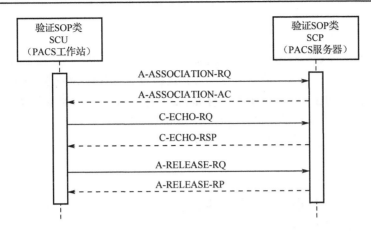

图 2.12 验证服务类序列图

2.5.5 存储服务类

1. 概述

存储（Storage）服务类定义了对等应用实体（AE）间应用级信息实例（图像、波形、报告等）的简单传送服务。存储服务类 UID 为"1.2.840.10008.4.2"。该服务类仅仅用于传输图像，而不对图像进行任何处理。

2. SOP 类

该服务类中的每个 SOP 类由 C-STORE DIMSE-C 服务加上一个复合 IOD 组成，当前版本中共有 122 种存储 SOP 类，包括 CR 图像存储 SOP 类、DR 图像存储 SOP 类、CT 图像存储 SOP 类、MR 图像存储 SOP 类、超声图像存储 SOP 类、灰阶软拷贝显示状态存储 SOP 类、结构化报告存储 SOP 类等，部分存储 SOP 类见表 2.66。在关联协商时，每一个存储 SOP 类均需要使用其 UID 作为抽象语法名构造单独的表示上下文进行协商。

表 2.66 存储 SOP 类（部分）

SOP 类名	SOP 类 UID	IOD 定义
Computed Radiography Image Storage/ CR 图像存储	1.2.840.10008.5.1.4.1.1.1	Computed Radiography Image IOD
Digital X-Ray Image Storage - For Presentation/DR 图像存储-显示	1.2.840.10008.5.1.4.1.1.1.1	Digital X-Ray Image IOD
Digital X-Ray Image Storage - For Processing/DR 图像存储-处理	1.2.840.10008.5.1.4.1.1.1.1.1	Digital X-Ray Image IOD
CT Image Storage/ CT 图像存储	1.2.840.10008.5.1.4.1.1.2	Computed Tomography Image IOD
Enhanced CT Image Storage/增强 CT 图像存储	1.2.840.10008.5.1.4.1.1.2.1	Enhanced CT Image IOD
Ultrasound Multi-frame Image Storage/超声多帧图像存储	1.2.840.10008.5.1.4.1.1.3.1	Ultrasound Multi-frame Image IOD
MR Image Storage/MR 图像存储	1.2.840.10008.5.1.4.1.1.4	Magnetic Resonance Image IOD
Enhanced MR Image Storage/增强 MR 图像存储	1.2.840.10008.5.1.4.1.1.4.1	Enhanced MR Image IOD
Ultrasound Image Storage/超声图像存储	1.2.840.10008.5.1.4.1.1.6.1	Ultrasound Image IOD
Enhanced US Volume Storage/增强容积超声存储	1.2.840.10008.5.1.4.1.1.6.2	Enhanced US Volume IOD

3. SCU/SCP 行为

存储服务类是 DICOM 标准中一个最简单而且最有用的子协议，其用途是将图像从一个节点传到另一个节点。SCU 是发送方，SCP 是接收方。存储 SOP 类 SCU 用一个 IOD 的 SOP 实例触发 C-STORE DIMSE 服务，存储 SOP 类的 SCP 接收到该复合 IOD 实例，进行简单检查后，将处理结果（成功/警告/失败）返回给 SCU，由 SCU 采取合适的行动。

C-STORE 响应消息的状态属性值反映了验证结果，有如下取值。

0000H：存储成功。
A7xxH：拒绝存储请求，服务器资源不足。
A9xxH：错误，数据集与 SOP 类不匹配。
CxxxH：错误，不能解析。
B000H：警告，数据元素强制更改。
B007H：警告，数据集与 SOP 类不匹配。
B006H：警告，数据元素丢失。

存储服务 SCP 收到复合 SOP 实例后还有许多工作要做，如检验实例的 DICOM 正确性，在数据库表中添加该实例的 Patient（患者）、Study（检查）、Series（序列）、Image（图像）几层的信息，将实例存储在指定的路径等，这些过程有可能造成实例的丢失。因此，存储服务类 SCU 收到状态为成功的应答只表示通信过程的成功，并不能保证 SCP 端存储成功。因此，即便处理结果为成功，也不要贸然把 SOP 实例删除。

4．存储服务类应用

只要涉及图像等复合类型 SOP 实例的传送都需要使用存储服务类。例如，当成像设备（如 CT）需要把图像传送给 PACS 服务器时，成像设备是 SCU，PACS 服务器是 SCP，见图 2.13。

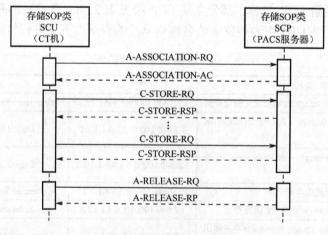

图 2.13 存储服务类序列图

2.5.6 查询/获取服务类

查询/获取（Query/Retrieve，Q/R）服务类定义了对等应用实体（AE）间应用级信息实例（图像、报告等）的简单查询/获取服务。该服务类不是为了提供像 SQL 一样的复杂的通用数据库查询，而是着眼于使用一套常见的键属性进行复合类型对象实例信息的基本查询。此外，查询/获取服务类提供了获取/转移复合对象实例的能力，允许一个 DICOM 应用实体从一个远端 DICOM 应用实体获取复合对象实例，或者请求远端 DICOM 应用实体把复合对象实例转移到另一个 DICOM 应用实体。

显然 Q/R 服务类的运作与我们熟知的数据库 SQL 查询不同。SQL 查询的响应中就有符合查询条件的所有记录，也就是说通常的数据库查询/获取是在一次交互中完成的，可能并没有得到我们想要的结果，我们可以修改条件再查询。DICOM 之所以把查询/获取分为两步来做，也是因为医学图像数据量巨大。第一次查询时条件往往比较宽泛，如果图像直接从应答返回则可能需要传输很长的时间，结果多数不是想要的结果，这样的系统效率就会很差。所以 DICOM 把查询和获取解耦，先查询索引信息，通过多次查询确定好需要的图像，再通过获取服务传送图像。

1. 查询/获取信息模型概述

作为一个 Q/R 服务类 SCP，DICOM 应用实体必须拥有大量已存储复合对象实例的属性集信息。这些信息被组织成为 DICOM 所定义的标准查询/获取信息模型（Query/Retrieve Information Model），根据明确定义的信息模型实现查询操作和获取操作。Q/R 服务类的特定 SOP 类由一个信息模型定义和一组 DIMSE-C 服务构成。在 Q/R 服务类中信息模型的角色与其他服务类中的信息对象定义（IOD）相同。

Q/R 服务类的标准 SOP 类信息模型定义包括实体-联系模型定义和键属性（Key Attribute）定义。实体-联系模型描述了实体间的层次关系及每一层的属性；键属性就是用来匹配查询返回结果的实体属性集。

DICOM 标准共定义了三种标准的查询/获取信息模型：患者为根（Patient Root）查询/获取信息模型、检查为根（Study Root）查询/获取信息模型、仅患者检查（Patient Study Only）查询/获取信息模型（已失效），均为分层模型。

1）键属性

键属性包括唯一键、必备键和可选键。

（1）唯一键（Unique Key，U）。

唯一键是实体-联系模型的每一层实体的唯一标识属性，也就是说在同一层上没有两个实体有相同的唯一键值，因此该键值也不能为空。C-FIND、C-MOVE、C-GET SCP 必须支持 Q/R 信息模型定义的所有唯一键的存在和匹配。SCU 发出的 C-FIND 请求的标识符（Identifier）中可以含有唯一键，而 C-MOVE、C-GET 请求必须在其标识符中包含唯一键。

（2）必备键（Required Key，R）。

必备键是 C-FIND SCP 必须支持的匹配键属性集，实体-联系模型每一层都定义。C-FIND SCP 支持基于 C-FIND 请求中必备键的值进行匹配查询。多个实体的必备键的值可以相同，也就是说必备键的值不能在其所在层上唯一标识一个实体。C-FIND SCP 必须支持 Q/R 信息模型所定义的所有必备键的存在和匹配。零长度必备键（值长度为 0）被认为是未知值，所有对零长度必备键的匹配都认为是成功匹配。SCU 发出的 C-FIND 请求的标识符（Identifier）中可以含有必备键，而 C-MOVE、C-GET 请求的标识符中不能包含必备键。

(3) 可选键 (Optional Key, O)。

可选键是 C-FIND SCP 选择性支持的键属性集,实体-联系模型每一层都应定义。C-FIND 请求的标识符中所包含的可选键具有三种不同类型的行为,取决于 C-FIND SCP 是否支持某可选键的存在和匹配:一是不支持该可选键的存在也不在查询结果中返回该键的值;二是支持该可选键的存在但不支持其匹配,其值可以在查询结果中返回,相当于零长度必备键;三是支持该可选键的存在与匹配,其处理等同于必备键。SCU 发出的 C-FIND 请求的标识符 (Identifier) 中可以含有可选键,而 C-MOVE、C-GET 请求的标识符中不能包含可选键。

2) 属性匹配

属性匹配 (Attibute Matching) 根据属性值的不同分为单值匹配、UID 列表匹配、通用匹配、通配符匹配、范围匹配和 SQ 匹配六种匹配类型。

(1) 单值匹配。

请求消息中键属性的值长度不为零且不含通配符或日期时间范围,就是单值匹配。除 PN 值表示法的属性外,只有实体值与请求值完全一致时才是成功匹配,大小写敏感,也就是对键属性值的字符集具体编码敏感,在一些字符集中一个字符可以有多个编码。对于 PN 值表示法属性,DICOM 应用可以采用字面匹配,决定是否大小写敏感、对具体编码敏感。像中文姓名编码这种多组分姓名,组分分隔符"="(3DH) 可以出现在键属性值中,但是如果 SCP 不支持多组分分别匹配,就会把整个值字面理解为一个字符串,从而得到非预期的结果,如"Wang^XiaoDong=王^小東"与"Wang^XiaoDong"或"王^小東"就可能匹配不上。这种情况有必要用"*Wang^XiaoDong*"或"*王^小東*"进行通配符匹配。

(2) UID 列表匹配。

UID 列表是使用反斜杠"\"分隔的多个 UID 编码,如"1.2.30.16625.108.110\1.2.30.16625.108.111\1.2.30.16625.108.112"。请求消息的标识符中 UID 列表的每一个 UID 都进行一次匹配。

(3) 通用匹配。

如果请求消息中有零长度键属性,那么所有实体都成功匹配该属性。在 C-FIND 请求中包含通用匹配规则的属性(即零长度键属性)提供了一种在对应 C-FIND 应答中返回选定属性值的机制。

(4) 通配符匹配。

请求消息的属性值中包含有"*"或"?"通配符,那么"*"将成功匹配任意字符序列包括零长度值,"?"将成功匹配任意单个字符。匹配是大小写敏感的,但 PN 值表示法属性(如 *0010,0010*)除外。通配符不能用于 VR 为 DA、TM、DT、SL、SS、US、UL、FL、FD、OB、OW、UN、AT、DS、IS、AS、UI 的属性。

(5) 范围匹配。

对于 DA 属性,范围是"日期1-日期2"形式的字符串(日期1小于日期2),将成功匹配在这个日期范围内(包括日期1和日期2)的日期;范围是"-日期1"形式的字符串将成功匹配日期1及早于日期1的所有日期;范围是"日期1-"形式的字符串则匹配所有日期1及晚于日期1的日期。TM、DT 属性类似。

（6）SQ 匹配。

对于 C-FIND 请求标识符中的键属性需要与 SQ 结构的属性匹配的情况，键属性必须是有一条条目（ITEM）的 SQ 结构，这条条目可以有零或多条条目键属性，每条条目键属性都需要逐条进行匹配，如果所有条目键属性匹配成功，即每条条目键属性与被匹配的 SQ 至少有一条条目成功匹配，则为 SQ 匹配成功。对应的 C-FIND 响应返回仅包含匹配条目请求属性值的 SQ。

3）患者为根查询/获取信息模型

患者为根查询/获取信息模型（Patient Root Query/Retrieve Information Model）共分患者、检查、序列、复合对象实例四个层级（Level），见图2.14。

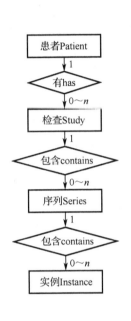

层级	键属性名	标记	类型
患者	Patient's Name	(0010,0010)	R
	Patient ID	(0010,0020)	U
	...	...	O
检查	Study Date	(0008,0020)	R
	Study Time	(0008,0030)	R
	Accession Number	(0008,0050)	R
	Study ID	(0020,0010)	R
	Study Instance UID	(0020,000D)	U
	...	...	O
序列	Modality	(0008,0060)	R
	Series Number	(0020,0011)	R
	Series Instance UID	(0020,000E)	U
	...	...	O
实例	Instance Number	(0020,0013)	R
	SOP Instance UID	(0008,0018)	U
	SOP Class UID	(0008,0016)	O
	...	...	O

图 2.14　患者为根查询/获取信息模型（图中实例为复合对象实例）

（1）患者层级。

患者层级是最高层级，包含复合信息对象的患者信息实体（Patient IE）的属性。患者 IE 与成像设备无关。

（2）检查层级。

检查层级包含复合 IOD 的检查信息实体（Study IE）的属性。检查只属于单一患者，一个患者可以有多次检查。检查 IE 与成像设备无关。

（3）序列层级。

序列层级包含复合 IOD 的序列、参考帧、设备 IE 相关的属性。序列属于单一检查，一个检查可以有多个序列。序列 IE 与成像设备有关，为此在序列层级定义了一套可选键，包括了所有复合 IOD 的序列层级所定义的所有属性。

（4）复合对象实例层级。

复合对象实例层级是最低的层级，包含复合 IOD 定义的复合对象 IE（Composite Object IE）的所有相关属性。一个复合对象实例只属于单一序列，一个序列可以有多个复合对象实例。多数复合对象 IE 是设备相关的,为此复合对象实例层级定义了一套可选键,包括所有复合 IOD 在复合对象实例层级定义的所有属性。

4)检查为根查询/获取信息模型

检查为根查询/获取信息模型(Study Root Query/Retrieve Information Model)分为检查、序列、复合对象实例三个层级,见图 2.15。除顶层为检查信息实体外,其余与患者为根的模型一致。在该模型中,患者实体的属性也认为是检查实体的属性,相当于把患者和检查两个层级合并为检查层级,简化了模型,也与实际影像检查流程中以检查登记号(Accession Number)为主线的管理模式一致。

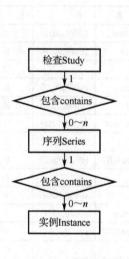

层 级	键属性名	标 记	类 型
检查	Study Date	(0008,0020)	R
	Study Time	(0008,0030)	R
	Accession Number	(0008,0050)	R
	Patient's Name	(0010,0010)	R
	Patient ID	(0010,0020)	R
	Study ID	(0020,0010)	R
	Study Instance UID	(0020,000D)	U
	...	...	O
序列	Modality	(0008,0060)	R
	Series Number	(0020,0011)	R
	Series Instance UID	(0020,000E)	U
	...	...	O
实例	Instance Number	(0020,0013)	R
	SOP Instance UID	(0008,0018)	U
	SOP Class UID	(0008,0016)	O
	...	...	O

图 2.15 检查为根查询/获取信息模型(图中实例为复合对象实例)

2. SOP 类

Q/R 服务类的 SOP 类组成除了上述的两种查询/获取信息模型(相当于 IOD),还有所需要使用的 C-FIND、C-MOVE、C-GET 三种 DIMSE-C 服务,共有六种信息模型+DIMSE-C 服务的组合,分别定义了六种 SOP 类,见表 2.67。表 2.68 是各 SOP 类的查询/获取层级 (0008,0052)属性的取值。

表 2.67 查询/获取 SOP 类

SOP 类名	SOP 类 UID	Q/R 信息模型	DIMSE-C
Patient Root Query/Retrieve Information Model - FIND	1.2.840.10008.5.1.4.1.2.1.1	患者为查询/获取信息模型 Patient Root Query/Retrieve Information Model	C-FIND
Patient Root Query/Retrieve Information Model - MOVE	1.2.840.10008.5.1.4.1.2.1.2		C-MOVE
Patient Root Query/Retrieve Information Model - GET	1.2.840.10008.5.1.4.1.2.1.3		C-GET
Study Root Query/Retrieve Information Model - FIND	1.2.840.10008.5.1.4.1.2.2.1	检查为根查询/获取信息模型 Study Root Query/Retrieve Information Model	C-FIND
Study Root Query/Retrieve Information Model - MOVE	1.2.840.10008.5.1.4.1.2.2.2		C-MOVE
Study Root Query/Retrieve Information Model - GET	1.2.840.10008.5.1.4.1.2.2.3		C-GET

表 2.68 查询/获取层级(0008,0052)属性取值

Q/R 层级	患者为根 SOP	检查为根 SOP
Patient Information	PATIENT	
Study Information	STUDY	STUDY
Series Information	SERIES	SERIES
Composite Object Instance Information	IMAGE	IMAGE

1）C-FIND 服务

C-FIND 服务是实现查询的机制，C-FIND 请求和响应消息均有编码为数据集的标识符(Identifier)，对 C-FIND 查询消息的标识符中键值的匹配结果在 C-FIND 响应中返回。

C-FIND 请求中的标识符结构必须包含：与 SCP 管理的存储 SOP 实例值做匹配的键属性值；定义查询层级的查询/获取层级(0008,0052)属性值；有条件的查询/获取视图(0008,0053)属性、特定字符集(0008,0005)属性、时区偏移(0008,0201)属性等。其中键属性及查询层级的可能取值必须由 Q/R 信息模型的 SOP 类定义。

C-FIND 响应中的标识符结构必须包含：与请求中标识符包含的键属性相对应的键属性及其值；与请求中的层级保持一致的查询/获取层级(0008,0052)属性；有条件的特定字符集(0008,0005)属性、时区偏移(0008,0201)属性。

C-FIND 响应中的状态属性值反映了匹配结果，有如下取值。

0000H：成功，匹配结束。

A700H：失败，拒绝-资源不足，见(0000,0902)命令元素。

A900H：失败，标识符与 SOP 类不符，见(0000,0901)和(0000,0902)命令元素。

CxxxH：失败，无法处理，见(0000,0901)和(0000,0902)命令元素。

FE00H：取消。

FF00H：等待，继续匹配，数据集有当前匹配结果。所有可选键均作为必备键支持。

FF01H：等待，继续匹配，数据集有当前匹配结果。部分可选键不支持。

2）C-MOVE 服务

C-MOVE 服务允许一个应用实体指示另一个应用实体通过 C-STORE 服务将存储 SOP 实例转移到第三个应用实体。C-STORE 子操作必须在与进行 C-MOVE 操作的关联不同的另一个关联上完成。因此 Q/R 服务类的 SCP 也充当了存储服务类的 SCU。

C-MOVE 请求中的转移接收方(0000,0600)命令元素指定了 C-STORE 子操作接收方的应用实体名。

C-MOVE 请求中必须含有标识符，其中必须包含：规定了获取层级的 Q/R 层级(0008,0052)属性；唯一键属性包括患者 ID(0010,0020)、检查实例 UID(0020,000D)、序列实例 UID(0020,000E)及 SOP 实例 UID(0008,0018)；有条件下的 Q/R 视图(0008,0053)属性；患者 ID 中使用默认字符集以外的字符集时必须包含特定字符集(0008,0005)属性。

C-MOVE 响应只在 C-STORE 子操作有失败的条件下才有标识符，其中包含了失败 SOP 实例 UID 列表(0008,0058)属性，列出移动失败的 SOP 实例 UID。标识符中不能有特定字符集(0008,0005)属性。因此，状态为取消、失败、拒绝或警告的 C-MOVE 响应消息有标识符（数据集），状态为等待、成功的 C-MOVE 响应消息没有数据集。

C-MOVE 响应中的状态取值如下。

0000H：成功，存储子操作结束，无失败子操作。
A701H：失败，拒绝-资源不足，不能计算匹配数量，见(0000,0902)命令元素。
A702H：失败，拒绝-资源不足，不能执行子操作，见(0000,1021~1023)命令元素。
A801H：失败，拒绝-转移接收方应用实体未知，见(0000,0902)命令元素。
A900H：失败，标识符与SOP类不符，见(0000,0901)和(0000,0902)命令元素。
B000H：警告，子操作结束，但有失败子操作，见(0000,1021~1023)命令元素。
CxxxH：失败，无法处理，见(0000,0901)和(0000,0902)命令元素。
FE00H：取消，子操作中止。
FF00H：等待，子操作进行中，见(0000,1020~1023)命令元素。

3）C-GET 服务

C-GET 服务允许一个应用实体指示另一个应用实体通过 C-STORE 操作将存储的 SOP 实例转移给自己。C-STORE 子操作必须在与进行 C-GET 操作的同一个关联上完成。因此，Q/R 服务类的 SCP 也充当了存储服务类的 SCU。

C-GET 请求和响应中的标识符结构同 C-MOVE。

C-GET 响应中的状态取值除了没有 A801H，其余同 C-MOVE 响应状态。

3．SCU/SCP 行为

1）FIND SOP 类 SCU/SCP

（1）层次搜索法。

从 Q/R 信息模型的最高层级开始，直到 C-FIND 请求指定的层级，按照以下过程产生成功匹配。

① 如果当前层级是 C-FIND 请求指定的层级，则用 C-FIND 请求标识符所包含的键匹配字符串与每一个实体当前层级的键属性的值进行匹配。属性值与指定匹配字符串完全匹配的每一个实体都构建一个标识符，该标识符必须包含所有更高层级的唯一键及该实体与 C-FIND 请求匹配的所有属性的值，每个标识符用一个响应消息返回。如果没有匹配的键，那么就没有匹配结果，返回一个状态为成功且没有标识符的响应消息。

② 如果当前层级不是 C-FIND 请求指定的层级，但有一个实体能匹配上 C-FIND 请求所指定的该层级的唯一键属性值，则在层次结构的下一层级执行本过程。

③ 否则，没有任何匹配结果，返回一个状态为成功的响应消息。

（2）FIND SCU。

所有 C-FIND SCU 必须有能力生成符合层次搜索要求的查询请求。C-FIND 请求的标识符中必须含有当前查询/获取层级以上各层的唯一键属性的单值，且与当前层级以上各层相关的必备键及可选键均不能有。与查询/获取层级相关的唯一键必须包含在 C-FIND 请求中，可以指定单值匹配、通用匹配或 UID 列表匹配。此外，与查询获取层级相关的必备键和可选键可以包含在请求的标识符中。

例如，Query/Retrieve Level(0008,0052)属性的值为"SERIES"，在患者为根 Q/R 信息模型-查询 SOP 类中，其以上各层级包括"PATIENT"和"STUDY"。那么在 C-FIND 请求的标识符中，患者 ID(0010,0020)和检查实例 UID(0020,000D)两个唯一键必须有单值，患者姓名(0010,0010)属性或检查登记号(0008,0050)属性作为以上各层级的必备键则不能有值；序列实例UID(0020,000E)是"SERIES"层级的唯一键必须包含在内，成像设备(0008,0060)作为"SERIES"层级的必备键可以包含在内，两个属性都可以有作为匹配条件的值。

SCU通过C-FIND请求向SCP传递以下语义：请求SCP用请求消息中标识符指定的所有键值与SCP拥有的所有信息做匹配，直到请求消息中指定的Q/R层级。当接收到状态为等待的响应时即为查询层级匹配上了一个实体属性集；如果接收到状态为成功、失败或拒绝的响应，则表示等待状态结束；如果接收到状态为拒绝或失败的响应，则表示SCP不能处理请求；查询过程中SCU可以随时发送C-FIND-CANCEL-RQ取消C-FIND服务，当收到状态为取消的响应时表示取消成功。

（3）FIND SCP。

SCP必须有能力处理符合层次搜索要求的查询请求。SCP采用层次搜索法用请求消息标识符中指定的键值与其拥有的信息做匹配，每成功一条匹配结果，就将其属性值赋给标识符中对应的属性，作为标识符产生一个状态为等待的C-FIND响应；所有匹配发送完后，SCP产生一个状态为成功的C-FIND响应，表示查询的结束。即如果有 n 条匹配结果，就发送 n 条状态为等待的响应消息，再加1条状态为成功的响应消息。如果没有匹配结果，就没有状态为等待的响应消息（$n=0$），只有1条状态为成功的响应消息。SCP如果不能处理请求就发送状态为拒绝或失败的响应消息。如果收到C-FIND-CANCEL请求就中断匹配过程，返回状态为取消的响应。

2）MOVE与GET SOP SCU/SCP

C-MOVE与C-GET服务均用来做获取。该服务的SCU首先发出C-MOVE或C-GET请求，SCP收到请求后进行C-STORE子操作，发出C-STORE请求，此时获取服务的SCP变成了存储服务的SCU，待存储服务完成后，SCP再返回对C-MOVE或C-GET请求的响应。C-MOVE与C-GET的不同之处在于C-GET引发的C-STORE子操作只能与C-GET操作在同一关联上进行，即只能在两个DICOM应用实体间获取；而C-MOVE引发的C-STORE子操作与C-MOVE操作不在同一关联上，这样就可以由一个DICOM应用实体控制另一个DICOM实体向第三个DICOM实体发送复合信息实例（如图像、波形、报告等）。

SCU发出C-MOVE或C-GET请求后，在没有接收到成功或失败的响应之前，SCU可以发C-CANCEL-MOVE-RQ或C-CANCEL-GET-RQ消息中断该服务，如果返回的响应中状态是取消则表示取消成功。

4．Q/R服务类应用

Q/R服务类的FIND SOP类实现了查询功能，MOVE SOP类及GET SOP类实现的是两种方式的复合SOP实例的获取方式。从SOP类的介绍中我们可以了解到，MOVE或GET只能用唯一键的值（基本是UID）来获取，这些唯一键值只能通过逐层的FIND才能得到。因此，在实际应用中可以采取FIND+MOVE组合或FIND+GET组合方式来实现查询/获取功能。图2.16给出了PACS工作站与PACS服务器之间查询/获取图像时FIND+MOVE组合应用的过程。

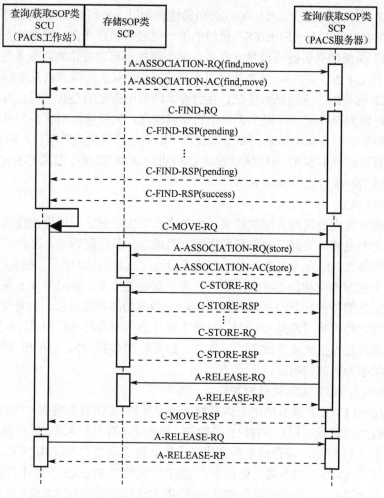

图 2.16 Q/R 服务类序列图

2.5.7 基本工作列表管理服务类

基本工作列表管理（Basic Worklist Management）服务类定义了方便应用层面访问工作列表的服务类型。

1. 概述

工作列表是提供与某个特定任务集相关信息的数据结构，为每一项任务指定特定的细节。这些信息为选择哪项任务先做及这项任务的实施提供支持。工作列表由工作列表项（Worklist Items）组成，每个列表项与一项工作任务相关，列表项中包含与该工作任务有关的不同对象的属性。

工作列表由执行列表中工作任务的相关应用实体通过查询来得到。在查询中可以使用 SOP 类定义的多种查询键属性。键属性起两个作用：作为匹配键属性和返回键属性。匹配键属性用来作为查询时的匹配条件，返回键属性则用来指定需要的返回属性。匹配键属性分为必备（Required, R）和可选（Optional, O）两种，返回键属性是 Type 1（/1C/2/2C/3）。

要作为基本工作列表服务类的 SCP, DICOM 应用实体需拥有许多所管理的工作列表项的相关信息，这些信息组织构成工作列表信息模型（Worklist Information Model）。基本工作列表服务类的特定 SOP 类由一个信息模型定义和一个 DIMSE-C 服务组所组成。信息模型的角色与其他服务类中的信息对象定义（IOD）相同。

2. SOP 类

标准中定义了成像设备工作列表信息模型-FIND（Modality Worklist Information Model-FIND）SOP 类，由成像设备工作列表信息模型（Modality Worklist Information Model）和 C-FIND 组合而成，UID 为"1.2.840.10008.5.1.4.31"。

1）成像设备工作列表信息模型

成像设备工作列表信息模型由实体-联系模型和键属性组成，见图 2.17。

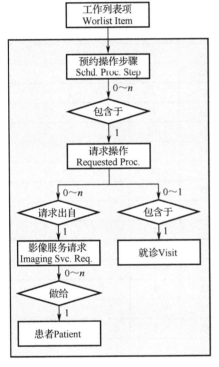

主要匹配键属性	标记	类型
Scheduled Procedure Step Sequence	(0040,0100)	R
>Scheduled Station AE Title	(0040,0001)	R
>Scheduled Procedure Step Start Date	(0040,0002)	R
>Scheduled Procedure Step Start Time	(0040,0003)	R
>Modality	(0008,0060)	R
>Scheduled Performing Physician's Name	(0040,0006)	R
...		O
Patient's Name	(0010,0010)	R
Patient ID	(0010,0020)	R

图 2.17 成像设备工作列表信息模型

工作列表机制所传递信息的一部分是给成像设备本身使用的，但很多的信息是为了呈现给设备操作人员的。成像设备工作列表（Modality Worklist, MWL）的结构是按照预约操作步骤（Scheduled Procedure Steps）来设计的。在一次请求影像检查操作（Requested Imaging Procedure）中，一个操作步骤就是一个服务单元。

E-R 图中描绘了 C-FIND 请求的内容：要匹配的预约操作步骤、所属的请求操作、出自哪个影像服务请求、相关的就诊及患者等实体。因此，对某个 C-FIND 请求而言，一个预约操作步骤只会出现在一个 C-FIND 响应中。显然请求操作、影像服务请求、就诊和患者的信息有可能出现在好几个 C-FIND 响应中。

MWL 的入口点就是预约操作步骤。工作列表的属性集由预约操作步骤、请求操作、影像服务请求、就诊联系、就诊标识、就诊状态、就诊许可、患者联系、患者信息、患者标识、患者医疗等模块构成。成像设备工作列表信息模型的主要属性见表2.69。

表2.69 成像设备工作列表信息模型的主要属性

键属性/模块	标 记	匹配键	返回键	匹配类型/说明
Scheduled Procedure Step 预约操作步骤				
Scheduled Procedure Step Sequence	(0040,0100)	R	1	SQ 匹配仅1条目
>Scheduled Station AE Title	(0040,0001)	R	1	单值匹配
>Scheduled Procedure Step Start Date	(0040,0002)	R	1	单值、区间匹配
>Scheduled Procedure Step Start Time	(0040,0003)	R	1	单值、区间匹配
>Modality	(0008,0060)	R	1	单值匹配
>Scheduled Performing Physician's Name	(0040,0006)	R	2	单值、通配符匹配
>Scheduled Procedure Step Description	(0040,0007)	O	1C	
>Scheduled Station Name	(0040,0010)	O	2	
>Scheduled Procedure Step Location	(0040,0011)	O	2	
>Scheduled Protocol Code Sequence	(0040,0008)	O	1C	
>>Code Value	(0008,0100)	O	1	
>>Coding Scheme Designator	(0008,0102)	O	1	
>Pre-Medication	(0040,0012)	O	2C	
>Scheduled Procedure Step ID	(0040,0009)	O	1	
>Requested Contrast Agent	(0032,1070)	O	2C	
>Container Identifier	(0040,0512)	O	1	
>Container Type Code Sequence	(0040,0518)	-	2	须返回0~1条条目
>>Code Value	(0008,0100)	-	1	
>>Coding Scheme Designator	(0008,0102)	-	1	
>>Code Meaning	(0008,0104)	-	1	
>Specimen Description Sequence	(0040,0560)	O	1	须返回1~n条条目
>>Specimen Identifier	(0040,0551)	O	1	
>>Specimen UID	(0040,0554)	O	1	
Requested Procedure 请求操作				
Requested Procedure ID	(0040,1001)	O	1	
Requested Procedure Description	(0032,1060)	O	1C	SCP 必须支持
Requested Procedure Code Sequence	(0032,1064)	O	1C	SCP 必须支持,仅1条目
>Code Value	(0008,0100)	O	1	
>Coding Scheme Designator	(0008,0102)	O	1	
Study Instance UID	(0020,000D)	O	1	
Referenced Study Sequence	(0008,1110)	O	2	
>Referenced SOP Class UID	(0008,1150)	O	1	
>Referenced SOP Instance UID	(0008,1155)	O	1	
Requested Procedure Priority	(0040,1003)	O	2	
Patient Transport Arrangements	(0040,1004)	O	2	

续表

键属性/模块	标 记	匹配键	返回键	匹配类型/说明
Imaging Service Request 影像服务请求				
Accession Number	(0008,0050)	O	2	
Requesting Physician	(0032,1032)	O	2	
Referring Physician's Name	(0008,0090)	O	2	
Visit Identification 就诊标识				
Admission ID	(0038,0010)	O	2	
Visit Status 就诊状态				
Current Patient Location	(0038,0300)	O	2	
Visit Relationship 就诊联系				
Referenced Patient Sequence	(0008,1120)	O	2	
>Referenced SOP Class UID	(0008,1150)	O	1	
>Referenced SOP Instance UID	(0008,1155)	O	1	
Patient Identification 患者标识				
Patient's Name	(0010,0010)	R	1	单值、通配符匹配
Patient ID	(0010,0020)	R	1	单值匹配
Patient Demographic 患者信息				
Patients Birth Date	(0010,0030)	O	2	
Patient's Sex	(0010,0040)	O	2	
Patient's Weight	(0010,1030)	O	2	
Confidentiality constraint on patient data	(0040,3001)	O	2	
Patient Medical 患者医疗				
Patient State	(0038,0500)	O	2	
Pregnancy Status	(0010,21C0)	O	2	
Medical Alerts	(0010,2000)	O	2	
Allergies	(0010,2110)	O	2	
Special Needs	(0038,0050)	O	2	

2) C-FIND

C-FIND 请求和响应都包含编码成数据集的标识符。

C-FIND 请求中标识符的结构必须包括：用来查询匹配的键属性值；有条件的特定字符集(0008,0005)属性；时区偏移(0008,0201)属性。

C-FIND 响应中标识符的结构必须包括：与请求中的标识符所包含键属性对应的键属性及键值；有条件的特定字符集(0008,0005)属性、时区偏移(0008,0201)属性、HL7 结构化文档参考序列(0040,A390)属性。

C-FIND 响应的状态属性反映了匹配结果，可能的取值与 Q/R 服务类 C-FIND 响应状态可能的取值一致。

3. SCU/SCP 行为

1) 工作列表查询方法

用 C-FIND 请求标识符所包含的键匹配字符串与每一个工作列表实体的键属性值进行匹配。属性值与指定匹配字符串完全匹配的每一个实体都构建一个标识符，该标识符必须包含该实体与 C-FIND 请求匹配的所有属性的值,每个标识符用一个响应消息返回。如果没有匹配的键,那么就没有匹配结果,返回一个状态为成功且没有标识符的响应消息。

2)C-FIND SCU 行为

所有 C-FIND SCU 必须有能力生成符合工作列表查询方法要求的查询请求。C-FIND 请求的标识符中可以包含与工作列表相关的必备键和可选键。

SCU 通过 C-FIND 请求向 SCP 请求用请求消息中标识符指定的所有键值与 SCP 拥有的所有信息做匹配。当接收到状态为等待的响应时,即成功匹配了一个实体的属性集;如果收到状态为成功、失败、拒绝或取消的响应,则表示等待状态的结束;如果收到状态为拒绝或失败的响应,则表示 SCP 不能处理请求;查询过程中 SCU 可以随时发送 C-FIND-CANCEL-RQ 取消 C-FIND 服务,当收到状态为取消的响应时,表示取消成功。

3)C-FIND SCP 行为

SCP 必须有能力处理符合工作列表查询方法要求的查询请求。SCP 使用工作列表查询方法把请求消息标识符中指定的键值与其拥有的信息做匹配,每成功一条匹配结果,就将其属性值赋给标识符产生一个状态为等待的 C-FIND 响应;所有匹配发送完后,SCP 产生一个状态为成功的 C-FIND 响应,表示查询的结束。即如果有 n 条匹配结果,就发送 n 条状态为等待的响应消息,再加 1 条状态为成功的响应消息。如果没有匹配结果,就没有状态为等待的响应消息($n=0$),只有 1 条状态为成功的响应消息。SCP 如果不能处理请求就发送状态为拒绝或失败且没有标识符的响应消息。如果收到 C-FIND-CANCEL 请求就中断匹配过程,返回状态为取消的响应。

4. 基本工作列表管理服务类应用

在影像检查中,检查申请单从 HIS 传递给 RIS 后,RIS 进行检查预约安排,相关的工作列表信息需要传递给成像设备,避免二次输入产生差错。成像设备工作列表 SOP 类就是实现这个工作列表传递的服务类,此时成像设备是 SCU,RIS 是 SCP,两者通过 C-FIND 服务实现工作列表的查询,见图 2.18。

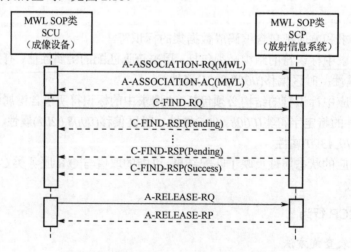

图 2.18 成像设备工作列表 SOP 类序列图

2.5.8 操作步骤 SOP 类

操作步骤 SOP 类定义了应用层面操作步骤状态管理的服务类型。

1. 概述

成像设备执行操作步骤（Modality Performed Procedure Step，MPPS）相关的状态信息在 MPPS IOD 的 PPS 状态(0040,0252)中记载，所有状态均由设备改变，取值见表 2.70。"INPROGRESS"表示患者就位并开始复合 SOP 实例的采集，这也是 PPS 对象创建时的初始状态。"DISCONTINUED"状态表示在设备端取消了采集或采集异常中止，如一次采集开始后设备不能正常结束采集。"COMPLETED"表示复合 SOP 实例的采集成功完成且 SCU 获取到了 PPS 所有必备属性的值。这些状态把工作列表项即预约操作步骤（Scheduled）的执行情况（Performed）及时报告给了 SCP，使得信息系统可以调整安排，提高工作效率和设备使用率。

表 2.70 执行操作步骤状态取值

状 态	描 述
INPROGRESS	MPPS 创建并进行中
DISCONTINUED	设备取消了 MPPS 的执行
COMPLETED	MPPS 完成

2. SOP 类

标准中定义了三种成像设备执行操作步骤相关 SOP 类。

1）成像设备执行操作步骤 SOP 类

成像设备执行操作步骤（MPPS）SOP 类，由 MPPS IOD 和 N-CREATE、N-SET 两个 DIMSE-N 服务组合而成，UID 为"1.2.840.10008.3.1.2.3.3"。

（1）MPPS IOD 子集规范。

符合此 SOP 类的 SCU/SCP 的应用实体所有必备属性见表 2.71。表中 N-CREATE 列和 N-SET 列中"/"左侧为 SCU 的要求，右侧为 SCP 的要求。最终状态列是 N-SET 将 PPS 状态(0040,0252)设为"COMPLETED"或"DISCONTINUED"时的要求。

表 2.71 MPPS SOP 类属性需求类型（SCU/SCP）

属 性 名	标 记	N-CREATE	N-SET	最 终 状 态
Specific Character Set	(0008,0005)	1C/1C	1C/1C	
Performed Procedure Step Relationship PPS 联系				
Scheduled Step Attribute Sequence	(0040,0270)	1/1	不允许	
>Study Instance UID	(0020,000D)	1/1	不允许	
>Referenced Study Sequence	(0008,1110)	2/2	不允许	
>>Referenced SOP Class UID	(0008,1150)	1/1	不允许	
>>Referenced SOP Instance UID	(0008,1155)	1/1	不允许	
>Accession Number	(0008,0050)	2/2	不允许	
>Requested Procedure ID	(0040,1001)	2/2	不允许	

续表

属 性 名	标 记	N-CREATE	N-SET	最 终 状 态
>Requested Procedure Description	(0032,1060)	2/2	不允许	
>Scheduled Procedure Step ID	(0040,0009)	2/2	不允许	
>Scheduled Procedure Step Description	(0040,0007)	2/2	不允许	
>Scheduled Protocol Code Sequence	(0040,0008)	2/2	不允许	
>>Code Value	(0008,0100)	1/1	不允许	
>>Coding Scheme Designator	(0008,0102)	1/1	不允许	
Patient's Name	(0010,0010)	2/2	不允许	
Patient ID	(0010,0020)	2/2	不允许	
Patient's Birth Date	(0010,0030)	2/2	不允许	
Patient's Sex	(0010,0040)	2/2	不允许	
Referenced Patient Sequence	(0008,1120)	2/2	不允许	
>Referenced SOP Class UID	(0008,1150)	1/1	不允许	
>Referenced Instance UID	(0008,1155)	1/1	不允许	
Performed Procedure Step Information PPS 信息				
Performed Procedure Step ID	(0040,0253)	1/1	不允许	
Performed Station AE Title	(0040,0241)	1/1	不允许	
Performed Station Name	(0040,0242)	2/2	不允许	
Performed Location	(0040,0243)	2/2	不允许	
Performed Procedure Step Start Date	(0040,0244)	1/1	不允许	
Performed Procedure Step Start Time	(0040,0245)	1/1	不允许	
Performed Procedure Step Status	(0040,0252)	1/1	3/1	
Performed Procedure Step Description	(0040,0254)	2/2	3/2	
Performed Procedure Type Description	(0040,0255)	2/2	3/2	
Procedure Code Sequence	(0008,1032)	2/2	3/2	
>Code Value	(0008,0100)	1/1	1/1	
>Coding Scheme Designator	(0008,0102)	1/1	1/1	
Performed Procedure Step End Date	(0040,0250)	2/2	3/1	1
Performed Procedure Step End Time	(0040,0251)	2/2	3/1	1
Image Acquisition Results 影像采集结果				
Modality	(0008,0060)	1/1	不允许	
Study ID	(0020,0010)	2/2	不允许	
Performed Protocol Code Sequence	(0040,0260)	2/2	3/2	
>Code Value	(0008,0100)	1/1	1/1	
>Coding Scheme Designator	(0008,0102)	1/1	1/1	
Performed Series Sequence	(0040,0340)	2/2	3/1	1
>Performing Physician's Name	(0008,1050)	2/2	2/2	2
>Protocol Name	(0018,1030)	1/1	1/1	1
>Operators' Name	(0008,1070)	2/2	2/2	2
>Series Instance UID	(0020,000E)	1/1	1/1	1
>Series Description	(0008,103E)	2/2	2/2	2
>Retrieve AE Title	(0008,0054)	2/2	2/2	2
>Referenced Image Sequence	(0008,1140)	2/2	2/2	
>>Referenced SOP Class UID	(0008,1150)	1/1	1/1	

续表

属 性 名	标　　记	N-CREATE	N-SET	最终状态
>>Referenced SOP Instance UID	*(0008,1155)*	1/1	1/1	
>Referenced Non-Image Composite SOP Instance Sequence	*(0040,0220)*	2/2	2/2	
>>Referenced SOP Class UID	*(0008,1150)*	1/1	1/1	
>>Referenced SOP Instance UID	*(0008,1155)*	1/1	1/1	

（2）创建 MPPS SOP 实例。

允许 SCU 创建 MPPS SOP 类的实例，提供一个处于 SCU 控制下的某个现实世界执行操作步骤的相关信息，通过 N-CREATE 服务实现。

（3）更新 MPPS 信息操作。

允许 SCU 更改 MPPS SOP 类的实例属性值，提供 SCU 掌控的现实世界的某个成像设备执行操作步骤的相关信息，通过 N-SET 服务实现。

2）成像设备执行操作步骤获取 SOP 类

成像设备执行操作步骤获取（MPPS Retrieve）SOP 类，使用 N-GET DIMSE-N 服务，使用 MPPS SOP 实例 UID 获取该 MPPS SOP 实例。UID 为"1.2.840.10008.3.1.2.3.4"。

3）成像设备执行操作步骤通知 SOP 类

成像设备执行操作步骤通知（MPPS Notification）SOP 类，使用 N-EVENT-REPORT DIMSE-N 服务，使用 MPPS SOP 实例 UID 得到某 MPPS SOP 实例的更新、删除及状态变化通知。UID 为"1.2.840.10008.3.1.2.3.5"。

3．SCU/SCP 行为

1）N-CREATE

（1）SCU。

SCU 必须在 N-CREATE 请求中指定所要创建的 MPPS SOP 类 UID 和实例 UID，并提供其属性值。SCU 必须能够在 N-CREATE 请求中提供所有表中所要求的必备属性，也可以提供 SCP 维护的可选属性的值，但无论这些属性值是否被 SCP 接受 SCU 都能够正常工作。所有属性都必须先创建然后才能被更改，但上表中 N-SET 列中有"不允许"行，表示并不是所有创建的属性都能被更改。

SCU 只能发送 PPS 状态*(0040,0252)*值为"INPROGRESS"的 N-CREATE 请求。MPPS SCU 通常是成像设备，可能通过基本工作列表 SOP 类获取到检查实例 UID*(0020,000D)*，如果从预约操作步骤中得不到检查实例 UID，则 SCU 可以自行生成一个值填入预约步骤属性列表*(0040,0270)*中的检查实例 UID*(0020,000D)*，并可以作为该步骤执行过程中所创建的所有影像及非影像复合 SOP 实例的检查实例 UID 值。序列中其他 Type 2 属性可以为空，Type 3 属性可以没有。

（2）SCP。

在收到 N-CREATE 请求后，SCP 必须通过 N-CREATE 响应返回适合该请求的状态码。SCP 只接受 PPS 状态*(0040,0225)*值为"INPROGRESS"的 N-CREATE 请求，否则 SCP 返回"非法属性值"（状态码 0106H）的失败状态带有属性列表的 N-CREATE 响应。

2）N-SET

（1）SCU。

SCU 必须在 N-SET 请求中指定希望修改属性值的 MPPS SOP 实例的 UID。SCU 允许修改表 2.71 中所列的所有属性值，但需要指定需修改属性值的 MPPS SOP 类属性列表，且只能修改已经用 N-CREATE 创建的 MPPS SOP 实例的属性值。

SCU 在发出将 MPPS 状态(*0040,0252*)修改为"COMPLETED"或"DISCONTINUED"的 N-SET 请求前，必须把该操作步骤中创建的所有图像 SOP 实例及非图像复合 SOP 实例的列表分别在参考图像序列(*0008,1140*)或非图像复合 SOP 实例序列(*0040,0220*)属性中发给 SCP；请求发出后不得再发送针对该 MPPS SOP 实例的 N-SET 请求。一旦 MPPS 状态(*0040,0252*)被修改为"COMPLETED"或"DISCONTINUED"，SCU 不得再修改 MPPS SOP 实例，也不得再创建新的复合 SOP 实例来作为同一个 MPPS SOP 实例的一部分。因此，成像设备要继续或恢复创建复合 SOP 实例，就只能创建一个新的 MPPS。

（2）SCP。

SCP 收到 N-SET 请求后必须通过 N-SET 响应返回合适的状态码，并相应更新参考执行操作步骤属性。SCP 只在操作执行步骤状态(*0040,0252*)属性为"INPROGRESS"的情况下接收 N-SET 请求，否则直接返回失败状态(0110H)。

SCP 只能在执行操作步骤状态(*0040,0252*)为"COMPLETED"或"DISCONTINUED"之后才可以自行修改 MPPS SOP 实例的任何属性值。

4. MPPS SOP 类应用

在影像检查流程中，患者在设备端检查进展情况需要及时反馈给检查安排的放射信息系统（RIS）端，在检查取消或完成后可以及时调整安排，有助于提高工作效率和设备利用率。MPPS SOP 类就是实现影像检查状态管理的服务类，成像设备是 SCU，RIS 是 SCP，在检查开始时使用 N-CREATE 服务创建 MPPS SOP 实例，在检查完成时使用 N-SET 服务修改实例的状态，见图 2.19。

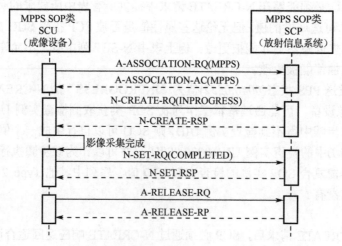

图 2.19　成像设备执行操作步骤 SOP 类序列图

2.5.9 存储确认服务类

1. 概述

存储服务类实现了简单的复合 SOP 实例（如图像、报告等）传输服务，但存储服务类并没有明确规定 SCP 需要担负数据的安全存储责任，也就是说，SCP 除接受传送的实例外，没有更多的承诺。为了在医学影像通信之上附加医学影像管理，需要 DICOM 提供能确保对 SOP 实例存储有一个明确确认作用的服务类。

存储确认（Storage Commitment, SC）服务类定义了方便存储确认的应用级服务，使得一个作为 SCU 的应用实体可以请求另一个作为 SCP 的应用实体对于 SOP 实例的安全保存做出确认（即 SOP 实例可以长时间保存并能被获取到）。做出确认的 SCP 与提供 SOP 实例获取的应用实体可以是同一个，也可以不同。提供一个访问像素数据的链接不足以让 SCP 确认存储，必须将整个像素数据备份保存下来。

2. SOP 类

DICOM 标准定义了存储确认推送模式（Storage Commitment Push Model）SOP 类，由动作信息和 N-ACTION、事件信息和 N-EVENT-REPORT 组合而成，存储确认推送模式 SOP 类 UID 为 "1.2.840.10008.1.20.1"，众所周知的存储确认推送模式 SOP 实例 UID 为 "1.2.840.10008.1.20.1.1"。

1) 存储确认请求

由 SCU 请求 SCP 确认一批 SOP 实例的安全存储，使用 N-ACTION 服务。

N-ACTION 的动作信息见表 2.72。

表 2.72 存储确认请求动作信息

动作类型名	动作类型 ID	属 性 名	标 记	必要性 SCU/SCP
Request Storage Commitment 请求存储确认	1	Transaction UID	(0008,1195)	1/1
		Referenced SOP Sequence	(0008,1199)	1/1
		>Referenced SOP Class UID	(0008,1150)	1/1
		>Referenced SOP Instance UID	(0008,1155)	1/1

2) 存储确认结果

存储确认结果通知允许 SCP 通知 SCU 在存储确认请求中所列的 SOP 实例的存储责任是否被接受，同时也作为传递出错信息，使用 N-EVENT-REPORT 服务。

N-EVENT-REPORT 的事件信息见表 2.73。

表 2.73 存储确认结果事件信息

事件类型名	事件类型 ID	属 性 名	标 记	必要性 SCU/SCP
Storage Commitment Request Successful 存储确认请求成功	1	Transaction UID	(0008,1195)	-/1
		Referenced SOP Sequence	(0008,1199)	-/1
		>Referenced SOP Class UID	(0008,1150)	-/1

续表

事件类型名	事件类型 ID	属性名	标记	必要性 SCU/SCP
Storage Commitment Request Successful 存储确认请求成功	1	>Referenced SOP Instance UID	(0008,1155)	-/1
		>Retrieve AE Title	(0008,0054)	-/3
		>Storage Media File-Set ID	(0088,0130)	-/3
		>Storage Media File-Set UID	(0088,0140)	-/3
Storage Commitment Request Complete - Failures Exist 存储确认请求完成-存在失败 注：只要有一个确认的 SOP 实例就必须有 (0008,1199)	2	Transaction UID	(0008,1195)	-/1
		Referenced SOP Sequence	(0008,1199)	-/1C
		>Referenced SOP Class UID	(0008,1150)	-/1
		>Referenced SOP Instance UID	(0008,1155)	-/1
		>Retrieve AE Title	(0008,0054)	-/3
		>Storage Media File-Set ID	(0088,0130)	-/3
		>Storage Media File-Set UID	(0088,0140)	-/3
		Failed SOP Sequence	(0008,1198)	-/1
		>Referenced SOP Class UID	(0008,1150)	-/1
		>Referenced SOP Instance UID	(0008,1155)	-/1
		>Failure Reason	(0008,1197)	-/1

3. SCU/SCP 行为

1）N-ACTION

（1）SCU。

SCU 使用 N-ACTION 请求，使用"1.2.840.10008.1.20.1.1"作为请求 SOP 实例 UID，将需要确认的 SOP 实例包含在动作信息里，动作类型 ID 必须设为 1 即指定请求存储确认。

SCU 必须提供事务 UID(0008,1195)属性值唯一标识每个存储确认请求，SCP 在存储确认结果中也会包含对应的事务 UID。SCU 用事务 UID 来匹配请求与结果，这些结果可能来自同一个关联，也可来自不同关联。

在收到 SCP 的状态码为成功的 N-ACTION 响应，表示 SCP 已经接收到 N-ACTION 请求。收到任何其他状态的响应消息均表示 SCP 不会处理请求，因而也不会有对请求所包含的 SOP 实例的存储确认。

SCU 在收到 N-ACTION 响应的任何时间点，都可以释放这个发送 N-ACTION 请求的关联。

（2）SCP。

在收到 N-ACTION 请求后，SCP 通过 N-ACTION 响应返回合适的状态码。Success 状态表示 SCP 成功接收了请求消息，失败状态表示 SCP 不会处理这个请求。

2）N-EVENT-REPORT

（1）SCP。

如果 SCP 确定某一存储确认请求所包含的所有 SOP 实例都成功完成了存储确认，SCP 就发送事件 ID=1 的 N-EVENT-REPORT 请求。如果 SCP 对其中的一个或多个 SOP 实例的存储不能确认，SCP 就发送事件 ID 为 2 的 N-EVENT-REPORT 请求。N-ACTION 请求所包含的涉及 SOP 列表(*0008,1199*)中的全部 SOP 实例 UID 必须出现在 N-EVENT-REPORT 请求的涉及 SOP 列表(*0008,1199*)或失败 SOP 列表(*0008,1198*)中。

N-EVENT-REPORT 请求的事务 UID 必须与对应的 N-ACTION 请求事务 UID 相同。一旦 N-EVENT-REPORT 请求发出，该事务 UID 失效，并且不能再次使用。

SCP 必须具有在一个不同于执行 N-ACTION 操作的关联的另一个关联上发送 N-EVENT-REPORT 的能力。

（2）SCU。

SCU 需要具有在不同于执行 N-ACTION 所使用关联的另一个关联上接收 N-EVENT-REPORT 的能力，这个新的关联是由 SCP 发起的。

SCU 通过 N-EVENT-REPORT 响应返回合适的状态码。Success 状态表示成功接收了请求消息。

4．存储确认服务类应用

成像设备在使用存储服务类把图像传送给 PACS 服务器之后，不能贸然删除以免造成丢片。只有在使用存储确认服务类将影像 UID 列表提交存储确认并收到逐条确认后才能删除，存储确认服务类序列图见图 2.20。

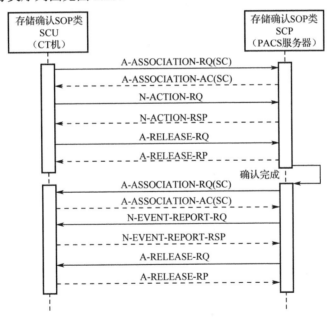

图 2.20　存储确认服务类序列图

2.6　DICOM 介质存储与文件格式

除利用通信线路进行 DICOM 信息交换外，也可以通过存储介质进行信息交换。将图像、诊断、检查的结果等信息存储在如软盘和光盘等存储介质中，实现在不同的系统之间在不同的时间内进行信息交换，还可以实现信息长久的保存。

通过介质进行信息交换，与通过通信信道进行信息交换，两者既有联系又有区别。它们都使用了 DICOM 的消息交换机制，但用介质实现信息交换时，交换信息的应用系统双方不是在同时工作，由此而带来与网络信息交换的不同。

2.6.1 DICOM 介质存储模型简述

在考虑了介质存储的情况下，DICOM 的通信模型可以扩充，如图 2.21 所示。

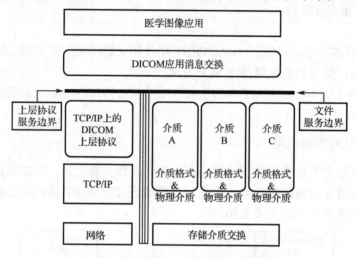

图 2.21　扩充了介质存储的 DICOM 通信模型

从通用 DICOM 通信模型上可以看出介质存取模型也是具有层次性的，三个层次如下。

1. 物理介质层

物理介质层定义了介质的物理特性，如物理介质格式参数、尺寸、机械特性、记录属性，以及所记录比特的组织和成组。例如，在 PC 环境下的 3.5 英寸双面高密软盘是 DICOM 标准中定义的一种物理介质，其相应的参数说明就是对应的物理介质层，它应该符合 ANSI X3.171 的规定，也就是通常使用的 1.44MB 软盘。

2. 介质格式层

在介质格式层，物理介质的比特流被组织成特定的结构，定义了数据文件结构和相关的目录结构，使得对物理介质空间的访问和管理更加有效。介质格式层通常取决于操作系统环境。例如，一个 3.5 英寸的软盘在不同的操作系统中的数据结构是不同的。在 MS-DOS 及 Windows 中，它采用的介质格式是 FAT16 格式的文件分配表，而在 UNIX 中使用的是超级块构成的链表。无论什么介质格式，它们都应该至少可以提供 DICOM 的文件服务功能，并且通过文件服务限制对文件内容的直接操作的权限，以确保 DICOM 数据格式层独立于介质格式和物理介质的选择。

3. DICOM 数据格式层

DICOM 数据格式层包括四方面的内容：DICOM 介质存储服务对象对（以下简称 SOP 类）及与之相联系的信息对象定义、DICOM 文件格式、DICOM 介质存储目录 SOP 类、DICOM 介质存储应用框架。下面将对其进行详细说明。

2.6.2 介质存储 SOP 类及信息对象定义 IOD

介质存储 SOP 类定义了一组用存储介质进行数据交换的服务。一般来说，使用存储介质有下面两个原因：一是在两个进程之间交换的图像暂时存储在介质中，但没有有关处理的进一步说明，仅仅是传送信息而已；二是用于打印的图像是以胶片会话的方式来组织，接收进程必须处理介质中的打印管理信息，有关打印任务进展的状态信息也是在存储介质上反映出来。

在这个服务类中，一个进程扮演的角色与在网络情况中是不同的。在网络中双方的角色有 SCP 和 SCU 之分，而在存储介质中只与介质上的操作有关。介质存储服务类定义了三种角色：文件集生成者（File-Set Creator，FSC）、文件集读者（File-Set Reader，FSR）和文件集更新者（File-Set Updator，FSU）。显而易见，这些名字都是指允许的操作。

使用在这些服务类中的 SOP 类中的服务元素说明在作为文件集或完全文件集管理的 SOP 类实例上的操作。这些服务使用的 IOD 定义了信息必须存储在一个文件中。这个信息可以是规范和复合对象的混合。

这个服务类仅处理一个文件中信息的存储，而不管其内容。例外的是，有一个特殊的 SOP 类，介质存储中的目录存储类处理有关文件集和目录（DICOMDIR）的信息。

介质存储服务类的其他 SOP 类与用于图像数据的患者管理、检查管理、结果管理和打印管理网络存储服务类中的 SOP 类相同。存储在文件中的 SOP 实例能够由对应的 SOP 类的服务类在使用介质存储服务类的服务存取后直接使用。

2.6.3 文件格式

DICOM 文件提供了一种封装方式，将 DICOM IOD 的一个 SOP 实例以数据集的形式封装在一个文件中。DICOM 标准文件由 DICOM 文件头和 DICOM 数据集两部分组成。每个文件包含一个单一的 SOP 实例，其中包含有一帧或多帧图象。

1. DICOM 文件头

DICOM 文件头信息位于文件的起始处，用于描述该文件的版本信息、存储媒体、传输语法标识等信息。

文件头的最开始是 128 字节的文件前导符（Preamble）和 4 字节的 DICOM 前缀（Prefix），接下来是文件头元素（Meta Elements）。

文件前导符可以根据应用框架或具体实现的定义来使用。DICOM 标准对这个固定长度的前导符没有任何结构性的要求，它不必像 DICOM 数据元素在结构上要有一个标识和长度信息。这是为了让 DICOM 文件数据易于和许多通用计算机图像格式兼容。如果文件前导符没有被应用框架或具体实现使用到，此 128 字节应当被置为 00H，以便于识别此 128 字节是否载有应用信息。例如，这个前导符可能用来向一个多媒体应用程序进行授权以决定其对 DICOM 数据集内影像的操作权限。这样，在同一个文件上可以有两种操作方式：利用前导符的多媒体应用程序；忽略这个前导符的 DICOM 应用。

DICOM 的 4 字节前缀应当包含特征字串 DICM（大写且字体采用 ISO8859-G0 字符集，即常用的 ASCII 编码），这 4 字节没有标识及长度信息。

前导符及 DICOM 前缀后是一系列 DICOM 头元素，包括组群长度(*0002,0000*)、版本号(*0002,0001*)、存储介质 SOP 类 UID(*0002,0002*)、存储介质 SOP 实例 UID(*0002,0003*)、传输语法 UID(*0002,0010*)、应用类 UID(*0002,0012*)、应用版本名(*0002,0013*)、源应用实体标题(*0002,0016*)、私有信息创建者 UID(*0002,0100*)、私有信息(*0002,0102*)等属性。

2. DICOM 数据集

DICOM 数据集由一系列的数据元素（Data Element）组成，每一个数据元素由唯一数据元素标签 Tag 来表示。多个数据元素在数据集中以标签从小到大递增的顺序排列。数据元素有三种结构，其中两种包含数值表示法 VR，称为显式 VR，另一种不包括 VR，称为隐式 VR。但是三种结构都包括标签、值长度和值域。VR 是否存在，取决于文件头中的传输语法 UID 元素(*0002,0010*)的值。

在 DICOM 介质存储应用中，每个文件应包含单一的数据集，表示与单一的 SOP 类及其对应的 IOD 相联系的单个的 SOP 实例。由于特定的 IOD 可以被定义为包含多帧图像，一个文件可能包含一个以上的影像帧。

由于 DICOM 数据集内并不包含它的总长度信息，DICOM 文件服务所提供的文件结束标志就是数据集结束的唯一标志。当文件写入时数据集必须采用填充时，数据集的最后一个数据元素可以是(FFFC,FFFC)。这个数据集尾部填充数据元素的值并不重要，所有读出该数据集的 DICOM 应用必须予以忽略。

DICOM 文件示例见表 2.74。

表 2.74 DICOM 文件示例

文 件 内 容	标签	VR	长度	值	备 注
00 00 00 00 00 00 …					128 字节前导符
44 49 43 4D					DICM 标识
02 00 00 00 55 4C 04 00 A8 00 00 00	*0002,0000*	UL	4	168	GroupLength
02 00 01 00 4F 42 00 00 02 00 00 00 00 01	*0002,0001*	OB	2	00\01	FileMetaInformationVersion
02 00 02 00 55 49 1A 00 31 2E 32 2E 38 34 30 2E 31 30 30 30 38 2E 35 2E 31 2E 34 2E 31 2E 31 2E 32 00	*0002,0002*	UI	26	"1.2.840.10008.5.1.4.1.1.2"	MediaStorageSOPClassUID
02 00 03 00 55 49 22 00 31 2E 32 2E 38 34 30 2E 31 31 33 36 37 34 2E 39 35 30 38 30 39 31 33 32 33 35 34 32 34 32 2E 31 30 30	*0002,0003*	UI	34	"1.2.840.113674.950809132354242.100"	MediaStorageSOPInstanceUID
02 00 10 00 55 49 12 00 31 2E 32 2E 38 34 30 2E 31 30 30 30 38 2E 31 2E 32 00	*0002,0010*	UI	18	"1.2.840.10008.1.2"	TransferSyntaxUID
02 00 12 00 55 49 14 00 31 2E 32 2E 34 30 2E 30 2E 31 33 2E 30 2E 30 2E 31 31 33 00	*0002,0012*	UI	20	"1.2.40.0.13.0.0.113"	ImplementationClassUID

续表

文件内容	标签	VR	长度	值	备注
02 00 13 00 53 48 10 00 54 49 41 4E 49 5F 4A 44 49 43 4F 4D 5F 31 31 33	0002,0013	SH	16	"TIANI_JDICOM_113"	ImplementationVersionName
08 00 00 00 04 00 00 00 54 01 00 00	0008,0000	UL	4	340	GroupLength
08 00 08 00 1A 00 00 00 4F 52 49 47 49 4E 41 4C 5C 50 52 49 4D 41 52 59 5C 4C 4F 43 41 4C 49 5A 45 52	0008,0008	CS	26	"ORIGINAL\PRIMARY\LOCALIZER"	ImageType
08 00 16 00 1A 00 00 00 31 2E 32 2E 38 34 30 2E 31 30 30 30 38 2E 35 2E 31 2E 34 2E 31 2E 31 2E 32 00	0008,0016	UI	26	"1.2.840.10008.5.1.4.1.1.2"	SOPClassUID
08 00 18 00 22 00 00 00 31 2E 32 2E 38 34 30 2E 31 31 33 36 37 34 2E 39 35 30 38 30 39 31 33 32 33 35 34 32 34 32 2E 31 30 30	0008,0018	UI	34	"1.2.840.113674.950809132354242.100"	SOPInstanceUID
08 00 20 00 08 00 00 00 31 39 39 35 30 36 30 38	0008,0020	DA	8	"19950608"	StudyDate
08 00 21 00 08 00 00 00 31 39 39 35 30 36 30 38	0008,0021	DA	8	"19950608"	SeriesDate
08 00 23 00 00 00 00 00	0008,0023	DA	0		ContentDate
08 00 30 00 0A 00 00 00 31 33 31 36 34 36 2E 30 30 30	0008,0030	TM	10	"131646.000"	StudyTime
08 00 31 00 0A 00 00 00 31 33 31 36 34 36 2E 30 30 30	0008,0031	TM	10	"131646.000"	SeriesTime
08 00 33 00 00 00 00 00	0008,0033	TM	0		ContentTime
08 00 50 00 08 00 00 00 54 48 55 39 39 34 38 20	0008,0050	SH	8	"THU9948 "	AccessionNumber
08 00 60 00 02 00 00 00 43 54	0008,0060	CS	2	"CT"	Modality
08 00 70 00 12 00 00 00 47 45 4E 45 53 49 53 5F 48 49 53 50 45 45 44 5F 52 50	0008,0070	LO	18	"GENESIS_HISPEED_RP"	Manufacturer
08 00 80 00 1A 00 00 00 50 4F 52 54 4C 41 4E 44 20 41 44 56 45 4E 54 49 53 54 20 4D 45 44 2E 20 43 20	0008,0080	LO	26	"PORTLAND ADVENTIST MED. C "	InstitutionName
08 00 90 00 08 00 00 00 53 20 4C 49 53 4F 4F 4B	0008,0090	PN	8	"S LISOOK"	ReferringPhysiciansName
08 00 10 10 12 00 00 00 47 45 4E 45 53 49 53 5F 48 49 53 50 45 45 44 5F 52 50	0008,1010	SH	18	"GENESIS_HISPEED_RP"	StationName

续表

文件内容	标签	VR	长度	值	备注
08 00 30 10 0A 00 00 00 43 48 45 53 54 2F 41 42 44 20	0008,1030	LO	10	"CHEST/ABD"	StudyDescription
10 00 00 00 04 00 00 00 4C 00 00 00	0010,0000	UL	4	76	GroupLength
10 00 10 00 10 00 00 00 57 49 4C 4B 49 4E 53 5E 43 48 41 52 4C 45 53 20	0010,0010	PN	16	"WILKINS^CHARLES "	PatientName
10 00 20 00 06 00 00 00 47 45 30 35 31 34	0010,0020	LO	6	"GE0514"	PatientID
10 00 30 00 00 00 00 00	0010,0030	DA	0		PatientBirthDate
10 00 40 00 02 00 00 00 4D 20	0010,0040	CS	2	"M "	PatientSex
10 00 10 10 00 00 00 00	0010,1010	AS	0		PatientAge
10 00 30 10 04 00 00 00 30 2E 30 20	0010,1030	DS	4	"0.0 "	PatientWeight
18 00 00 00 04 00 00 00 6E 00 00 00	0018,0000	UL	4	110	GroupLength
18 00 10 00 00 00 00 00	0018,0010	LO	0		ContrastBolusAgent
18 00 22 00 00 00 00 00	0018,0022	CS	0		ScanOptions
18 00 50 00 04 00 00 00 30 2E 30 20	0018,0050	DS	4	"0.0 "	SliceThickness
18 00 60 00 06 00 00 00 31 32 30 2E 30 20	0018,0060	DS	6	"120.0 "	KVP
18 00 20 11 04 00 00 00 30 2E 30 20	0018,1120	DS	4	"0.0 "	GantryDetectorTilt
18 00 30 11 04 00 00 00 30 2E 30 20	0018,1130	DS	4	"0.0 ""	TableHeight
18 00 50 11 04 00 00 00 39 33 33 33	0018,1150	IS	4	"9333"	ExposureTime
18 00 51 11 04 00 00 00 31 30 30 20	0018,1151	IS	4	"100 "	XRayTubeCurrent
18 00 52 11 00 00 00 00	0018,1152	IS	0		Exposure
18 00 00 51 04 00 00 00 46 46 53 20	0018,5100	CS	4	"FFS "	PatientPosition
20 00 00 00 04 00 00 00 E2 00 00 00	0020,0000	UL	4	142	GroupLength
20 00 0D 00 1A 00 00 00 31 2E 32 2E 38 34 30 2E 31 31 33 36 37 34 2E 35 31 34 2E 32 31 32 2E 32 30 30	0020,000D	UI	26	"1.2.840.113674.514.212.200"	StudyInstanceUID
20 00 0E 00 1E 00 00 00 31 2E 32 2E 38 34 30 2E 31 31 33 36 37 34 2E 35 31 34 2E 32 31 32 2E 38 31 2E 33 30 30 00	0020,000E	UI	30	"1.2.840.113674.514.212.81.300"	SeriesInstanceUID

第 2 章 DICOM 标准

续表

文件内容	标签	VR	长度	值	备注
20 00 10 00 04 00 00 00 31 37 38 34	0020,0010	SH	4	"1784"	StudyID
20 00 11 00 02 00 00 00 31 20	0020,0011	IS	2	"1 "	SeriesNumber
20 00 12 00 00 00 00 00	0020,0012	IS	0		AcquisitionNumber
20 00 13 00 02 00 00 00 30 20	0020,0013	IS	2	"0 "	InstanceNumber
20 00 20 00 04 00 00 00 4C 5C 46 20	0020,0020	CS	4	"L\F "	PatientOrientation
20 00 32 00 12 00 00 00 2D 32 34 38 2E 31 38 37 35 39 5C 30 2E 30 5C 30 2E 30	0020,0032	DS	18	" -248.18759\0.0\0.0"	ImagePositionPatient
20 00 37 00 18 00 00 00 31 2E 30 5C 30 2E 30 5C 30 2E 30 5C 30 2E 30 5C 30 2E 30 5C 2D 31 2E 30	0020,0037	DS	24	"1.0\0.0\0.0\0.0\0.0\-1.0"	ImageOrientationPatient
20 00 52 00 00 00 00 00	0020,0052	UI	0		FrameOfReferenceUID
20 00 60 00 00 00 00 00	0020,0060	CS	0		Laterality
20 00 40 10 00 00 00 00	0020,1040	LO	0		PositionReferenceIndicator
20 00 41 10 04 00 00 00 30 2E 30 20	0020,1041	DS	4	"0.0 "	SliceLocation
20 00 00 40 00 00 00 00	0020,4000	LT	0		ImageComments
28 00 00 00 04 00 00 00 A8 00 00 00	0028,0000	UL	4	168	GroupLength
28 00 02 00 02 00 00 00 01 00	0028,0002	US	2	1	SamplesPerPixel
28 00 04 00 0C 00 00 00 4D 4F 4E 4F 43 48 52 4F 4D 45 32 20	0028,0004	CS	12	"MONOCHROME2 "	PhotometricInterpretation
28 00 10 00 02 00 00 00 B3 02	0028,0010	US	2	691	Rows
28 00 11 00 02 00 00 00 00 02	0028,0011	US	2	512	Columns
28 00 30 00 12 00 00 00 31 2E 30 31 34 36 37 32 5C 31 2E 30 31 34 36 37 32 20	0028,0030	DS	18	"1.014672\1.014672"	PixelSpacing
28 00 00 01 02 00 00 00 10 00	0028,0100	US	2	16	BitsAllocated
28 00 01 01 02 00 00 00 10 00	0028,0101	US	2	16	BitsStored
28 00 02 01 02 00 00 00 0F 00	0028,0102	US	2	15	HighBit
28 00 03 01 02 00 00 00 00 00	0028,0103	US	2	0	PixelRepresentation
28 00 50 10 06 00 00 00 2D 39 36 2E 30 20	0028,1050	DS	6	"-96.0 "	WindowCenter
28 00 51 10 06 00 00 00 39 37 31 2E 30 20	0028,1051	DS	6	"971.0 "	WindowWidth
28 00 52 10 04 00 00 00 30 2E 30 20	0028,1052	DS	4	"0.0 "	RescaleIntercept

续表

文件内容	标签	VR	长度	值	备注
28 00 53 10 04 00 00 00 31 2E 30 20	0028,1053	DS	4	"1.0 "	RescaleSlope
E0 7F 00 00 04 00 00 00 08 CC 0A 00	7FE0,0000	UL	4	707592	Group Length
E0 7F 10 00 00 CC 0A 00 41 FE 43 FE 43 FE 41 FE 44 FE 42 FE 41 FE 49 FE...	7FE0,0010	OW|OB	707584	41\FE\43\FE\43\FE\41\FE\44\FE\42\FE\41\FE\49\FE..	PixelData

2.6.4 介质存储目录

DICOM 文件存储在移动介质上是以文件集（File-Set）形式存储的。文件集是指共享一个命名空间的一组 DICOM 文件（也可能有非 DICOM 文件）的集合。DICOM 文件集的格式见图 2.22。文件集是由目录信息实体来管理的，它的文件 ID 为 DICOMDIR。每个文件集必须包含一个 DICOMDIR 文件，否则不符合 DICOM 标准 PS 3.10 的要求。

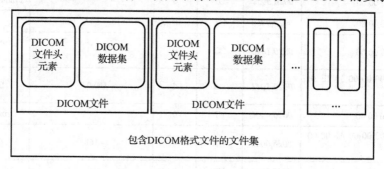

图 2.22 DICOM 文件集的格式

DICOMDIR 总体说明了整个介质上 DICOM 文件的层次性结构信息。DICOM 标准规定了 DICOMDIR 的数据格式文件组织形式。DICOMDIR 也是 DICOM 文件，它遵循 DICOM 文件格式的标准，与其他 DICOM 文件的不同之处在于它特有的 0004 组元素，其中目录记录列表(0004, 1220)由多条目录记录构成，包含了文件集中的所有 DICOM 文件的重要信息（如果文件集中不存在 DICOM 文件，则目录记录为空）。

目录记录列表中的每条目录记录含有多个目录元素。

（1）下一目录记录偏移：同一目录实体中的下一条目录记录的偏移字节数。若为 0，则为本目录实体的最后一条目录记录。

（2）记录使用标志：标明该条目录是否正在使用。

（3）引用低层目录实体偏移：所引用的低层目录实体第一条目录记录的偏移字节数。若没有引用低层目录实体，则该域必须为 0。

（4）目录记录类型：标明目录记录的某一特定类型，反映其在介质存储信息模型中的位置，可为 PATIENT、STUDY、SERIES、IMAGE 等预定义类型，也可为 PRIVATE 表示自定义类型。

（5）私有记录 UID：若为 PRIVATE 类型，则记录定义该自定义类型的 UID。

（6）引用文件 ID：通过介质格式层的文件服务，该 ID 用于定位文件。所引用的文件必须是该目录所在文件集中的文件。

在一个存储介质上，DICOM 的文件组织是按照患者、检查、序列、图像这四个层次进行的。患者、检查、序列具有目录的性质，可以根据需要选择，也可以省略，图像则是以最终的文件形式出现的。这样在对介质中任何图像文件进行操作时，只要检索该目录文件即可得到文件的位置信息，由此对文件进行操作。

这种组织方式的优点是它与具体的文件系统的实现是独立的。操作系统中的文件子系统只要能提供基本的文件操作功能，即可实现逻辑上的患者——图像文件的层次结构，而不依赖于操作系统对多级子目录的支持。

2.6.5 介质存储应用框架

介质存储应用框架定义了应用系统对 DICOM 介质存储模型中不同层次的选择，目的在于满足使用介质进行信息交换的特殊需要。这种选择由规范化的介质存储应用框架来表述，DICOM 标准要求具体实现之间的介质信息交换必须遵循系统的介质存储应用框架。这种一致性的描述允许用户对不同的实际系统进行选择，以保证系统之间的互操作性。

DICOM 应用框架说明以下内容。

（1）必须支持的 SOP 类和选项，包括必要的扩展、专门化。
（2）每个 SOP 类可以使用的传输语法。
（3）基本目录 IOD 需要包括的信息。
（4）可使用的介质存储服务类选项。
（5）应用程序可能的角色，是文件集创建者、文件集读者或是文件集更新者。
（6）必须支持的物理介质及对应的介质格式。
（7）文件集中的 DICOM 文件是否必须是安全 DICOM 文件。
（8）用来创建安全 DICOM 文件的介质存储安全框架。
（9）其他符合性要求。

2.7 医学图像的信息组织与表达

所谓表达（Presentation）是指图像数据在显示设备或胶片上完成可视化的过程。它要求在不同的系统，不同特性的设备上达到一致的显示效果，即视觉等价，这样才能保证临床应用上的要求。为此，DICOM 标准规定了相应的图像信息组织和处理功能，下面分别做介绍。

2.7.1 图像编码格式

对于图像的描述，DICOM 采用的是位图的方式，即逐点表示出其位置上的颜色、亮度等信息。对单色图像只有亮度信息，称灰度级，而对彩色图像则存在不同的颜色表示方法。一般采用的是 RGB 三原色的表示，即一个点用红绿蓝三个分量的值表示；还有用亮度+两个色差分量（YCbCr）表示。图像像素信息模块中的属性值描述了图像的编码格式。

1. 每像素采样数 Samples Per Pixel（0028,0002）

对于每一个像素值，DICOM 称为采样值（Sample Value）。像 CT、MR 等灰度图像每像素只有一个采样值，而彩色图像有 3 个采样值（RGB 或 YCbCr）。

2. 光学解释 Photometric Interpretation（0028,0004）

（1）灰度图像：MONOCHROME1（灰度）、MONOCHROME2（灰度负像）。

（2）伪彩图像：PALETTE COLOR（调色板彩色）。

（3）彩色图像：

① RGB（红绿蓝）；

② YCbCr 彩色：YBR_FULL、YBR_FULL_422、YBR_PARTIAL_422、YBR_PARTIAL_420、YBR_ICT、YBR_RCT。

3. 平面配置 Planar Configuration（0028,0006）

DICOM 允许用三个矩阵（称位平面）分别表示三个分量，也允许仅用一个矩阵表示整个图像，在这种情况下，矩阵中每一点是由三个值组成的，因此有两种配置取值。

（1）Interleaved：交织方式，一个像素的多个采样值存完再存下一个像素。

（2）Planar：平面方式，把所有像素的某个分量（比如 RGB 的红）采样值存完，再存所有像素的下一个分量。

4. 行数 Rows（0028,0010）、列数 Columns（0028,0011）

行数是图像的垂直分辨率，列数是图像的水平分辨率。

5. 分配位数 Bits Allocated（0028,0100）、存储位数 Bits Stored（0028,0101）、最高位 HighBit（0028,0102）

分配位数指出了每个采样值分配的二进制位数，存储比特数指实际占用的位数，最高位指明采样值最高位在分配位数中的位置。见图 2.23，格式 A 的分配位数为 16 位，存储位数为 12，最高位为 11。格式 B 的分配位数为 16 位，存储位数为 12 位，但最高位为 15。

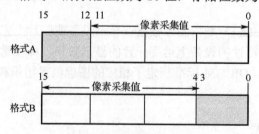

图 2.23　图像像素存储格式

6. 像素表示 Pixel Representation（0028,0103）

像素表示指明像素是表示为无符号数 Unsigned 还是表示为有符号数 Signed。例如，CT 图像的像素值范围为 -1000~+1000Hu，因此 CT 图像的像素表示取值为 Signed。

必须说明的是，在实际存取图像数据的时候，还必须由传输语法中的 Big Endian 或 Little

Endian 属性来决定像素高低字节的实际存储单元地址顺序。

DICOM 对多帧图像的支持,是通过将多帧图像顺序封装为单一的连续的像素流进行传送的。在数据流中没有帧头信息,每个单帧必须由图像像素模块的属性定义从而得以相互区别,所有图像信息实体属性必须与多帧图像的第一帧相关联。帧数由多帧模块的帧数属性(0028,0008)指出。

2.7.2 压缩方法简述

原始医学图像占用存储量大,在传输与存储过程中效率较低,必须使用压缩的方法来减少图像中的冗余信息,以达到在不损失图像信息或少损失的情况下,减少图像存储所需要的字节数,对于缩短通信传输时间,减少存储空间都是十分必要的。

压缩方法分为无损压缩和有损压缩两种方法。无损压缩方法可以将原数据原封不动地恢复,而有损压缩则是不可逆的过程,不能恢复到原来的情况。无损压缩由于对还原的约束,其压缩比较小,一般为(2~10):1。而有损压缩则可达到较大的压缩比,一般可以达到(10~200):1,甚至可以达到 300:1 以上。根据被压缩对象的特点,无损压缩适合于对文本类的压缩,因为文本信息损失后不能表达出原来的意义。而有损压缩适合于语音、图像一类的多媒体信息,这些信息由人类的听觉和视觉器官所感受,有很大的冗余度,适当的损失对信息的理解并无损害,可以以此来达到较高的压缩比。

无损压缩使用的方法主要有游程编码(Run Length Encode,RLE)和霍夫曼(Huffman)编码。有损压缩的方法常用的是变换压缩,即将信息变换到另一个表示域中,利用在不同的域中的分布特点,去除冗余。例如,通过傅里叶变换转换到频域,保存图像的低频部分,以损失一些细节实现压缩。再比如通过小波变换将图像变换到不同的尺度,保存不同区域不同尺度下的变换值,可以实现较高的压缩比。

DICOM 2003 中提供了对 JPEG、RLE、JPEG-LS、JPEG2000 四种图像压缩算法的支持。JPEG 是目前使用最广的静止图像压缩标准。在 JPEG 标准中,包含了有损压缩和无损压缩的多种方法。JPEG 压缩的基本过程是把被压缩图像分割成 8×8 的方格,先进行差分编码以减小码长,再用霍夫曼或算术编码进行无损压缩,或者用离散余弦编码进行有损压缩。JPEG 允许编码器有不同的编码过程,这些编码过程用连续的编号表示,区别在于编码方案中的数据量化和采样精度不同。DICOM 标准采用了基线型(Baseline,编号 1)、扩展型(Extended,编号 2 和 4)和无损型(Lossless,编号 14)。JPEG 标准实现的压缩比高,效果也不错。

RLE 压缩由以下步骤组成:图像先转换为复合像素编码(Composite Pixel Code)序列,再产生字节片段集(Byte Segment),每个字节片段经 RLE 压缩产生 RLE 片段,最后在串接的 RLE 片段前面加上 RLE 头。DICOM 中采用的 RLE 编码算法如下。

对多个重复字节序列,用<重复字节数+1><重复字节值>两字节编码代替。

对非重复字节序列,用<字节数-1><非重复字节序列>代替。

JPEG-LS 压缩算法是一个国际标准,代号为 ISO/IS-14495-1。该标准定义了单一的有损(接近无损)编码过程,编码过程中通过限制绝对误差为零可以实现无损压缩。无损和有损(接近无损)编码采用基于统计模型的预测算法,在编码前先计算像素与周围像素间的误差并对其上下文进行建模,编码中平坦区域采用游程编码。这种压缩方式在无损模式下实现的压缩效果比 JPEG 的无损压缩过程好,同时复杂度较低。尽管 JPEG-LS 编码过程与 JPEG 规定的不同,但是编码比特流的所使用的语法却非常接近。JPEG-LS 标准使用单一的编码过程可对最多 16 位深度的图像进行编码。

JPEG2000 是另一个图像压缩国际标准,代号为 ISO/IS-15444-1。标准规定了应用程序间交换压缩图像数据的编码表示法的规范和实现指南,目标是在一个统一的集成系统中,可以使用不同的成像模式,对不同类型不同性质的图像都可以进行压缩。JPEG2000 不仅解决了 JPEG 和 JPEG-LS 存在的不足,而且还增加了很多新的功能,其中感兴趣区编码、图像渐进式传输、运动(序列)图像压缩、三维图像压缩及图像安全性都非常适合应用于医学图像。

2.7.3 像素转换

DICOM 支持一系列转换过程,完整地定义了存储的图像数据如何转换为显示的图像。从存储像素值转换到设备无关的 P 值或 PCS 值的顺序在概念模型上有显式定义,见图 2.24。实际实现的顺序可以有所不同但必须有一致的效果。

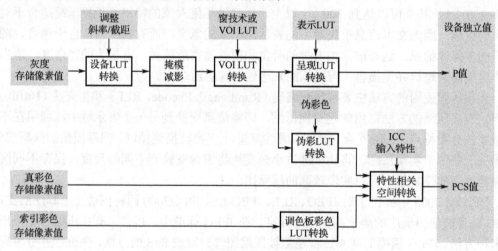

图 2.24 灰度及彩色图像转换模型

1. 设备查找表转换

设备查找表(Modality LUT)转换是灰度存储像素转换的起点。该转换是将设备厂商依赖的像素值转换到与厂商无关但对设备类型意义重大的像素值,比如 CT 类设备的 Hounsfield 值、胶片数字化仪的光密度值等。这些值可以有物理单位或者是无量纲的值。

线性转换的设备查找表用调整斜率(0028,1053)属性和调整截距(0028,1052)属性描述,每个像素 x 的转换结果 y=斜率·x+截距。非线性转换的设备查找表用 Modality LUT 序列描述,y=LUT(x)。

如果设备查找表及其等价的属性可以在图像 SOP 实例以及关联的显示状态 SOP 实例中找到的话,必须使用显示状态 SOP 实例的设备查找表。即使显示状态中没有设备查找表,也要认为是等值转换。也就是说只有在没有显示状态 SOP 实例的情况下,才能使用图像 SOP 实例的设备查找表或等价属性。

2. 掩模减影

掩模减影（Mask Subtraction）可以用在多帧图像中，与当前帧相距固定帧位置或时间间隔的其他帧可以减去当前帧。多个掩模帧可以取平均亚像素偏移然后减影。

该转换使用 X 线血管造影图像存储 SOP 类所使用的掩模模块，也可用于具有多帧图像的任意图像存储 SOP 类。

如果是 X 线图像，则规定减影是在 X 线强度的对数空间里进行。如果存储像素值尚不在这样一个空间，则在减影前必须先经过应用所定义的对数变换然后再做减影。

3. 感兴趣值 LUT 转换

由于医学图像数据动态范围大（像素深度通常不低于 4096 个灰阶），因此一般显示器（通常只有 256 个灰阶）很难提供如此高的动态范围一次显示整幅图像的全部信息细节。为了显示这类影像，可以在影像上应用各种感兴趣值（Values Of Interest，VOI）转换来方便医生读片诊断。可以使用线性 LUT（窗宽窗位）参数，或者应用静态非线性 LUT（VOI LUT），见图 2.25。当 VOI LUT 函数(*0028, 1056*)的取值为 SIGMOID 时，使用非线性 VOI LUT 变换；取值为 LINEAR 或该属性不存在时则为线性窗宽窗位变换。

1）窗宽窗位变换

窗显示技术在不影响视觉效果的前提下将高精度医学图像的较大范围内的灰度值逐段映射为普通显示器可以显示的 0～255 灰度范围之内来显示，并通过不断地调节窗宽和窗位将所有的高精度医学图像信息逐段显示出来。该过程也被称为窗宽窗位的调节。

窗宽（Window Width，w）表示显示图像数据的最大值与最小值的差，窗位（Window Center，c）表示显示图像数据的中心值。通过设置不同的窗宽窗位，把窗口区域的图像数据线性的转换到显示器的最大显示范围内，见图 2.25（a）。

窗宽窗位调整的思路是把窗宽窗位范围内的灰度通过线性灰度变换进行拉伸或压缩，小于窗口下沿的置为显示器的最小灰度值，大于窗口上沿的置为显示器所能显示的最大灰度值，计算公式为

$$y = f(x,c,w) = \begin{cases} y_{\min}, & x \leq c - 0.5 - \dfrac{w-1}{2} \\ y_{\max}, & x > c - 0.5 + \dfrac{w-1}{2} \\ \left(\dfrac{x-c+0.5}{w-1} + 0.5\right)(y_{\max} - y_{\min}) + y_{\min} \end{cases} \quad (2.1)$$

式中，$y_{\max}$、$y_{\min}$ 是显示器所能显示的最大值与最小值，对于一般显示器来说，$y_{\max}$ 取 255，$y_{\min}$ 取 0；c 为窗位；w 为窗宽；x 为灰度值；y 为显示器显示的值。

窗宽窗位的选择要根据观察的组织或病变的密度而定，窗位一般需要与感兴趣组织的密度相近，窗宽则尽可能覆盖所要观察结构的密度变化范围。例如，在 CT 图像中频繁使用的有骨窗（c=400, w=2000）、纵隔窗（c=50, w=350）、肺窗（c=-600, w=1500）、腹窗（c=45, w=250）等。通过动态的调整窗宽和窗位，可以观察医学影像的全部信息。

2）SIGMOID 变换

数字 X 线应用都有其对应的常规胶片/屏，这类应用的一个关键需求就是要让一幅影像看起来与胶片/屏效果一致。在胶片/屏的世界里，影像的动态主要由胶片的 H-D 曲线驱动，

这是胶片产生的光密度（OD）对曝光量的对数所做的图，类似于 Sigmoid 曲线，见式（2.2）。因此，用 Sigmoid 函数对灰度值做非线性变换，能够得到更接近于胶片的观感，并且这种函数也能够用窗宽窗位作为参数，解决了一般非线性变换不能动态调整参数的问题，见图 2.25（b）。

$$f(x) = \frac{1}{1+e^{-x}} \tag{2.2}$$

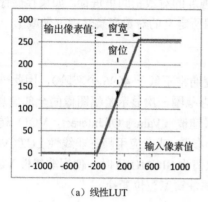
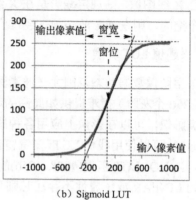

（a）线性LUT　　　　　　　　（b）Sigmoid LUT

图 2.25　感兴趣值 LUT

如果一个显示应用不支持这个 SIGMOID VOI LUT 函数，则也能够把同样的窗宽窗位参数成功地应用到线性斜坡，得到可接受的结果，特别是对比度感受相同，只是没有底部和肩部的衰减。

4. 呈现 LUT 转换

呈现（Presentation）LUT 是把像数值转换为灰度标准显示函数所定义的独立于显示设备、线性感知空间的 P 值。呈现 LUT 转换有两种转换方法：一种是通过呈现 LUT 序列进行转换的非线性转换方法，一种是通过呈现 LUT 形状(*2050,0020*)的线性转换方法，这两种转换方法只能使用一种。呈现 LUT 形状属性取值有 INDENTITY 和 LIN OD。等值（INDENTITY）表示经过 VOI LUT 转换得到的数据即为 P 值，不需要转换，一般图像的软拷贝时使用这个值；LIN OD 是实现图像的硬拷贝时使用的。

2.7.4　显示一致性

来自图像的数字信号可以被精确和有目的地测量、描述、传送和重建。然而，信号的可视化解释依靠于显示图像时所用的不同特性的系统。因此，由相同信号产生的图像在不同显示设备下可能会有完全不同的可视化表现、信息和特征。有可能出现这样一种现象：即一幅图像在某一设备下观察时，有非常好的诊断价值，但是在另一设备上观察时却与前者大不相同，这样就大大地减少了其诊断价值。因此，DICOM 为将数字图像值转换至不同层次的亮度值的表现方法提供了一种有目的的、高质量的机制，若将这种方法应用于已知数字图像值和显示亮度之间的关联，则无论是在各种性质截然不同的显示设备上显示都能够产生较好的视觉一致性。

DICOM 从数学角度定义了标准显示系统中的灰度标准显示函数（Grayscale Standard

Display Function，GSDF）。这些显示系统可以是打印硬拷贝的打印机，或者是用于显示软拷贝内容的电子显示系统。硬拷贝既包含透射性的胶片图像，也包含反射性的打印图像。这些打印件中的图像由于透射或散射所导致光密度的差异而得到呈现。对于一个观察者来说，图像中每一个元素都以一定的亮度显现，亮度的大小是由图像元素的照度和光密度所决定的。软拷贝由发射性显示系统（如 CRT 监视器）和电子光阀系统（如液晶显示器）产生。

DICOM PS 3.14 的目的是显示系统采用数字驱动电平产生亮度和光密度的变化来表现图像。可预测的图像变换应用，如影像设备、VOI 和 DICOM 标准定义的显示查找表等，都需知道显示系统的特性曲线。若将显示系统的期望响应函数标准化，就可使需要在几种不同的显示系统上工作（如在一个网络环境中）的图像变换应用变得简单。

由于图像信息是由人眼来获取和感应的，因此研究线性视觉感知，需要在图像显示处理中充分考虑人眼的视觉特性。人眼对亮度的敏感度是非线性的，人眼在对明处的对比敏感度比在暗处高，即人眼在亮处能分辨出相对更小的亮度变化。DICOM 标准根据 Barten 视觉模型，将 $0.05\sim4000cd/m^2$ 的亮度范围（涵盖了显示器、胶片观察用灯箱所能产生的亮度范围），划分为 1024 个亮度级别 JND（Just Noticeable Different，JND，即物体与背景的亮度差，可用"恰能分辨的亮度差"，也可称"恰辨差"亮度）。每个亮度级别间的亮度差刚好对应人眼在该亮度水平下能够辨别的最小亮度变化。DICOM 以表格的方式给出了每个 JND 级别对应的亮度值，这就是 DICOM 定义的灰度标准显示函数 GSDF，见图 2.26。JND 级别与亮度是一个非线性的函数关系，而 JND 级别与人眼感知是线性关系。

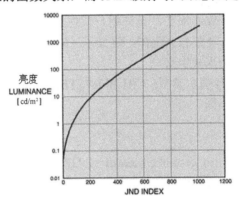

图 2.26　DICOM 灰度标准显示函数

DICOM 强调的是视觉感知的线性，其含义是，一幅医学图像，无论在何种显示设备上，在何种显示环境下，阅读者应该获得相同的视觉感知印象，这种感知印象不是一种定性的描述，而是以严格的物理光学特性定义来获得的。实际上，在 DICOM 标准中已考虑到环境光对显示系统的影响，并定义了纠正环境光影响的技术方法

DICOM 还给出了显示系统校正到 GSDF 的方法，见图 2.27。首先，通过光学仪器测量出显示系统的输出特性，即针对每一个输入级别（Digital Driving Level，DDL）测量显示系统输出的光亮度，得到显示系统的显示特性图；其次，根据标准显示函数，将显示特性曲线转换为 DDL 与 JND 级数间的函数关系；根据标准显示函数及线性视觉原则，在 DICOM P 值与 DDL 之间建立映射表，使 DICOM P 值与输出 JND 级数之间尽量呈线性关系，达到将显示系统的显示特性校正到灰度标准显示函数的目的。在图 2.27 中，输入级别

D_S 的标准亮度是 L_S，但是实际的显示特性所产生的亮度不等于 L_S，因此为了得到与 L_S 一致的实际亮度 L_M，所对应的输入级别就需要从 D_S 映射到 D_M。

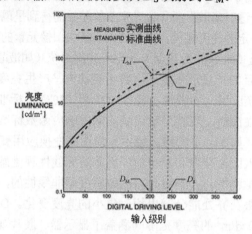

图 2.27　显示系统校正到 GSDF 的方法示意图

2.8　DICOM Web 服务

随着 B/S 应用模式和面向服务架构（Service Oriented Architecture，SOA）的兴起，DICOM 标准 Part18 定义了 DICOM Web 服务，允许用户代理与服务器交互来管理 DICOM 资源。每个 DICOM Web 服务在一套资源上运作，定义了一套操作这些资源的事务。所有事务都以 HTTP 请求/响应消息对的形式定义。

DICOM Web 服务有两种基本类型：URI 和 RESTful。两者的区别就在于定义资源和事务的 Web 服务协议的类型不同。

1. URI 服务

统一资源标识符（Uniform Resource Identifier，URI）服务也称为 WADO-URI，WADO（Web Access to DICOM Persistent Objects）允许用户代理通过 HTTP 获取其资源的表示数据，这些资源通常是复合 SOP 实例。

2. RESTful 服务

每个 RESTful Web 服务定义了一套资源，以及可以应用在这些资源上的事务。所定义的 RESTful Web 服务包括如下内容。

（1）检查 Web 服务（Study Web Service）：允许用户代理管理存储在服务器上的检查。

（2）工作列表 Web 服务（Worklist Web Service）：允许用户代理管理存储在服务器上的含有工作项的工作列表。

（3）非患者实例 Web 服务（Non-Patient Instance Web Service）：允许用户代理管理存储在服务器上的非患者实例，如调色板等。

2.8.1 URI Web 服务

URI Web 服务定义了两种事务用于获取不同媒体类型的实例。所有 URI 事务使用请求消息的 URI 查询组件来指定该事务。URI Web 服务事务的功能与检查 Web 服务的获取事务类似，但限制更多。

URI 服务没有以目标资源路径的形式定义资源，事务的目标 URI 都是引用的基本 URI（"/"），目标资源是通过查询参数的值来标识的。URI 服务的资源就是 Part4 所定义的复合类型的存储 SOP 类的实例。

URI 服务支持的查询参数见表 2.75，查询参数出现的顺序可以是任意的。例如，请求某个 DICOM 图像的 URI 为：

http://myserver.com?requestType=WADO&studyUID=1.2.250.1.59.40211.12345678.678910&seriesUID=1.2.250.1.59.40211.789001276.14556172.67789&objectUID=1.2.250.1.59.40211.2678810.87991027.899772.2&contentType=application%2Fdicom

表 2.75　URI 服务支持的查询参数

参数名	取值	使用		备注
		用户代理	源服务器	
requestType	"WADO"	必需 M	必需 M	请求类型
studyUID	uid	必需 M	必需 M	检查 UID
seriesUID	uid	必需 M	必需 M	序列 UID
objectUID	uid	必需 M	必需 M	对象 UID
contentType	media-type	可选 O	可选 O	内容类型
charset	token	可选 O	可选 O	字符集

1．获取 DICOM 实例事务

获取 DICOM 实例事务（Retrieve DICOM Instance Transaction）用来获取指定查询条件的单个实例，媒体类型为 application/dicom。为此定义了请求消息和响应消息，消息格式中 SP 为空格符，CR 为回车符，LF 为换行符。

1）请求消息

```
GET SP / ?{requestType}&{study}&{series}&{instance}
        {&accept}
        {&charset}
        {&anonymize}
        {&transferSyntax}
        SP HTTP/1.1 CRLF
Accept: uri-media-type CRLF
*(header-field CRLF)
CRLF
```

其中的 accept 参数只能是 contentType="application/dicom"。增加了 anonymize、annotation 及 transferSyntax 三个可选参数。anonymize="yes"指定了返回的信息表示需要将所有个人隐私信息匿名化。annotation 规定了所渲染的图像需要标注患者信息（annotation="patient"）或规程信息（annotation="technique"）。transferSyntax=uid 则用来指定响应消息采用指定的 uid 所代表的传输语法来编码。如果传输语法 uid 无效，则服务器返回 400（请求错误），如果是服务器不支持该传输语法，则服务器必须返回 406（不可接受）。没有传输语法参数就采用 DICOM Web 服务默认传输语法-显式 VR LE 无压缩传输语法。

2）响应消息

```
version SP status-code SP reason-phrase
[Content-Type: media-type CRLF]
[(Content-Length: uint / Content-Encoding: encoding) CRLF]
Content-Location: url CRLF
*(header-field CRLF)
CRLF
[payload / status-report]
```

其中，status-code 可以是 200（成功）、400（请求错误）、404（未找到）、410（已丢失）。Header-field 需有 Content-Type 指示负载（payload）的 DICOM 媒体类型，如果负载没有进行编码则需用 Content-Length 指示长度，如果负载进行了编码则需有 Content-Encoding 指示编码类型。

成功的响应消息需有目标资源的 application/dicom 媒体类型的负载。失败的响应消息在负载里可以有描述失败、警告或其他有用信息的状态报告。

2. 获取渲染实例事务

获取渲染实例事务（Retrieve Rendered Instance Transaction）用于获取指定查询条件的单个实例，媒体类型不能是 application/dicom，而应该是渲染媒体类型的一种，见表 2.76。其中可选性的默认 D 表示服务器必须支持该媒体类型，在没有指定媒体类型的情况下就采用该媒体类型。必须 R 是服务器也必须支持的媒体类型，可选 O 就是服务器可能支持也可能不支持。

表 2.76　DICOM 渲染媒体类型

类　别	媒 体 类 型	URI	RESTful
单帧图像 Single Frame Image	image/jpeg	默认 D	默认 D
	image/gif	可选 O	必需 R
	image/png	可选 O	必需 R
	image/jp2	可选 O	可选 O
多帧图像 Multi-frame Image	image/gif	可选 O	可选 O
视频 Video	video/mpeg	可选 O	可选 O
	video/mp4	可选 O	可选 O
	video/H265	可选 O	可选 O
文本 Text	text/html	默认 D	默认 D
	text/plain	必需 R	必需 R
	text/xml	可选 O	必需 R
	text/rtf	可选 O	可选 O
	application/pdf	可选 O	可选 O

1）请求消息

```
GET SP /?{requestType}&{study}&{series}&{instance}{&frameNumber}
        {&accept}
```

```
                {&charset}
                {&annotation}
                {&rows}
                {&columns}
                {&region}
                {&windowCenter}
                {&windowWidth}
                {&imageQuality}
                {&annotation}
                {&presentationSeriesUID}
                {&presentationUID}
SP HTTP/1.1 CRLF
Accept: 1#media-type CRLF
*(header-field CRLF)
CRLF
```

其中,目标资源就是标准 Part3 所定义的复合 SOP 类的一个实例,增加了较多的图像查询参数,见表 2.77。

例如,请求一张 DICOM 图像,并要求转换成 JPEG 格式,标注患者和技术信息,大小为 300×400,取其中左上角为(120, 120)、右下角为(200, 150)的区域,窗位为-1000,窗宽为 2500,其 URI 为:

https://myserver.com?requestType=WADO&studyUID=1.2.250.1.59.40211.12345678.678910&seriesUID=1.2.250.1.59.40211.789001276.14556172.67789&objectUID=1.2.250.1.59.40211.2678810.87991027.899772.2&contentType=image%2Fjpeg&annotation=patient,technique&columns=400&rows=300&region=0.3,0.4,0.5,0.5&windowCenter=-1000&windowWidth=2500。

表 2.77 获取渲染实例事务查询参数

关键字	取值	用途 用户代理	用途 源服务器	备注
contentType	rendered-media-type	可选 O	必需 M	内容类型,见表 2.77
charset	charset	可选 O	必需 M	字符集
frameNumber	uint	可选 O	可选 O	帧号,从 1 开始
imageAnnotation	"patient" / "technique"	可选 O	可选 O	图像信息标注
imageQuality	uint	可选 O	可选 O	图像质量 1~100(最高)
rows	uint	可选 O	可选 O	行数
columns	uint	可选 O	可选 O	列数
region	4decimal	可选 O	可选 O	区域,用 xmin、ymin、xmax、ymax 四个参数表示,取值范围均为 0.0~1.0
windowCenter	decimal	可选 O	可选 O	窗位
windowWidth	decimal	可选 O	可选 O	窗宽
presentationSeriesUID	uid	可选 O	可选 O	显示状态序列 UID
presentationUID	uid	可选 O	可选 O	显示状态实例 UID

2)响应消息

version SP status-code SP reason-phrase
[Content-Type: rendered-media-type CRLF]

```
[(Content-Length: uint / Content-Encoding: encoding) CRLF]
[Content-Location: url CRLF]
*(header-field CRLF)
CRLF
[payload / status-report]
```

状态码包括 200（成功）或 400（请求错误）。成功的响应消息在负载里含有一张用选定媒体类型编码的渲染图像。失败的响应消息在负载里可以有描述失败、警告或其他有用信息的状态报告。

2.8.2 检查 Web 服务和资源

检查服务（Study Web Service）使得用户代理可以存储、获取、更新和查询服务器的 DICOM 检查、序列和 SOP 实例及其元数据、渲染图、缩略图，以及帧和数据块。

1. 检查 Web 服务的资源

检查 Web 服务管理着一大批 DICOM 检查资源。每个资源采用对应于 DICOM 信息模型的层次结构的子资源进行组织。顶层资源有/studies、/series 和/instances 三种，分别对应于服务器所管理的所有检查、所有序列和所有 SOP 实例。

该服务所定义的资源见表 2.78。其中，URI 模板中的{study}、{series}和{instance}分别是检查实例的 UID、序列实例 UID 和 SOP 实例 UID。

表 2.78 检查 Web 服务的资源定义

资 源	URI 模板	描 述
Study Instances	/studies/{study}	检查实例
Series Instances	/studies/{study}/series/{series}	序列实例
Instance	/studies/{study}/series/{series}/instances/{instance}	SOP 实例
Study Metadata	/studies/{study}/metadata	检查元数据
Series Metadata	/studies/{study}/series/{series}/metadata	序列元数据
Instance Metadata	/studies/{study}/series/{series}/instances/{instance}/metadata	实例元数据
Rendered Study	/studies/{study}/rendered	检查渲染图
Rendered Series	/studies/{study}/series/{series}/rendered	序列渲染图
Rendered Instance	/studies/{study}/series/{series}/instances/{instance}/rendered	实例渲染图
Rendered Frames	/studies/{study}/series/{series}/instances/{instance}/frames/{frames}/rendered	帧渲染图
Study Thumbnail	/studies/{study}/thumbnail	检查缩略图
Series Thumbnail	/studies/{study}/series/{series}/thumbnail	序列缩略图
Instance Thumbnail	/studies/{study}/series/{series}/instances/{instance}/thumbnail	实例缩略图
Frame Thumbnail	/studies/{study}/series/{series}/instances/{instance}/frames/{frames}/thumbnail	帧缩略图
Study Bulkdata	/studies/{study}/bulkdata	检查数据块
Series Bulkdata	/studies/{study}/series/{series}/bulkdata	序列数据块
Instance Bulkdata	/studies/{study}/series/{series}/instances/{instance}/bulkdata	实例数据块
Bulkdata	{bulkdataURI}	数据块

续表

资源	URI 模板	描述
Study Pixel Data	/studies/{study}/pixeldata	检查像素数据
Series Pixel Data	/studies/{study}/series/{series}/pixeldata	序列像素数据
Instance Pixel Data	/studies/{study}/series/{series}/instances/{instance}/pixeldata	实例像素数据
Frame Pixel Data	/studies/{study}/series/{series}/instances/{instance}/frames/{frames}	帧像素数据
All Studies	/studies{?search*}	所有检查
Study's Series	/studies/{study}/series{?search*}	一次检查的所有序列
Study's Instances	/studies/{study}/instances{?search*}	一次检查的所有实例
All Series	/series{?parameter*}	所有序列
Study's Series' Instances	/studies/{study}/series/{series}/instances{?search*}	一次检查的一个序列的所有 SOP 实例
All Instances	/instances{?search*}	所有实例

举例如下。

（1）查询 ID 为 18112353 的患者在 2023/5/9 做的所有检查。

http://myserver.com/studies?PatientID=18112353&StudyDate=20230509

（2）查询患者名为以 SMITH 开头的 OtherPatientIDs 列表中 ID 为 18123513 患者的所有检查。

http://myserver.com/studies?00100010=SMITH*&00101002.00100020=18123513 或

http://myserver.com/studies?00100010=SMITH*&OtherPatientIDsSequence.00100020=18123513

（3）检查实例 UID 为 5.16.840.1.1.2.3 的检查。

https://myserver.com/studies/5.16.840.1.1.2.3/

（4）检查实例 UID 为 5.16.840.1.1.2.3、序列实例 UID 为 5.16.840.1.4.5.6 且 SOP 实例 UID 为 5.16.840.1.7.8.9 的图像。

https://myserver.com/studies/5.16.840.1.1.2.3/series/5.16.840.1.4.5.6/instances/5.16.840.1.7.8.9

2．检查 Web 服务的事务

检查 Web 服务定义了获取事务、存储事务和查询事务，见表 2.79。获取事务也称为 WADO-RS（Web Access to DICOM Persistent Objects using RESTful Services），存储事务又称为 STOW-RS（Store over the Web using RESTful Services），查询事务也被称为 QIDO-RS（Query based on ID for DICOM Objects using RESTful Services）。其中，RS 是 RESTful Services 的简写，表明这些事务都是通过 RESTful 接口实现的。

表 2.79　检查 Web 服务的事务

事务	方法	消息负载		描述
		请求	成功响应	
Retrieve	GET	N/A	Instance(s), Metadata, Renderings, Pixel Data, or Bulkdata	获取 DICOM 资源的一种或多种表示数据
Store	POST	Instance(s)	Store Instances Response Module	存储请求消息负载里的 DICOM 资源的一种或多种表示数据，存储到目标资源引用的位置
Search	GET	N/A	Result(s)	查询目标资源中满足查询参数的 DICOM 对象，返回可接受的媒体类型列表

在事务的请求或响应消息中，Content-Type 的取值即媒体类型指明了消息负载的编码方式。检查 Web 服务支持的媒体类型见表 2.80。

表 2.80 检查 Web 服务支持的媒体类型

目标资源	媒体类型	可选性	备注
Instance Resources	multipart/related; type="application/dicom"	默认 D	实例资源
	multipart/related; type="application/octet-stream"	必需 R	
	application/dicom	可选 O	
	Compressed Bulkdata Media Types	可选 O	
Metadata Resources	application/dicom+json	默认 D	元数据资源
	multipart/related; type="application/dicom+xml"	必需 R	
Bulkdata Resources and Pixel Data Resources	multipart/related; type="application/octet-stream"	必需 R	数据块和像素数据资源
	multipart/related; type= a Compressed Bulkdata Media Type	可选 O	
Rendered Resources	multipart/related; type= a Compressed Bulkdata Media Type	可选 O	渲染资源
	Compressed Bulkdata Media Types	可选 O	
Thumbnail Resources	image/jpeg	默认 D	缩略图资源
	Other Rendered Media Types	可选 O	

2.8.3 工作列表 Web 服务和资源

工作列表 Web 服务（Worklist Web Service），也称为 UPS-RS（Unified Procedure Step using RESTful Services），定义了通用操作步骤（Unified Procedure Step，UPS）服务 SOP 类的 RESTful 接口。工作列表 Web 服务用来管理包含一个或多个工作项的单个工作列表，每个工作项代表一个操作步骤。用户代理和服务器可以创建、获取、更新、查询工作项或改变工作项的状态。

工作列表 Web 服务的资源定义见表 2.81，事务见表 2.82。

表 2.81 工作列表 Web 服务资源定义

资源	URI 模板	描述
Worklist	/	工作列表服务的基本 URI。一个服务只有一个工作列表
All Workitems	/workitems	工作列表中所有工作项集合
Workitem	/workitems/{workitem}	一个工作项
Workitem State	/workitems/{workitem}/state	改变工作项的状态
Workitem Request Cancellation	/workitems/{workitem}/cancelrequest	请求取消一个工作项
Workitem Subscription	/workitems/{workitem}/subscribers/{aetitle}	订阅一个工作项
Worklist Subscription	/workitems/1.2.840.10008.5.1.4.34.5/subscribers/{aetitle}	订阅一个工作列表
Filtered Worklist Subscription	/workitems/1.2.840.10008.5.1.4.34.5.1/subscribers/{aetitle}	一个工作列表的所有订阅者

表 2.82 工作列表 Web 服务的事务

事　务	方　法	消息负载		描　述
		请求	成功响应	
Create	POST	dataset	none	创建一条新工作项
Retrieve	GET	none	dataset	获取目标工作项
Update	POST	dataset	none	更新目标工作项
Change State	PUT	none	none	改变目标工作项的状态
Request Cancellation	POST	dataset	none	请求服务器取消一条工作项
Search	GET	none	results	查询工作项
Subscribe	POST	none	none	创建一条目标工作列表或目标工作项的订阅
Unsubscribe	DELETE	none	none	取消一条目标工作列表或目标工作项的订阅

2.8.4　非患者实例 Web 服务和资源

非患者实例（Non-Patient Instance，NPI）存储服务允许用户代理向服务器获取、存储和查询与患者不相关的实例。非患者实例服务资源定义见表 2.83，事务见表 2.84。

表 2.83　非患者实例服务资源定义

资源类别	URI 模板	对应 IOD	备　注
Color Palette	/color-palettes{/uid}	Color Palette IOD	调色板
Defined Procedure Protocol	/defined-procedure-protocols{/uid}	Procedure Protocol IOD	预定操作规程
Hanging Protocol	/hanging-protocols{/uid}	Hanging Protocol IOD	悬片协议
Implant Template	/implant-templates{/uid}	Generic Implant Template IOD	植入模板

表 2.84　非患者实例服务的事务

事　务	方　法	资　源	消息负载		描　述
			请求	成功响应	
Retrieve Capabilities	OPTIONS	/	N/A	Capabilities Description	获取 NPI 服务能力的描述信息，包括事务、资源、查询参数等
Retrieve	GET	/{npi-name}/{uid}	N/A	Instance and/or Status Report	获取用目标资源指定的实例，用可接受的 DICOM 媒体类型编码
Store	POST	/{npi-name}{/uid}	Instance(s)	Status Report	存储请求消息负载里的一个或多个 DICOM 实例，保存到目标 URL 引用的位置
Search	GET	/{npi-name}?{params*}	N/A	Result(s) and/or Status Report	查询目标资源中匹配查询参数的实例，返回用可接受的 DICOM 媒体类型编码的匹配结果列表

习题 2

1. 什么是传输语法？传输语法规定了什么内容？DICOM 默认的传输语法是什么？
2. 有一个十进制整数 31085，用 US、UL、SS、SL、IS 值表示法分别写出其在默认传输语法下的编码。
3. 数据元素由哪几部分组成？写出数据元素的三种结构。
4. 像素行数 Rows=691，Rows 的标记为(0028,0010)，值表示法为 US。写出显式 VR LE 传输语法下该数据元素的编码。
5. 患者年龄为 25 岁，年龄标记为(0010,1010)，值表示法为 AS，写出在默认传输语法下该数据元素的编码。
6. 对下列编码用默认传输语法解码，并查阅数据字典，得到其数据元素。
   （1）10 00 20 00 06 00 00 00 47 45 30 35 31 34。
   （2）28 00 00 01 02 00 00 00 10 00。
7. 用显式 VR BE 传输语法编码 ReferencedImageSequence(0008,1140)，包含两个条目：

SQ	ReferencedClassUID（0008,1150）	ReferencedInstanceUID（0008,1155）
条目 1	1.2.840.10008.5.1.4.1.1.2	1.2.840.3210567.34858.1
条目 2	1.2.840.10008.5.1.4.1.1.2	1.2.840.3210567.34858.2

（1）SQ 和条目都用确定长度编码。
（2）SQ 和条目都用未定义长度编码。
（3）未定义长度的编码占用字节数大于确定长度编码，回答使用未定义长度编码有什么优点？

8. DICOM 图像信息模型分为几个层次？为什么检查层次是最重要的层次？
9. DICOM 信息对象定义的结构是什么？一个 IOD 的实例中至少需要包含哪些属性？
10. 什么是关联？关联有什么意义？
11. 关联请求 A-ASSOCIATION-RQ PDU 的结构是什么？
12. DICOM 消息结构是什么？解析 DICOM 消息使用什么传输语法？
13. DICOM 定义了哪些 DIMSE 服务？
14. 一个服务类定义了哪些内容？以查询/获取服务类为例加以说明。
15. 什么是 SOP 类？什么是 SCP 与 SCU？
16. 在一次 DIMSE 通信过程中，实体 A 收到了实体 B 的一条消息，其中有部分命令元素的编码如下：

   00 00 02 00 1A 00 00 00 31 2E 32 2E 38 34 30 2E 31 30 30 30 38 2E 35 2E 31 2E 34 2E 31 2E 31 2E 34 00 00 00 00 01 02 00 00 00 01 80 00 00 00 09 02 00 00 00 00 00

（1）解码命令元素，写出标记、值长度、值；
（2）实体 A 与实体 B 之间在使用哪种 DIMSE 服务？

17. DICOM 文件是如何组成的？读取文件头和数据集分别采用什么传输语法？
18. 某图像数据集部分编码如下（显式 VR LE 传输语法）：

28 00 00 00 55 4C 04 00 3C00 00 00 28 00 02 00 55 53 02 00 01 00 28 00 1000 55 53 02 00 04 00 28 00
11 00 55 53 02 00 02 00 28 00 00 01 55 53 02 00 10 0028 00 01 01 55 53 02 00 0C 00 28 00 02 01 55 53 02 00
0F 00 E0 7F 00 00 55 4C 0400 18 00 00 00 E0 7F 10 00 4F 57 00 00 10 0000 00 50 0A 80 76 10 22 40 EB 40 16
30 0C 40 4C 80 85

（1）解码得到图像像素 IOM 各属性的值。

（2）画出像素单元结构图，并解码 pixeldata 得到像素矩阵。

19．什么是窗技术？在一个 8 位显示系统中，窗宽为 300，窗位为 200，计算输入为 30、230、700 时的输出。

20．DICOM Web 服务定义了哪些类型的服务？

21．URI Web 服务要求支持哪些查询参数？

22．检查 Web 服务定义了哪些实例的资源？如何查询/获取？

第 3 章 fo-dicom 类库

3.1 概述

Fellow Oak Dicom（fo-dicom）是一个开源的 C#语言编写的 DICOM 类库，提供对 DICOM 数据元素与数据集、消息服务元素、服务类、文件、图像显示等的支持，最新版本为 5.1.1，本章基于稳定版 V5.0.2 进行介绍。

3.1.1 主要特点

fo-dicom 主要有以下特点。

（1）目标平台为.NET Standard 2.0，包括.NET Framework 4.6.2、.NET Core 6.0 和.NET Core 7.0。

（2）被存储为 DICOM 数据字典。

（3）高性能，完全支持 async/await 异步 API。

（4）能实现 JPEG（含 lossless）、JPEG-LS、JPEG2000 及 RLE 压缩算法（通过附加包）。

（5）按需加载，支持极大数据集。

（6）具有平台特定的图像渲染。

（7）JSON/XML 导入、导出。

（8）支持匿名。

（9）开源，Microsoft Public License（MS-PL）。

3.1.2 包

获取 fo-dicom 可执行代码最容易的途径是通过 NuGet 管理器获取，在 Visual Studio 中打开 NuGet 管理器，浏览搜索"fo-dicom * 5"，找到包，见表 3.1，即可在 fo-dicom 基础上开发。如果想分析源代码，则可以从网上下载，或者在命令行中运行以下命令：

git clone https://github.com/fo-dicom/fo-dicom.git

表 3.1 fo-dicom 包

包（Package）	描述
fo-dicom	包含解析器、服务和工具的核心包
fo-dicom.Codecs	跨平台 DICOM 编解码库，Efferent Health 开发
fo-dicom.Imaging.Desktop	渲染为位图的 System.Drawing 库
fo-dicom.Imaging.ImageSharp	能用于平台无关渲染的 ImageSharp 库
fo-dicom.NLog	使 fo-dicom 能用 NLog 记录日志的.NET 连接器

3.1.3 fo-dicom 核心程序集

fo-dicom 核心程序集见表 3.2。

表 3.2　fo-dicom 核心程序集

程序集（Assembly）	描　　述
FellowOakDicom	DICOM 核心类
FellowOakDicom.Imaging	DICOM 图像相关类
FellowOakDicom.Imaging.Algorithms	DICOM 图像算法类
FellowOakDicom.Imaging.Codec	DICOM 图像编解码类
FellowOakDicom.Imaging.Codec.Jpeg	DICOM 图像 JPEG 编解码类
FellowOakDicom.Imaging.Codec.JpegLossless	DICOM 图像 JPEGLossless 编解码类
FellowOakDicom.Imaging.LUT	DICOM 图像查找表类
FellowOakDicom.Imaging.Mathematics	DICOM 图像运算相关类
FellowOakDicom.Imaging.Reconstruction	DICOM 图像重建相关类
FellowOakDicom.Imaging.Render	DICOM 图像渲染相关类
FellowOakDicom.IO	DICOM 输入输出类
FellowOakDicom.IO.Buffer	DICOM 输入输出缓存类
FellowOakDicom.IO.Reader	DICOM 输入输出流读出类
FellowOakDicom.IO.Writer	DICOM 输入输出流写入类
FellowOakDicom.Log	日志相关类
FellowOakDicom.Media	DICOM 介质存储相关类
FellowOakDicom.Network	DICOM 网络通信相关类
FellowOakDicom.Network.Client	DICOM 网络通信相关类
FellowOakDicom.Network.TLS	DICOM 传输层安全相关类
FellowOakDicom.Printing	DICOM 打印相关类
FellowOakDicom.Serialization	串行化相关类
FellowOakDicom.StructuredReport	结构化报告相关类
FellowOakDicom.Tools	工具类集合

3.2　Dicom 核心程序集

Dicom 核心程序集包括 DicomTag 类、DicomMaskedTag 类、DicomVM 类、DicomUID 类、DicomTransferSyntax 类等。

3.2.1　DicomTag 类

标记（Tag）是 DICOM 的基本术语，用(组号，元素号)一对 16 位数唯一确定一个数据元素。从形式上看，私有数据元素与标准数据元素的 Tag 基本一致，只有组号奇偶性的不同，偶数组号的为标准数据元素，奇数组号的为私有数据元素。Tag 通过 DicomTag 类合并实现，用 IsPrivate 属性判断数据元素是否私有，用 PrivateCreator 属性区分不同的私有创建者，见表 3.3。为方便使用，DicomTag 类还实现了 IFormattable、IEquatable<DicomTag>、IComparable<DicomTag>、IComparable 等接口。

表 3.3 DicomTag 类成员

类 别	成 员 名	类 型	描 述
属性	Group	ushort	组号
	Element	ushort	元素号
	IsPrivate	bool	是否私有（Group.IsOdd()）
	PrivateCreator	DicomPrivateCreator	存取私有创建者对象
	DictionaryEntry	DicomDictionaryEntry	引用数据字典中对应的数据元素
方法	ToString	string	获取字符串表示
	Parse	DicomTag	将字符串参数解析为 DicomTag，若解析出错则抛出异常

Tag 是一对数字，不易记忆，对于上层程序开发来说很不方便，为此 fo-dicom 在 DicomTag 类中定义了所有数据元素的名称所对应的对象常量，实现了按名引用，如 DicomTag.SpecificCharacterSet 就对应了 Tag 为(*0008,0005*)的 DicomTag 类实例。由于数据元素数量巨大且随着版本号的变化而变化，所以这部分定义单独放在 DicomTagGenerated.cs 文件中，示例如下，其通过程序生成技术从数据字典文本中生成。

```
public partial class DicomTag
{
...
///<summary>(0008,0001) VR=UL VM=1 Length to End (RETIRED)</summary>
public readonly static DicomTag LengthToEndRETIRED = new DicomTag(0x0008, 0x0001);
///<summary>(0008,0005) VR=CS VM=1-n Specific Character Set</summary>
public readonly static DicomTag SpecificCharacterSet = new DicomTag(0x0008, 0x0005);
...
///<summary>(60xx,0010) VR=US VM=1 Overlay Rows</summary>
public readonly static DicomTag OverlayRows = new DicomTag(0x6000, 0x0010);
///<summary>(60xx,0011) VR=US VM=1 Overlay Columns</summary>
public readonly static DicomTag OverlayColumns = new DicomTag(0x6000, 0x0011);
...
}
```

3.2.2 DicomMaskedTag 类

数据元素中还有一些 Tag 带有"x"，如上面代码中的(60xx,0010)，每一个"x"代表任意一位十六进制数，称为通配 Tag。因为其组号或元素号都不能直接存为十六进制短整型，所以其解析比较等操作均需特殊处理，单独用 DicomMaskedTag 类来处理，见图 3.1。

3.2.3 DicomVM 类

在数据字典中，VM 列规定了某一数据元素是否允许多值及值的个数限定范围，如"1""1-3""2-n""3-3n"等，用 DicomVM 类实现。其中，属性 Minimum 表示最小值，属性 Multiplicity 乘以 Maximum 表示最大值，三个属性均为 int 类型，"n"就用 int.MaxValue 常量（2147483647）表示。DicomVM 类还提供了 Parse 和 ToString 方法实现字符串与数字的转换，内置的字段_vm 用来避免重复，见图 3.2。为方便使用，DicomVM 类还定义了各种 VM 常量：

```
public static readonly DicomVM VM_1 = DicomVM.Parse("1");
public static readonly DicomVM VM_1_2 = DicomVM.Parse("1-2");
...
public static readonly DicomVM VM_3_n = DicomVM.Parse("3-n");
public static readonly DicomVM VM_3_3n = DicomVM.Parse("3-3n");
...
```

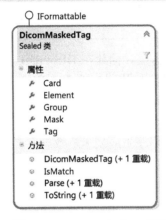

图 3.1　DicomMaskedTag 类图

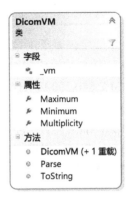

图 3.2　DicomVM 类图

3.2.4　DicomUID 类

UID 规定了 DICOM 术语、传输语法、SOP 类、服务类等的唯一标识符，是数据字典的组成部分。fo-dicom 设计了 DicomUID 类用来保存 UID 数据字典，其类成员见表 3.4。

表 3.4　DicomUID 类成员

类别	成员名	类型	描述
字段	_uids	IDictionary<string, DicomUID>	UID 数据字典，对应 DicomUID 对象
属性	RootUID	string	分配 UID 的根
	UID	string	唯一标识符，绑定私有字段_uids，只读
	Name	string	名称，绑定私有字段_name，只读
	Type	DicomUidType	类别，绑定私有字段_type，枚举 DicomUidType 取值有 TransferSyntax、SOPClass、MetaSOPClass、ServiceClass、SOPInstance、ApplicationContextName、ApplicationHostingModel、CodingScheme、FrameOfReference、LDAP、MappingResource、ContextGroupName、Unknown
	IsRetired	bool	是否已失效，绑定私有字段_retired，只读
	StorageCategory	DicomStorageCategory	存储类别，枚举 DicomStorageCategory 取值有 None、Image、PresentationState、StructuredReport、Waveform、Document、Raw、Other、Private、Volume
	IsImageStorage	bool	存储类别是否为图像
	IsVolumeStorage	bool	存储类别是否为容积

类别	成员名	类型	描述
方法	Register	void	向数据字典中添加 DicomUID 对象
	Generate	DicomUID	为 SOP 实例分配一随机 UID 并创建对象
	Append	DicomUID	为 SOP 实例创建一顺序 UID 对象
	IsValidUid	bool	判断参数传入的 UID 是否符合语法
	Parse	DicomUID	在 UID 数据字典中查找字符串参数指定的 UID 对象，返回对象；如果找不到，则返回 Unknown 对象
	GetHashCode	int	获取 UID 的哈希值
	ToString	string	以名称[UID]格式返回字符串

UID 是一串数字，对于上层程序开发来说很不方便，因此在 DicomUID 类中定义了所有数据字典中 UID 名称对应的对象常量，实现了按名引用，如 DicomUID.Verification 就对应了 UID 为"1.2.840.10008.1.1"验证 SOP 类的 DicomUID 对象常量。在构造函数中把所有 DicomUID 对象常量以 UID 为关键字添加到_uids 数据字典中。这部分定义单独放在 DicomUIDGenerated.cs 文件中，示例如下，其通过程序生成技术从数据字典文本中生成。常用 DicomUID 类实例的属性取值见表 3.5。

```
public partial class DicomUID
{
...
///<summary>SOP Class: Verification SOP Class</summary>
public readonly static DicomUID Verification = new DicomUID(
        "1.2.840.10008.1.1",
        "Verification SOP Class",
        DicomUidType.SOPClass,
        false);
///<summary>Transfer Syntax: Implicit VR Little Endian </summary>
public readonly static DicomUID ImplicitVRLittleEndian = new DicomUID(
        "1.2.840.10008.1.2",
        "Implicit VR Little Endian: Default Transfer Syntax for DICOM",
        DicomUidType.TransferSyntax,
        false);
...
}
```

表 3.5 常用 DicomUID 类实例的属性取值

类实例	属性			
	UID	Name	Type	IsRetired
ImplicitVRLittleEndian	1.2.840.10008.1.2	Implicit VR Little Endian: Default Transfer Syntax for DICOM	.TransferSyntax	false
ExplicitVRLittleEndian	1.2.840.10008.1.2.1	Explicit VR Little Endian	.TransferSyntax	false
ExplicitVRBigEndianRetired	1.2.840.10008.1.2.2	Explicit VR Big Endian(Retired)	.TransferSyntax	true
DeflatedExplicitVRLittleEndian	1.2.840.10008.1.2.1.99	Deflated Explicit VR Little Endian	.TransferSyntax	false
JPEGBaseline1	1.2.840.10008.1.2.4.50	JPEG Baseline (Process 1): Default Transfer Syntax for Lossy JPEG 8 Bit Image Compression	.TransferSyntax	false

续表

类实例	属性			
	UID	Name	Type	IsRetired
JPEGExtended24	1.2.840.10008.1.2.4.51	JPEG Extended (Process 2 & 4): Default Transfer Syntax for Lossy JPEG 12 Bit Image Compression (Process 4 only)	.TransferSyntax	false
JPEGLosslessNonHierarchical14	1.2.840.10008.1.2.4.57	JPEG Lossless, Non-Hierarchical (Process 14)	.TransferSyntax	false
JPEGLossless	1.2.840.10008.1.2.4.70	JPEG Lossless, Non-Hierarchical, First-Order Prediction (Process 14 [Selection Value 1]): Default Transfer Syntax for Lossless JPEG Image Compression	.TransferSyntax	false
JPEGLSLossless	1.2.840.10008.1.2.4.80	JPEG-LS Lossless Image Compression	.TransferSyntax	false
JPEGLSLossyNearLossless	1.2.840.10008.1.2.4.81	JPEG-LS Lossy (Near-Lossless) Image Compression	.TransferSyntax	false
JPEG2000LosslessOnly	1.2.840.10008.1.2.4.90	JPEG 2000 Image Compression (Lossless Only)	.TransferSyntax	false
JPEG2000	1.2.840.10008.1.2.4.91	JPEG 2000 Image Compression	.TransferSyntax	false
JPEG2000Part2MultiComponentLosslessOnly	1.2.840.10008.1.2.4.92	JPEG 2000 Part 2 Multi-Component Image Compression (Lossless Only)	.TransferSyntax	false
JPEG2000Part2MultiComponent	1.2.840.10008.1.2.4.93	JPEG 2000 Part 2 Multi-component Image Compression	.TransferSyntax	false
JPIPReferenced	1.2.840.10008.1.2.4.94	JPIP Referenced	.TransferSyntax	false
JPIPReferencedDeflate	1.2.840.10008.1.2.4.95	JPIP Referenced Deflate	.TransferSyntax	false
MPEG2	1.2.840.10008.1.2.4.100	MPEG2 Main Profile / Main Level	.TransferSyntax	false
MPEG2MainProfileHighLevel	1.2.840.10008.1.2.4.101	MPEG2 Main Profile / High Level	.TransferSyntax	false
MPEG4AVCH264HighProfileLevel41	1.2.840.10008.1.2.4.102	MPEG-4 AVC/H.264 High Profile / Level 4.1	.TransferSyntax	false
MPEG4AVCH264BDCompatibleHighProfileLevel41	1.2.840.10008.1.2.4.103	MPEG-4 AVC/H.264 BD-Compatible High Profile / Level 4.1	.TransferSyntax	false
MPEG4AVCH264HighProfileLevel42For2DVideo	1.2.840.10008.1.2.4.104	MPEG-4 AVC/H.264 High Profile / Level 4.2 For 2D Video	.TransferSyntax	false
MPEG4AVCH264HighProfileLevel42For3DVideo	1.2.840.10008.1.2.4.105	MPEG-4 AVC/H.264 High Profile / Level 4.2 For 3D Video	.TransferSyntax	false
MPEG4AVCH264StereoHighProfileLevel42	1.2.840.10008.1.2.4.106	MPEG-4 AVC/H.264 Stereo High Profile / Level 4.2	.TransferSyntax	false
HEVCH265MainProfileLevel51	1.2.840.10008.1.2.4.107	HEVC/H.265 Main Profile / Level 5.1	.TransferSyntax	false
HEVCH265Main10ProfileLevel51	1.2.840.10008.1.2.4.108	HEVC/H.265 Main 10 Profile / Level 5.1	.TransferSyntax	false
RLELossless	1.2.840.10008.1.2.5	RLE Lossless	.TransferSyntax	false

续表

类实例	属性			
	UID	Name	Type	IsRetired
RFC2557MIMEEncapsulation	1.2.840.10008.1.2.6.1	RFC 2557 MIME Encapsulation	.TransferSyntax	false
XMLEncoding	1.2.840.10008.1.2.6.2	XML Encoding	.TransferSyntax	false
DICOMApplicationContextName	1.2.840.10008.3.1.1.1	DICOM Application Context Name	.ApplicationContextName	false
Verification	1.2.840.10008.1.1	Verification SOP Class	.SOPClass	false
CTImageStorage	1.2.840.10008.5.1.4.1.1.2	CT Image Storage	.SOPClass	false
EnhancedCTImageStorage	1.2.840.10008.5.1.4.1.1.2.1	Enhanced CT Image Storage	.SOPClass	false
UltrasoundMultiFrameImageStorage	1.2.840.10008.5.1.4.1.1.3.1	Ultrasound Multi-Frame Image Storage	.SOPClass	false
MRImageStorage	1.2.840.10008.5.1.4.1.1.4	MR Image Storage	.SOPClass	false
UltrasoundImageStorage	1.2.840.10008.5.1.4.1.1.6.1	Ultrasound Image Storage	.SOPClass	false
SecondaryCaptureImageStorage	1.2.840.10008.5.1.4.1.1.7	Secondary Capture Image Storage	.SOPClass	false

3.2.5 DicomTransferSyntax 类

传输语法规定了 DICOM 字节顺序是 BE 还是 LE、值表示法是显式还是隐式，以及采用什么压缩算法等数据元素编解码基本问题。数据字典中也规定了每种传输语法的 UID 标识，以 DicomTransferSyntax 类表示。DicomTransferSyntax 类主要成员见表 3.6。其中，字节顺序属性 Endian 是 Dicom.IO 命名空间下处理字节顺序的一个工具类，只有一个 bool 变量 _isBigEndian，定义了 Big、Little、LocalMachine、Network 4 个 Endian 对象常量，以及各种数值类型的 Swap 方法用来改变字节顺序。

表 3.6 DicomTransferSyntax 类主要成员

类别	成员名	类型	描述
字段	Entries	IDictionary<DicomUID, DicomTransferSyntax>	传输语法类对象的数据字典
属性	UID	DicomUID	唯一标识符
	IsRetired	bool	是否已失效
	IsExplicitVR	bool	是否显式 VR
	IsEncapsulated	bool	是否封装
	IsLossy	bool	是否有损压缩
	LossyCompressionMethod	string	有损压缩算法
	IsDeflate	bool	是否紧缩压缩
	Endian	Endian	字节顺序
	SwapPixelData	bool	像素数据是否要交换顺序
方法	ToString	string	获取传输语法名
	Parse	DicomTransferSyntax	从参数 UID 字符串得到传输语法对象
	Register	DicomTransferSyntax	注册并返回 UID 指定的传输语法实例
	Unregister	bool	通过传输语法实例或 UID 退出注册
	Query	DicomTransferSyntax	根据 UID 查询传输语法实例
	Lookup	DicomTransferSyntax	从参数 UID 得到传输语法对象

类中为每一种传输语法实例化了静态对象，各实例的属性取值见表3.7，类的构造函数把这些静态传输语法对象添加到了Entries数据字典中，以方便使用。静态传输语法对象的实例化示例如下：

```
/// <summary>Explicit VR Little Endian</summary>
public static DicomTransferSyntax ExplicitVRLittleEndian =
    new DicomTransferSyntax{
        UID =DicomUID.ExplicitVRLittleEndian,
        IsExplicitVR = true,
        Endian = Endian.Little
    };
...
/// <summary>JPEG 2000 Lossy Image Compression</summary>
public static DicomTransferSyntax JPEG2000Lossy =
    new DicomTransferSyntax{
        UID = DicomUID.JPEG2000,
        IsExplicitVR = true,
        IsEncapsulated = true,
        IsLossy = true,
        LossyCompressionMethod ="ISO_15444_1",
        Endian = Endian.Little
    };
...
```

表3.7 DicomTransferSyntax 类实例的属性取值

类实例	属性					
	UID[①]	IsRetired	IsExplicitVR	IsEncapsulated	IsLossy	LossyCompressionMethod	Endian
ImplicitVRLittleEndian	.ImplicitVRLittleEndian	false	false	false	false		.Little
ExplicitVRLittleEndian	.ExplicitVRLittleEndian	false	true	false	false		.Little
ExplicitVRBigEndian	.ExplicitVRBigEndianRETIRED	false	true	false	false		.Big
DeflatedExplicitVRLittleEndian	.DeflatedExplicitVRLittleEndian	false	true	false	false		.Little
JPEGProcess1	.JPEGBaseline1	false	true	true	true	ISO_10918_1	.Little
JPEGProcess2_4	.JPEGExtended24	false	true	true	true	ISO_10918_1	.Little
JPEGProcess3_5 Retired	.JPEGExtended35RETIRED	true	true	true	true	ISO_10918_1	.Little
JPEGProcess6_8 Retired	.JPEGSpectralSelectionNonHierarchical68RETIRED	true	true	true	true	ISO_10918_1	.Little
JPEGProcess7_9 Retired	.JPEGSpectralSelectionNonHierarchical79RETIRED	true	true	true	true	ISO_10918_1	.Little
JPEGProcess10_12 Retired	.JPEGFullProgressionNonHierarchical1012RETIRED	true	true	true	true	ISO_10918_1	.Little
JPEGProcess11_13 Retired	.JPEGFullProgressionNonHierarchical1113RETIRED	true	true	true	true	ISO_10918_1	.Little
JPEGProcess14	.JPEGLosslessNonHierarchical14	false	true	true	false		.Little

续表

类实例	属性					
	UID①	IsRetired	IsExplicitVR	IsEncapsulated	IsLossy	LossyCompressionMethod	Endian
JPEGProcess15Retired	.JPEGLosslessNonHierarchical15RETIRED	true	true	true	false		.Little
JPEGProcess16_18Retired	.JPEGExtendedHierarchical1618RETIRED	true	true	true	true	ISO_10918_1	.Little
JPEGProcess17_19Retired	.JPEGExtendedHierarchical1719RETIRED	true	true	true	true	ISO_10918_1	.Little
JPEGProcess20_22Retired	.JPEGSpectralSelectionHierarchical2022RETIRED	true	true	true	true	ISO_10918_1	.Little
JPEGProcess21_23Retired	.JPEGSpectralSelectionHierarchical2123RETIRED	true	true	true	true	ISO_10918_1	.Little
JPEGProcess24_26Retired	.JPEGFullProgressionHierarchical2426RETIRED	true	true	true	true	ISO_10918_1	.Little
JPEGProcess25_27Retired	.JPEGFullProgressionHierarchical2527RETIRED	true	true	true	true	ISO_10918_1	.Little
JPEGProcess28Retired	.JPEGLosslessHierarchical28RETIRED	true	true	true	false		.Little
JPEGProcess29Retired	.JPEGLosslessHierarchical29RETIRED	true	true	true	false		.Little
JPEGProcess14SV1	.JPEGLossless	false	true	true	false		.Little
JPEGLSNearLossless	.JPEGLSLossyNearLossless	false	true	true	true	ISO_14495_1	.Little
JPEG2000Lossless	.JPEG2000LosslessOnly	false	true	true	false		.Little
JPEG2000Lossy	.JPEG2000	false	true	true	true	ISO_15444_1	.Little
MPEG2	.MPEG2	false	true	true	true	ISO_13818_2	.Little
RLELossless	.RLELossless	false	true	true	false		.Little

① UID 列中取值均为 DicomUID 类定义的对象常量。

3.2.6 DicomVR 类

DicomVR 类定义了 VR 的描述结构，包括值表示法的固有属性，以及不同传输语法下值表示法编解码所需的属性和方法，DicomVR 类成员见表 3.8。属性 Code、Name、IsMultiValue、UnitSize、MaximumLength 分别保存了 VR 的固有属性；属性 IsStringEncoded 指明了该 VR 值域是否可以用(0008,0005) SpecificCharacterSet 数据元素指定的字符集编码；属性 UnitSize 用于 OB、OD、OF、OL、OW 等数组类型的 VR，指示该数组的每一个元素的字节数。

在隐式 VR 传输语法下值长度域固定为 4 字节，因此设置了 Is16bitLength 属性记录显式 VR 传输语法下值长度域是否为 2 字节(否则跳过 2 字节 0,值长度域为 4 字节)。DicomVR 类还具有方便使用的 IsString 属性来区分值域是用字符串表示还是用二进制数表示,值域用二进制数表示时属性 ByteSwap 记载了改变字节顺序时的交换字节数(除 AT 外均与 UnitSize 一致)。属性 ValueType 则指定了实际保存该 VR 值的 C#数据类型名。

表 3.8 DicomVR 类成员

类别	成员名	类型	描述
属性	Code	string	VR 代码
	Name	string	VR 名称
	IsString	bool	是否用字符串表示
	IsStringEncoded	bool	是否用特定字符集编码字符串
	Is16bitLength	bool	显式 VR 传输语法下值长度域是否为 16 位（2 字节）短整型
	IsMultiValue	bool	值域是否允许多个值
	PaddingValue	byte	用来使值域为偶数个字节的填充字符
	MaximunLength	uint	单个值的最大长度
	UnitSize	int	固定长度值类型的每个值单元大小
	ByteSwap	int	改变字节顺序时的交换字节数，通常与 UnitSize 一致
	ValueType	Type	类型名
	StringValidator	Action<string>	字符串验证器
方法	ToString	string	获取该 VR 的字符串表示
	Parse	DicomVR	将字符串参数解析为 DicomVR
	TryParse	bool	将字符串参数解析为 DicomVR 时，若解析出错则抛出异常
	ValidateString	void	调用验证器验证字符串

同时，DicomVR 类中还具有 34 个静态只读 DicomVR 实例，各实例的属性取值见表 3.9。例如，实例 AE 的声明如下：

```
public static readonly DicomVR AE = new DicomVR{
    Code = DicomVRCode.AE,
    Name = "Application Entity",
    IsString = true,
    IsStringEncoded = false,
    Is16bitLength = true,
    IsMultiValue = true,
    PaddingValue = PadSpace, //0x20
    MaximumLength = 16,
    UnitSize = 1,
    ByteSwap = 1,
    ValueType = typeof(string)
};
```

DicomVRCode 静态类定义了 34 种 VR 常量字符串，方便枚举使用：

```
public static class DicomVRCode
{
    public const string AE = "AE";/// <summary>Application Entity</summary>
    public const string AS = "AS";/// <summary>Age String</summary>
    public const string AT = "AT";/// <summary>Attribute Tag</summary>
    ...
    public const string US = "US";/// <summary>Unsigned Short</summary>
    public const string UT = "UT";/// <summary>Unlimited Text</summary>
}
```

表 3.9 DicomVR 类实例属性取值

类实例	属性									
	Code[①]	Name	IsString	IsString Encoded	Is16bit Length	IsMulti Value	Padding Value	Maximum Length	Unit Size	Byte Swap	Value Type
AE	.AE	Application Entity	true	false	true	true	0x20	16	1	1	string
AS	.AS	Age String	true	false	true	true	0x20	4	1	1	string
AT	.AT	Attribute Tag	false	false	true	true	0x00	4	4	2	DicomTag
CS	.CS	Code String	true	false	true	true	0x20	16	1	1	string
DA	.DA	Date	true	false	true	true	0x20	8	1	1	datetime
DS	.DS	Decimal String	true	false	true	true	0x20	16	1	1	decimal
DT	.DT	Date Time	true	false	true	true	0x20	26	1	1	datetime
FD	.FD	Floating Point Double	false	false	true	true	0x00	8	8	8	double
FL	.FL	Floating Point Single	false	false	true	true	0x00	4	4	4	float
IS	.IS	Integer String	true	false	true	true	0x20	12	1	1	int
LO	.LO	Long String	true	true	true	true	0x20	64	1	1	string
LT	.LT	Long Text	true	true	true	false	0x20	10240	1	1	string
OB	.OB	Other Byte	false	false	false	true	0x00	0	1	1	byte[]
OD	.OD	Other Double	false	false	false	true	0x00	0	8	8	double[]
OF	.OF	Other Float	false	false	false	true	0x00	0	4	4	float[]
OL	.OL	Other Long	false	false	false	true	0x00	0	4	4	uint[]
OV	.OV	Other Very Long	false	false	false	true	0x00	0	8	8	ulong[]
OW	.OW	Other Word	false	false	false	true	0x00	0	2	2	ushort[]
PN	.PN	Person Name	true	true	true	true	0x20	64	1	1	string
SH	.SH	Short String	true	true	true	true	0x20	16	1	1	string
SL	.SL	Signed Long	false	false	true	true	0x00	4	4	4	int
SQ	.SQ	Sequence of Items	false	false	false	false	0x20	0	0	0	
SS	.SS	Signed Short	false	false	true	true	0x00	2	2	2	short
ST	.ST	Short Text	true	true	true	false	0x20	1024	1	1	string
SV	.SV	Signed Very Long	false	false	true	true	0x00	8	8	8	long
TM	.TM	Time	true	false	true	true	0x20	16	1	1	datetime
UC	.UC	Unlimited Characters	true	true	false	true	0x20	0	1	1	string
UI	.UI	Unique Identifier	true	false	true	true	0x00	64	1	1	string
UL	.UL	Unsigned Long	false	false	true	true	0x00	4	4	4	uint
UN	.UN	Unknown	false	false	false	true	0x00	0	1	1	byte[]

续表

类实例	属性										
	Code[①]	Name	IsString	IsString Enc.	Is16bit Length	IsMulti Value	Padding Value	Maximum Length	Unit Size	Byte Swap	Value Type
UR	.UR	Universal Resource Identifier or Locator	true	true	false	false	0x20	0	1	1	string
US	.US	Unsigned Short	false	false	true	true	0x00	2	2	2	ushort
UT	.UT	Unlimited Text	true	true	false	false	0x20	0	1	1	string
UV	.UV	Unsigned Very Long	false	false	true	true	0x00	8	8	8	ulong

① Code 列中取值均为 DicomVRCode 类定义的字符串常量。

3.2.7 数据字典类

DicomDictionaryEntry 类用来保存数据字典中的一行，属性 Tag、Name、Keyword、ValueRepresentations、ValueMultiplicity、IsRetired 分别对应数据字典中的一列。MaskTag 是 DicomMaskedTag 类的实例，用来保存通配 Tag。我们可以通过构造函数的参数得到各属性的初始值，类外部访问的各属性是只读的。

```
public sealed class DicomDictionaryEntry
{
    public DicomTag Tag { get; set; }                                       //标记
    public DicomMaskedTag MaskTag { get; private set; }                     //掩码标记
    public string Name { get; private set; }                                //数据元素名
    public string Keyword { get; private set; }                             //关键字
    public DicomVR[] ValueRepresentations { get; private set; }             //值表示法
    public DicomVM ValueMultiplicity { get; private set; }                  //值个数范围
    public bool IsRetired { get; private set; }                             //是否已失效
    ...
}
```

DicomDictionary 类将数据元素分为 3 类分别存储：第一类为标准数据元素，加载在数据字典_entry 中；第二类为带有掩码标记的数据元素，加载在_masked 列表中；第三类为私有数据元素，每个创建者一个数据字典，通过_private 数据字典索引到私有创建者字典。DicomDictionary 类主要成员见表 3.10。

数据字典的加载途径如下。

（1）通过显式调用 EnsureDefaultDictionariesLoaded 方法加载内置的 XML 格式数据字典文件及私有数据字典文件（可选）。

（2）通过 Load 方法从指定的 XML 文件中加载数据字典。

（3）通过 Default 属性单次写入数据字典或读取时隐式加载数据字典。

Add 方法用来向数据字典中添加一条数据元素，至于添加到哪个数据字典是自动处理的。索引器 this[DicomTag]可通过 DicomTag 对象透明索引数据元素，无须关心具体在哪个数据字典中，如果返回 UnknownTag，则表示索引失败。

表 3.10 DicomDictionary 类主要成员

类别	成员名	类型	描述
字段	UnknownTag	DicomDictionaryEntry	未知 Tag，静态只读字段，作为数据字典索引失败的返回值
	PrivateCreatorTag	DicomDictionaryEntry	私有创建者数据元素，静态只读字段，作为元素号 0x0001～0x00ff 私有数据元素数据字典索引的返回值
	_creators	ConcurrentDictionary	私有创建者对象的数据字典
	_private	ConcurrentDictionary	私有创建者数字字典的数据字典
	_entry	ConcurrentDictionary	标准数据元素的数据字典
	_keywords	ConcurrentDictionary	关键字数据字典
	_masked	ConcurrentBag<DicomDictionaryEntry>	带掩码标记的数据元素列表
属性	Default	DicomDictionary	与_default 字段绑定，存取默认数据字典的引用
	PrivateCreator	DicomPrivateCreator	与_privateCreator 字段绑定，存取当前私有创建者对象的引用
索引器	this[DicomTag]	DicomDictionaryEntry	通过 DicomTag 对象索引数据字典中对应的数据元素
	this[DicomPrivateCreator]	DicomDictionary	通过 DicomPrivateCreator 对象索引到该私有创建者数据字典
	this[string keyword]	Dicomtag	用关键字查询 DicomTag 对象
方法	Add	void	将数据元素对象添加到数据字典
	GetPrivateCreator	DicomPrivateCreator	获取（若不存在则先添加）参数字符串对应的私有创建者对象
	Load	void	通过 DicomDictionaryReader 对象从参数指定的 XML 文件中加载各个数据元素
	EnsureDefaultDictionariesLoaded	DicomDictionary	确保默认 DICOM 数据字典加载成功
	GetEnumerator	IEnumerator<DicomDictionaryEntry>	获取枚举器

3.2.8 数据元素类

数据元素是 DICOM 数据组织的基本单位。对数据元素的基本操作就是在传输语法的规定下进行编码和解码。一个数据元素由标记、值表示法（隐式传输语法下没有这部分，由数据字典查得）、值长度和值域四部分组成。前三部分的编解码完全由传输语法确定，而值域的编解码比较复杂，除传输语法外，还与值表示法 VR 密切相关，34 种 VR 的编解码方法都不相同，因此可以定义 34 种数据元素类。

1. 数据元素类体系

fo-dicom 定义了 DicomItem 抽象类作为所有数据元素类的基类，其直接派生类有 DicomSequence 类（SQ）和 DicomElement 抽象泛型类。DicomElement 类除直接派生 DicomAttributeTag 类（AT）外，按照 IsString 属性的不同，派生出 DicomStringElement 抽

象类（IsString=true）和 DicomValueElement 抽象类（IsString=false）。

DicomStringElement 抽象类派生出 LT、ST、UR、UT 类，以及 DicomMultiStringElement 抽象类，作为 IsMultiValue 属性取值为 true 的数据元素的父类。从 DicomMultiStringElement 抽象子类中派生出 AE、AS、CS、DS、IS、LO、PN、SH、UC、UI 类及 DicomDateElement 抽象子类，后者再派生出 TypeValue 为 datetime 的 DA、DT、TM 类。

DicomValueElement 抽象类派生出 FD、FL、OB、OD、OF、OL、OW、OV、SL、SS、SV、UL、US、UV 类等二进制数据元素类；UN 类继承 OF 类。

DICOM 数据元素类体系见表 3.11，其中斜体表示抽象类。

表 3.11　DICOM 数据元素类体系

DicomItem 类			
	DicomElement 类		
		colspan	*DicomSequence 类*(SQ)
			DicomAttributeTag 类 类(AT)
	DicomValue Element 类	DicomFloatingPointDouble 类（FD）、DicomFloatingPointSingle 类（FL）、DicomOtherDouble 类（OD）、DicomOtherFloat 类（OF）、DicomOtherLong 类（OL）、DicomOtherWord 类（OW）、DicomOtherVeryLong 类（OV）、DicomSignedLong 类（SL）、DicomSignedShort 类（SS）、DicomSignedVeryLong 类（SV）、DicomUnsignedLong 类（UL）、DicomUnsignedShort 类（US）、DicomUnsignedVeryLong 类（UV）	
		DicomOtherByte 类（OB）	DicomUnknown 类（UN）
	DicomStringElement 类	DicomLongText 类（LT）、DicomShortText 类（ST）、DicomUniversalResource 类（UR）、DicomUnlimitedText 类（UT）	
		DicomMultiStringElement 类	DicomApplicationEntity 类（AE）、DicomAgeString 类（AS）、DicomCodeString 类（CS）、DicomDecimalString 类（DS）、DicomIntegerString 类（IS）、DicomLongString 类（LO）、DicomPersonName 类（PN）、DicomShortString 类（SH）、DicomUnlimitedCharacters 类（UC）、DicomUniqueIdentifier 类（UI）
			DicomDateElement 类 : DicomDate 类（DA）、DicomDateTime 类（DT）、DicomTime 类（TM）

2. 类的成员

DicomItem 类定义了 DicomTag 类对象 Tag 属性和抽象只读属性 ValueRepresentation，强制各具体子类返回其 DicomVR 对象，以及重写 ToString 方法得到"TAG VR Name"格式的字符串。

DicomElement 类为除 SQ 外的数据元素定义了 IByteBuffer 接口的 Buffer 属性和 Length 属性，用来保存值域；抽象属性 Count 从子类得到值的个数；抽象泛型方法 Get<T>从子类读取值；Validate 方法验证值的个数是否超出 VM 规定的上下限。

DicomValueElement 类是一个泛型抽象类，实现了 Count 属性（计算 Buffer.Size、ValueRepresentation.UnitSize），以及实现了 Get<T>泛型方法解码返回单个数值或数值类型的数组（或者对应的对象、结构、字符串及其数组形式）：

```
public override T Get<T>(int item = -1) {
    if (item == -1) item = 0;
    if (typeof(T) == typeof(object)){...//返回对象}
    if (typeof(T) == typeof(object[])){...//返回对象数组}
    if (typeof(T) == typeof(Tv)){...//返回 Tv 结构}
    if (typeof(T) == typeof(Tv[])){...//返回 Tv 结构数组}
    if (typeof(T) == typeof(string)){...//返回字符串}
```

```
            if (typeof(T) == typeof(string[])){...//返回字符串数组}
            if (typeof(T).GetTypeInfo().IsValueType){...//返回数值类型}
            throw new InvalidCastException("Unable to convert... ");//抛出异常
}
```

DicomStringElement 类定义了 Encoding 对象数组的属性 BufferEncodings 和 TargetEncodings；实现了 Count 只读属性（固定为 1）；定义了 string 类型的 StringValue 只读属性，得到了去除填充字符的 Buffer 字符串；实现了 Get<T>方法对 StringValue 按照 T 返回字符串或字符串数组；其 ValidateString 方法调用了 VR 对象的 ValidateString 方法对值做字符串验证。

DicomMultiStringElement 类扩展了 DicomStringElement 类，增加了 string[]类型_values 私有字段的存放值数量，重写了 Count 属性得到值的个数，还重写了 Get<T>方法返回给定数组下标的字符串，其 ValidateString 方法调用了 VR 对象的 ValidateString 方法对值做字符串验证。

DicomDateElement 类定义了 datetime[]类型的_values 私有字段，定义了 string[]类型的 DateFormats 只读属性用来保存日期时间格式，重写了 Get<T>方法以增加从 Buffer 中按照 DateFormats 格式解析出的 datetime、datetime[]或 DicomDateRange 类型的日期值。

在上述抽象类的基础上，大部分数据元素具体类的定义都只是简单地通过构造函数向基类传递参数，以及实现 ValueRepresentation 只读属性得到 DicomVR 对象。在图 3.3 中，DicomOtherByte 类返回 DicomVR.OB，DicomUnknown 类返回 DicomVR.UN。只有少部分的数据元素具体类改写了 Get<T>方法和增加了一些必要的属性，DicomDateTime 类继承图见图 3.4。

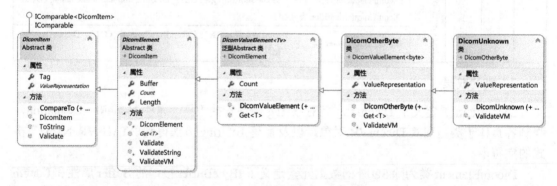

图 3.3　DicomUnknown 类继承图

3. DicomDataSet 类

数据集是数据元素的有序集合，由 DicomDataSet 类实现，类中组合了 DicomItem 对象集合_items，以容纳包括 SQ 在内的各种数据元素，_items 被初始化为 SortedDictionary<DicomTag, DicomItem>对象。类中还定义了 Add、AddOrUpdate、Remove、Clear、Contains、GetXXX<T>等常用方法。DicomDataSet 类主要成员见表 3.12。此外，与多个 Get 方法相关的还有 TryGet 方法，当出现错误时可抛出异常。

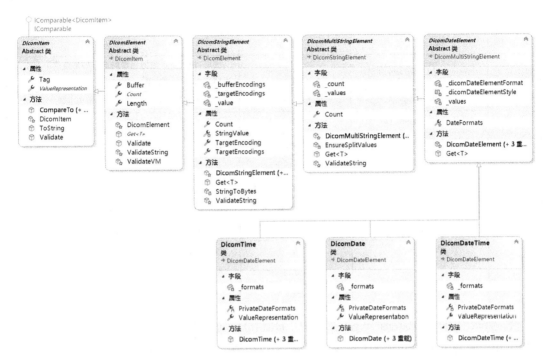

图 3.4　DicomDateTime 类继承图

表 3.12　DicomDataSet 类主要成员

类　别	成　员　名	类　　型	描　　述
字段	_items	IDictionary<DicomTag, DicomItem>	容纳数据集中数据元素的数据字典
	_syntax	DicomTransferSyntax	传输语法
属性	InternalTransferSyntax	DicomTransferSyntax	与_syntax 字段绑定，存取传输语法
	AutoValidate	bool	使能数据元素加入时的自动验证
方法	Add	DicomDataset	将数据元素对象、数组或集合添加到数据集
	DoAdd	DicomDataset	将数据元素对象、数组或集合添加到数据集
	AddOrUpdate	DicomDataset	将数据元素对象、数组或集合添加到数据集，若已存在则更新
	AddOrUpdatePixelData	DicomDataset	将图像像素数据添加到对象为数据集的 PixelData 数据元素，若已存在则更新
	Remove	DicomDataset	把指定 Tag 的若干数据元素从数据集中移除
	Clear	DicomDataset	清空数据集
	GetValue<T>	T	获取 Tag 指定数据元素的值
	GetValueCount	int	获取 Tag 指定数据元素的值的个数
	GetValueOrDefault<T>	T	获取 Tag 指定数据元素的第几个值，如果该值不存在则返回所提供的默认值
	GetValues<T>	T[]	获取 Tag 指定数据元素的值数组
	GetSingleValue<T>	T	获取 Tag 指定数据元素的值，其 VM 必须是 1

续表

类别	成员名	类型	描述
方法	GetSingleValueOrDefault<T>	T	获取 Tag 指定数据元素的值，如果该值不存在则返回所提供的默认值
	GetString	string	获取 Tag 指定数据元素值的字符串表示
	GetDicomItem<T>	T	获取指定 Tag 的数据元素
	GetSequence	DicomSequence	获取指定 Tag 的 SQ
	GetCodeItem	DicomCodeItem	获取指定 Tag 的 CodeItem 对象
	GetReferencedSOP	DicomReferencedSOP	获取指定 Tag 的 ReferencedSOP 对象
	GetMeasuredValue	DicomMeasuredValue	获取指定 Tag 的 MeasuredValue 对象
	Validate	void	对数据集中所有数据元素做验证
	Contains	bool	检查数据集中是否包含指定 Tag 的数据元素
	CopyTo	DicomDataset	把指定 Tag 的数据元素的引用复制到目标数据集
	ToString	string	显示数据集中数据元素数量统计值

在 DicomDatasetExtension.cs 文件中，DicomDataset 类得到了扩展，新增了 Clone、GetDateTime、EnumerateMasked、EnumerateGroup 等方法。

4．DicomSequence 类

SQ 值表示法规定了数据元素值域可由多个条目（Item）构成，每个条目封装一个子数据集（其中有若干数据元素，包括 SQ 数据元素），形成了一种嵌套的数据结构。

有了 DicomDataSet 类，DicomSequence 类的设计就比较简单了。SQ 的值域由多个条目构成，每个条目可以用一个 DicomDataSet 对象来实现，这样在 DicomSequence 类中用 IList<DicomDataset>类型的 Items 属性容纳这些条目就可以了。此外，类中还定义了 GetEnumerator 方法（枚举访问 Items）、Validate 方法（对每个条目进行验证），见图 3.5。

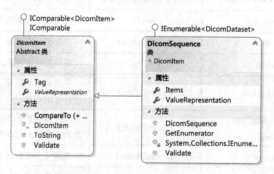

图 3.5 DicomSequence 类图

5．数据集遍历类

上层应用可以通过索引或枚举器访问数据集及列表，但是在编码、Dump 时除了按序遍历每一个数据元素，还需要把 SQ 数据元素的条目结构反映出来。fo-dicom 设计了数据集遍历提供类 DicomDatasetWalker 和数据集遍历用户类的接口 IDicomDatasetWalker。该接口在

强制约束数据集遍历用户类时，需要实现规定的数据集结构遍历事件处理方法。实现这个接口的数据集遍历用户类包括 DicomDatasetWalker 等。

```
public interface IDicomDatasetWalker{
    void OnBeginWalk();                                    //遍历开始事件处理方法
    bool OnElement(DicomElement element);                  //数据元素事件处理方法
    Task<bool> OnElementAsync(DicomElement element);       //异步数据元素事件处理方法
    bool OnBeginSequence(DicomSequence sequence);          //列表开始事件处理方法
    bool OnBeginSequenceItem(DicomDataset dataset);        //条目开始事件处理方法
    bool OnEndSequenceItem();                              //条目结束事件处理方法
    bool OnEndSequence();                                  //列表结束事件处理方法
    bool OnBeginFragment(DicomFragmentSequence fragment);  //分段开始事件处理方法
    bool OnFragmentItem(IByteBuffer item);                 //分段条目事件处理方法
    Task<bool> OnFragmentItemAsync(IByteBuffer item);      //异步分段条目事件处理方法
    bool OnEndFragment();                                  //分段结束事件处理方法
    void OnEndWalk();                                      //遍历结束事件处理方法
}
```

DicomDatasetWalker 类是实际进行数据集遍历的提供类，把数据集的开始、结束，每一个数据元素/列表的开始、结束，每一个条目的开始、结束事件都通过 IDicomDatasetWalker 接口通知数据集遍历用户类进行具体处理。为此，DicomDatasetWalker 类定义了 IEnumerable<DicomItem>类型的私有字段_dataset 保存构造函数传入的数据集；定义了 Walk 方法遍历数据集，先调用私有方法 BuilderWalkQueue 把数据集（特别是 SQ）线性化为队列 items，包括定义私有的 BeginDicomSequenceItem 类、EndDicomSequenceItem 类、EndDicomSequence 类、DicomFragmentItem 类及 EndDicomFragment 类等来插入 SQ 结构标记对象，然后调用 DoWalk 私有方法从队列中逐个访问，触发参数传入的 IDicomDatasetWalker 对象的对应接口方法。同时，类中还提供了异步版本的 WalkAsync 方法和 DoWalkAsync 方法。

```
public void Walk(IDicomDatasetWalker walker){
    _dataset.OnBeforeSerializing();
    var items = new Queue<DicomItem>();                    //定义队列
    BuildWalkQueue(_dataset, items);                       //加载队列
    DoWalk(walker, items);                                 //顺序访问队列
}

private static void BuildWalkQueue(IEnumerable<DicomItem> dataset, Queue<DicomItem> items){
    foreach (var item in dataset) {                        //遍历数据集
        if (item is DicomElement) {                        //数据元素直接入列
            items.Enqueue(item);
        }else if (item is DicomFragmentSequence) {         //分段列表
            var sq = item as DicomFragmentSequence;
            items.Enqueue(item);                           //直接入列
            foreach (var fragment in sq) {                 //遍历各分段
                items.Enqueue(new DicomFragmentItem(fragment));  //分段封装对象入列
            }
            items.Enqueue(new EndDicomFragment());         //分段结束对象入列
        }else if (item is DicomSequence) {                 //列表
            var sq = item as DicomSequence;
```

```
            items.Enqueue(item);                                          //入列
            foreach (var sqi in sq) {                                     //遍历列表各条目
                sqi.SetFallbackEncodings(dataset.GetEncodingsForSerialization());//设置编码
                sqi.OnBeforeSerializing();                                //串行化开始事件
                items.Enqueue(new BeginDicomSequenceItem(sqi));//列表条目开始对象入列
                BuildWalkQueue(sqi, items);                               //嵌套创建条目队列
                items.Enqueue(new EndDicomSequenceItem());                //条目结束对象入列
            }
            items.Enqueue(new EndDicomSequence());                        //列表结束对象入列
}}}
private static void DoWalk(IDicomDatasetWalker walker, Queue<DicomItem> items){
    try{  walker.OnBeginWalk();                                           //遍历开始事件
          while(items.Count > 0) {                                        //遍历数据集
              var item = items.Dequueue();                                //元素出队列
              if (item is DicomElement){                                  //数据元素事件
                  walker.OnElement(item as DicomElement);
              }else if (item is DicomFragmentSequence) {                  //分段列表开始事件
                  walker.OnBeginFragment(item as DicomFragmentSequence);
              }else if (item is DicomFragmentItem) {                      //分段条目开始事件
                  walker.OnFragmentItem((item as DicomFragmentItem).Buffer);
              }else if (item is EndDicomFragment) {                       //分段结束事件
                  walker.OnEndFragment();
              }else if (item is DicomSequence) {                          //列表开始事件
                  walker.OnBeginSequence(item as DicomSequence);
              }else if (item is BeginDicomSequenceItem) {                 //条目开始事件
                  walker.OnBeginSequenceItem((item as BeginDicomSequenceItem).Dataset);
              }else if (item is EndDicomSequenceItem) {                   //条目结束事件
                  walker.OnEndSequenceItem();
              }else if (item is EndDicomSequence) {                       //列表结束事件
                  walker.OnEndSequence();
              }
          }}
          walker.OnEndWalk();                                             //遍历结束事件
    }catch (Exception e) {……}
}
```

3.2.9 文件类

文件类包括 DicomFileMetaInformation 类、DicomFile 类，见图 3.6。

1. DicomFileMetaInformation 类

DicomFileMetaInformation 类是保存文件头元素的类，继承了 DicomDataSet 类，定义了若干常用的文件头元素属性，如 Version、TransferSyntax、ImplementationClassUID、ImplementationVersionName、MediaStorageSOPClassUID、MediaStorageSOPInstanceUID、SourceApplicationEntityTitle 等。当 SourceApplicationEntityTitle 为空时默认取机器名的前 16 个字符作为源应用实体名称。

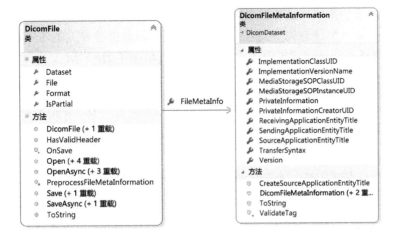

图 3.6 文件类

2. DicomFile 类

DicomFile 类是存储 DICOM 文件的类，定义了 File、Format、FilemetaInfo、Dataset、IsPartial 属性，以及 Save、SaveAsync、OpenAsync、HasValidHeader、ToString 等公共方法，主要成员见表 3.13。在 Open/Save 过程中会用到 Dicom.IO 程序集中的 DicomFileReader 类和 DicomFileWriter 类，参见 3.3 节。

表 3.13 DicomFile 类主要成员

类 别	成 员 名	类 型	描 述
属性	File	IFileReference	文件
	Format	DicomFile Format	文件格式。DicomFileFormat 枚举值有 Unknown、DICOM3、DICOM3NoPreamble、DICOM3NoFile MetaInfo、ACRNEMA 1、ACRNEMA2
	FileMetaInfo	DicomFileMeta Information	文件头
	Dataset	DicomDataset	数据集
	IsPartial	bool	是否为文件部分
方法	Save	void	保存文件
	SaveAsync	async Task	异步保存文件
	Open	static DicomFile	打开文件
	OpenAsync	static async Task <DicomFile>	异步打开文件
	HasValidHeader	static bool	文件是否有"DICOM"标识
	ToString	string	输出"DICOM File [格式]"字符串
	HandleOpenError	void	读文件出错时抛出异常
	PreprocessFileMeta Information	void	Save 时初始化文件头

C#允许用静态方法对已有类进行扩展，静态方法的第一个参数类型"this 类名"就是

对该类的扩展，这个参数就是外部引用该方法的对象变量，后面的参数才出现在调用参数列表里。扩展类是一个静态类，类名可以是任意的，但是推荐以类型名+Extension 的方式命名。DicomFileExtensions 类扩展了 DicomFile 类，增加了 DICOM 文件深复制的 Clone 方法，具体如下：

```
public static partial class DicomFileExtensions{
    public static DicomFile Clone(this DicomFile original) {      //DicomFile 扩展方法
        var df = new DicomFile();                                  //创建对象
        df.FileMetaInfo.Add(original.FileMetaInfo);                //添加头元素
        df.Dataset.Add(original.Dataset);                          //添加
        df.Dataset.InternalTransferSyntax=original.Dataset.InternalTransferSyntax;
        return df;
    }}
```

Dicom.Imaging.Codec 命名空间下的 DicomCodecExtensions 类再次对 DicomFile 类进行了扩展，增加了带有传输语法参数的转码复制 Clone 方法重载：

```
public static class DicomCodecExtensions{
    public static DicomFile Clone( this DicomFile file,DicomTransferSyntax syntax,
            DicomCodecParams parameters = null) {
        var transcoder = new DicomTranscoder(file.FileMetaInfo.TransferSyntax, syntax, null, parameters);
        return transcoder.Transcode(file);
    }
}
```

Clone 方法的调用示例如下：

```
using Dicom;
using Dicom.Imaging.Codec;
...
DicomFile src = DicomFile.Open(@"test.dcm");        //打开一个.dcm 文件
DicomFile file = src.Clone();                       //Clone 深复制方法的第一个参数就是 src
DicomFile file2 = src.Clone(DicomTransferSyntax. JPEGProcess14SV1);
```

3.3 Dicom.IO 输入输出程序集

3.3.1 字节顺序类

字节顺序类包括 Endian 结构、EndianBinaryReader 类和 EndianBinaryWriter 类，见图 3.7。

1. Endian 结构

Endian 结构定义了 bool 类型的 isBigEndian 字段并在构造函数中初始化，定义了 SwapBytes 静态方法对输入 byte[]类型数组以另一种 int 类型参数 bytesToSwap 字节为一组进行字节顺序转换，类似的有 SwapByte2、SwapByte4 静态方法；定义了 Swap 重载静态方法对 short、ushort、int、uint、long、ulong、float、double、short[]、ushort[]、int[]、uint[] 12 种类型变量值进行字节顺序转换，Swap<T>静态泛型方法只对后 4 种数组参数类型的 Swap 方法进行了泛型化封装；重写了 ToString 方法，输出"Big Endian"或"Little Endian"。为方便使用，Endian 结构定义了 4 个常量对象 Little、Big、LocalMachine 和 Network：

```
public struct Endian{
    public static readonly Endian Little = new Endian(false);
    public static readonly Endian Big = new Endian(true);
    public static readonly Endian LocalMachine = BitConverter.IsLittleEndian ? Little : Big;
    public static readonly Endian Network = Big;
    private bool _isBigEndian;
    private Endian(bool isBigEndian) { _isBigEndian = isBigEndian; }
    ...
}
```

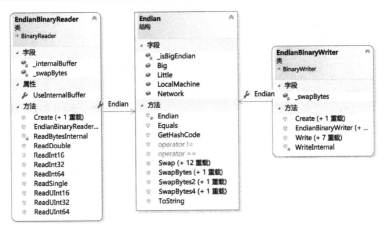

图 3.7　字节顺序类

2. EndianBinaryReader 类

EndianBinaryReader 类继承了 BinaryReader 类，定义了 bool 类型的 SwapBytes 字段，在 Endian 属性写入时判断并设置，定义了 Create 静态方法用于创建指定字节顺序的 BinaryReader 对象，重写了基类 ReadInt16/ReadInt32/ReadInt64/ReadUInt16/ReadUInt32/ReadUInt64/ReadSingle/ReadDouble 参数类型的多字节二进制数的读取方法。

3. EndianBinaryWriter 类

EndianBinaryWriter 类继承了 BinaryWriter 类，定义了 bool 类型的 SwapBytes 字段，在 Endian 属性写入时判断并设置，定义了 Create 静态方法用于创建指定字节顺序的 BinaryWriter 对象，重载了基类 short/int/long/ushort/uint/ulong/float /double 参数类型的 Write 方法。

4. 应用举例

在 RawPDU 类构造函数中，由于接收/发送网络字节流，而网络字节顺序是高字节优先（BE）的，所以创建了高字节优先的 EndianBinaryWriter 实例：

```
public class RawPDU : IDisposable{
    private MemoryStream _ms;
    private BinaryWriter _bw;                    //声明基类引用
    ...
    public RawPDU(byte type) {
        _ms = new MemoryStream();                //创建内存流
```

```
            _ms.Seek(0, SeekOrigin.Begin);
            _bw = EndianBinaryWriter.Create(_ms, DicomEncoding.Default, Endian.Big); //实例化 BE 写入器
            ...
        }
        ...
        public void Write(String name, ushort value) {
            _bw.Write(value);                //写入 ushort 值到内存流
        }
        ...
    }
```

3.3.2 字节缓冲区接口及类

字节缓冲区接口 IByteBuffer 及其派生接口 IBulkDataUriByteBuffer 定义如下：

```
public interface IByteBuffer{
    bool IsMemory { get; }                                    //判断缓冲是否在内存中的只读属性
    uint Size { get; }                                        //获取缓冲数量的只读属性
    byte[] Data { get; }                                      //获取缓冲数据的只读属性
    byte[] GetByteRange(int offset, int count);               //读取指定位置的数据子集
        void CopyToStream(Stream stream);                     //复制缓冲区内容到指定的流
        Task CopyToStreamAsync(Stream stream, CancellationToken cancellationToken); //异步复制到流
}

public interface IBulkDataUriByteBuffer : IByteBuffer{
    string BulkDataUri { get; } //获取批量数据 URI
}
```

实现 IByteBuffer 接口的类有 11 种，见表 3.14。

表 3.14 实现 IByteBuffer 接口的类

接口	类名	描述	举例
IByteBuffer	CompositeByteBuffer	多个字节缓冲区组合成的一个缓冲区	DicomPixelData 类中 OB/OW/OL/OF/OD 值
	EmptyBuffer	空缓冲区，通过静态对象 Value 使用	DicomDataset 类
	EndianByteBuffer	将字节缓冲区封装为指定字节顺序的缓冲区	DicomReader 类，DicomWriter 类
	EvenLengthBuffer	将非偶数长度缓冲区封装为偶数长度缓冲区	DicomOverlayDataFactory 类
	FileByteBuffer	文件字节缓冲区	FileByteSource 类中大数据量缓冲
	LazyByteBuffer	接收方法输出的字节缓冲区	DicomStringElement 的值缓冲
	MemoryByteBuffer	内存字节缓冲区，小数据量最常用的缓冲区	DicomElement 类的值域
	RangeByteBuffer	将字节缓冲区的片段封装为一个缓冲区	在 DicomPixeldata 类中从多帧数据中提取单帧数据
	StreamByteBuffer	流缓冲区	StreamByteSource 类中大数据量缓冲
	SwapByteBuffer	将字节缓冲区封装为一个逆字节顺序的缓冲区	DicomPixelData 类，与 EndianByteBuffer 类类似
	TempFileBuffer	TemporaryFile 类对象（临时文件）缓冲区	

· 164 ·

续表

接口	类名	描述	举例
IBulkDataUriByteBuffer	BulkDataUriByteBuffer	批量数据字节缓冲区	JsonDicomConverter 类

3.3.3 字节对象类

字节对象类包括字节源接口 IByteSource 和字节目标接口 IByteTarget 及实现这些接口的字节源/目标类。

1．IByteSource 接口

IByteSource 接口定义了字节源类必须实现的 Endian、Position、CanRewind、IsEOF 属性和验证字节数是否能够读出的两种 Require 重载方法，快速定位用的 Marker 属性和 Skip、Mark、Rewind 方法，里程碑 MilstoneCount 属性和 PushMilestone、PopMilestone、HasReachedMilestone 方法，以及 GetBuffer、GetBytes、GetInt16（Int32/Int64/Uint8/UInt16/UInt32/UInt64/Single/Double）等获取多种数据类型的方法。

2．IByteTarget 接口

IByteTarget 接口约束了字节目标类必须实现的 Endian、Position 属性及接收 byte/short/ushort/int/uint/long/ulong/float/double/byte[]多种类型参数的重载 Write 方法，以及 WriteAsync 异步写方法和可写入流的 AsWriteableStream 方法。

3．字节源/目标类

实现 IByteSource 接口的字节源类有 FileByteSource 类、StreamByteSource 类、ByteBufferByteSource 类等。实现 IByteTarget 的字节目标类有 FileByteTarget 类、StreamByteTarget 类等，见表 3.15。

表 3.15 字节源/目标类一览表

接口	类名	描述	举例
IByteSource	FileByteSource	从文件读出的字节源	DicomFile 类中
	StreamByteSource	流式字节源	DicomReader 类中
	ByteBufferByteSource	以字节缓冲区形式读出的字节源	
IByteTarget	FileByteTarget	以文件为写入目标	DicomFile 类中
	StreamByteTarget	以流为写入目标	DicomWriter 类中

3.3.4 DicomReader 类

1．IDicomReader 接口

IDicomReader 接口规定了解码源类需要实现的属性和 Read 方法，可以看出这是一个工具类接口，IsExplicitVR 和 IsDeflate 属性可以从传输语法获得，Read 方法的数据源和解析结果都是通过参数给定的。其定义如下：

```
public interface IDicomReader{
    bool IsExplicitVR { get; set; }                                    //是否为显式 VR 的属性
    bool IsDeflated { get; set; }                                      //是否为紧缩压缩的属性
    DicomDictionary Dictionary { get; set; }                           //数据字典属性
    DicomReaderResult Read(IByteSource source, IDicomReaderObserver
            observer, Func<ParseState, bool> stop = null);             //解码
    Task<DicomReaderResult> ReadAsync(IByteSource source,              //异步解码
        IDicomReaderObserver observer, Func<ParseState, bool> stop = null);
}
```

2. IDicomReaderObserver 接口

IDicomReaderObserver 接口规定了解码目标类的方法，用来接收上述解码源类的解析输出。实现该接口的类有 DicomDatasetReaderObserver、DicomReaderCallbackObserver、DicomReaderMultiObserver、DicomDirectoryReaderObserver、DicomParserLogger 等，见表 3.16。

```
internal interface IDicomReaderObserver{
    void OnElement(IByteSource source, DicomTag tag, DicomVR vr, IByteBuffer data); //数据元素开始
    void OnBeginSequence(IByteSource source, DicomTag tag, uint length);    //列表开始事件处理
    void OnBeginSequenceItem(IByteSource source, uint length);              //条目开始事件处理
    void OnEndSequenceItem();                                               //条目结束事件处理
    void OnEndSequence();                                                   //列表结束事件处理
    void OnBeginFragmentSequence(IByteSource source, DicomTag tag, DicomVR vr); //分段列表开始
    void OnFragmentSequenceItem(IByteSource source, IByteBuffer data);      //分段列表条目事件处理
    void OnEndFragmentSequence();                                           //分段列表结束事件处理
}
```

表 3.16　IDicomReaderObserver 接口解码目标类一览表

类　名	描　述	举　例
DicomDatasetReaderObserver	将解码结果构造成数据集	DicomService 类中 DicomFile 类中
DicomReaderCallbackObserver	登记部分 Tag 及其回调函数，接收到对应的解析结果就调用回调函数	DicomFileReader 类中对 Transfer SyntaxUID 的回调
DicomReaderMultiObserver	将若干解码目标类组合在一起，分发解码结果	DicomFileReader 类中
DicomDirectoryReaderObserver	接收解析结果中的目录记录列表，得到目录记录	DicomDirectory 类中
DicomParserLogger	将解码结果直接写入日志文件	

3. DicomReaderWorker 类

DicomReaderWorker 类是定义在 DicomReader 类内部的私有类，是具体解析数据集的类，其主要成员见表 3.17。解析的主入口是 Dowork 方法，解析结果通过 IDicomReaderObserver 接口方法输出，返回值为 DicomReaderResult 枚举，定义如下：

```
public enum DicomReaderResult{
    Processing,     //解析中
    Success,        //成功结束
    Error,          //出错结束
    Stopped,        //在指定 Tag 处中断
```

```
    Suspended        //解析挂起，通常剩余数据不足
}
```

表 3.17 DicomReaderWorker 类主要成员

类别	成员名	类型	描述
字段	_undefinedLength	const uint	未定义长度=0xffffffff
	_observer	IDicomReader Observer	接收解析结果的解码目标对象
	_stop	Func<ParseState, bool>	判断是否中止解析的 Func 委托实例
	_dictionary	DicomDictionary	数据字典
	_private	Dictionary<uint, string>	私有数据元素创建者数据字典
	_isExplicitVR	bool	是否为显式 VR
	_isDeflated	bool	是否为紧缩压缩
	_sequenceDepth	int	列表嵌套层数
	_parseStage	ParseStage	解析阶段，ParseStage 枚举值有 Tag、VR、Length、Value
	_result	DicomReaderResult	解析结果
方法	DoWork	DicomReaderResult	解析字节源，调用 ResetState 和 ParseDataset
	DoWorkAsync	DicomReaderResult	异步解析字节源
	ParseDataset	void	解析数据集，调用 Decompress 后循环调用 ParseTag、ParseVR、ParseLength、ParseValue
	ParseDatasetAsync	void	异步解析数据集
	Decompress	IByteSource	解压缩
	ParseTag	bool	解析 Tag
	ParseVR	bool	解析 VR
	ParseLength	bool	解析长度
	ParseValue	bool	解析值，若为 SQ 则调用 ParseItemSequence
	ParseValueAsync	bool	异步解析值
	ParseItemSequence	void	解析列表条目。循环调用 ParseItemSequenceTag、ParseItemSequenceValue，出循环后调用 ParseItemSequencePostProcess
	ParseItemSequenceAsync	void	异步解析列表条目
	ParseItemSequenceTag	bool	解析列表条目 Tag
	ParseItemSequenceValue	bool	解析列表条目值域
	ParseItemSequenceValueAsync	bool	异步解析列表条目值域
	ParseItemSequencePostProcess	void	解析列表条目后处理
	ParseFragmentSequence	void	解析分段列表
	ParseFragmentSequenceAsync	void	异步解析分段列表

续表

类别	成员名	类型	描述
方法	ParseFragmentSequenceTag	bool	解析分段列表 Tag
	ParseFragmentSequenceValue	bool	解析分段列表值域
	ParseFragmentSequenceValueAsync	bool	异步解析分段列表值域
	ResetState	void	状态初始化

其中，ParseVR 方法在显式 VR 传输语法下直接从流中读取两个字节即可，而在隐式 VR 传输语法下通过查数据字典来得到 VR，但有些 Tag 在数据字典中的 VR 不唯一，如常用的(7FE0,0010)PixelData 的 VR 为 "OB/OW"；还有些特殊的 tag，如(XXXX, 0000) GroupLength、(FFFE, E000)SequenceItem、(FFFE,E00D)SequenceItemDelimiter、(FFFE, E0DD) SequenceDelimiter，也需要进行特殊处理，代码如下：

```
private bool ParseVR(IByteSource source) {
    while (this.parseStage == ParseStage.VR){                    //读 VR 状态
        if (_tag == DicomTag.Item || _tag == DicomTag.ItemDelimitationItem || _tag ==
                    DicomTag.SequenceDelimitationItem) {         //SQ 三个特殊标记 VR 为 NONE
            _vr = DicomVR.NONE;
            this.parseStage = ParseStage.Length;                 //状态从读 VR 转换到读长度
            break;
        }
        if (isExplicitVR || badPrivateSequence) {                //显式 VR
            ...
            source.Mark();                                       //标记回滚位置
            var bytes = source.GetBytes(2);                      //读 2 字节转为 String
            var vr = Encoding.UTF8.GetString(bytes, 0, bytes.Length);
            ...
            if (!DicomVR.TryParse(vr, out _vr)) {                //解析不出 VR
                this._vr = DicomVR.Implicit;                     //设置为隐式 VR
                source.Rewind();                                 //回滚到 Mark 位置
            }
        }else{                                                   //隐式 VR
            if (_entry != null) {                                //查数据字典
                if (_entry == DicomDictionary.UnknownTag)        //查不到
                    _vr = DicomVR.UN;                            //作为 UN
                else if (_entry.ValueRepresentations.Contains (DicomVR.OB) &&
                    _entry.ValueRepresentations.Contains(DicomVR.OW))
                        this._vr = DicomVR.OW;                   //若为 OB/OW 就设为 OW
                else                                             //其他都按照数据字典读取
                    this._vr = _entry.ValueRepresentations.FirstOrDefault();
        }}
        if (_vr == null)   this._vr = DicomVR.UN;                //仍为空则都作为 UN
        this.parseStage = ParseStage.Length;                     //状态从读 VR 转换到读长度
        if (_vr == DicomVR.UN) {                                 //VR 为 UN
            if (_tag.Element == 0x0000) {                        //是组长度
                //_vr = DicomVR.UL;                              //设为 UL
                break;
            }
            ...
```

```
        return true;
    }
```

代码中 VR 对 OB/OW 类型取值时只简单地取为 OW，似乎不合理。其实要准确区分是 OB 还是 OW 需要依靠其他数据元素的取值，如(7FE0, 0010)PixelData 的 VR 需要得到 (0028,0100)BitsAllocated 数据元素的取值才能确定。这些其他数据元素需要在数据集层面得到，而底层的 DicomReaderWorker 类中确实不具备足够的信息。这个问题需要后续的处理，否则会影响到这些数据元素值的解码。例如，PixelData 的正确解码是在 PixelDataFactory 类的 Create 方法中根据 BitsAllocated 的取值来判断解决的。

4．DicomReader 类简介

DicomReader 类可看作将 DicomReaderWorker 类封装为符合 IDicomReader 接口的类，实现了接口规定的 Dictionary、IsExplicitVR、IsDeflated 属性及 Read 方法和 ReadAsync 异步方法：

```
public DicomReaderResult Read(IByteSource source, IDicomReaderObserver
        observer, Func<ParseState, bool> stop = null){
    var worker = new DicomReaderWorker(observer, stop, Dictionary, IsExplicitVR, IsDeflated, _private);
    return worker.DoWork(source);
}
```

3.3.5 DicomWriteOption 类与 DicomWriter 类

1．DicomWriteOption 类

DicomWriteOption 类用来存取编码过程中的一些选项：bool 类型的 ExplicitLengthSequences、ExplicitLengthSequenceItems、KeepGroupLengths 属性及 uint 类型的 LargeObjectSize 属性；定义了静态对象 Default，将三个 bool 类型属性初始化为 false，将 LargeObjectSize 属性初始化为"1024*1024"。LargeObjectSize 值是使用内存的阈值，小于它使用 MemoryByteBuffer，大于它使用 StreamByteBuffer。

2．DicomWriter 类

DicomWriter 类定义了私有方法 WriteTagHeader，按照传输语法对象_syntax 向 IByteTarget 接口类型对象_target 写入 Tag、VR 和 Length；定义了私有方法 WriteBuffer 和 WriteBufferAsync，将值域写入_target；实现了 IDicomDatasetWalker 接口，通过调用 WriteTagHeader 和 WriteBuffer 方法实现数据元素和数据集的编码。以下是数据元素接口方法 OnElement 的编码过程：

```
public bool OnElement(DicomElement element) {
    WriteTagHeader(element.Tag, element.ValueRepresentation, element.Length);  //编码 Tag、VR、值长度
    var buffer = element.Buffer;
    if (buffer is EndianByteBuffer ebb) {                    //字节顺序字节缓存
        if (ebb.Endian!= Endian.LocalMachine &&ebb.Endian==_target. Endian)
            buffer = ebb.Internal;                           //若字节顺序一致则用内部对象
    } else if (_target.Endian != Endian.LocalMachine && element.ValueRepresentation.UnitSize > 1){
        if (element.ValueRepresentation.UnitSize > 1)        //若字节顺序不一致则创建交换字节缓存对象
            buffer = new SwapByteBuffer(buffer, element.ValueRepresentation.UnitSize);
```

```
        }
        WriteBuffer(_target, buffer);                    //编码数据元素值
        return true;
    }
```

数据元素根据传输语法的不同有三种编码格式，主要差异在值表示法和值长度的编码阶段。

（1）隐式 VR：跳过 VR 直接编码 4 字节值长度。

（2）显式 VR：编码 2 字节值表示法，然后根据 VR 的不同：

① OB/OF/OW/SQ/UT/UN：编码 2 字节 0，再编码 4 字节值长度；

② 其他值表示法：编码 2 字节值长度。

WriteTagHeader 方法实现了三种格式的编码，其中显式 VR 采用的格式是通过 VR 对象的 Is16bitLength 属性（OB/OF/OW/SQ/UT/UN 初始化为 false，其他为 true）判断的。

```
    private void WriteTagHeader(DicomTag tag, DicomVR vr, uint length){
        _target.Write(tag.Group);                         //编码组号
        _target.Write(tag.Element);                       //编码元素号
        if (_syntax.IsExplicitVR && vr != DicomVR.NONE) { //是显式 VR？
            if (vr.Is16bitLength && length > 0xfffe) { vr = DicomVR.UN; }
            _target.Write((byte)vr.Code[0]);              //编码 VR
            _target.Write((byte)vr.Code[1]);
            if (vr.Is16bitLength) {                       //是 16 位值长度？
                _target.Write((ushort)length);            //编码为 2 字节值长度
            }else{                                        //否则
                _target.Write((ushort)0);                 //写 2 字节 0
                _target.Write(length);                    //编码为 4 字节值长度
            }
        } else {                                          //隐式 VR
            _target.Write(length);                        //编码为 4 字节值长度
        }
    }
```

数据元素值的编码由 WriteBuffer 方法完成。数据量大的值域以 largeObjectSize 为单位循环编码，最后编码剩余值域。数据量小于 largeObjectSize 的值域直接编码。

```
    private static void WriteBuffer(IByteTarget target, IByteBuffer buffer, uint largeObjectSize) {
        var offset = 0;
        var remainingSize = buffer.Size;
        while (remainingSize > largeObjectSize) {
            var range = buffer.GetByteRange(offset, (int)largeObjectSize);
            target.Write(range, 0, largeObjectSize);
            offset += (int)largeObjectSize;
            remainingSize -= largeObjectSize;
        } //以 largeObjectSize 为单位循环编码值域，最后编码剩余值域
        target.Write(buffer.GetByteRange(offset, (int)remainingSize), 0, remainingSize);
    }
```

3.3.6 文件读写类

文件读写类包括 IFileReference 接口及其相关类、DicomFileReader 类和 DicomFileWriter 类。

1. IFileReference 接口

IFileReference 接口规定了文件相关属性及访问方法。

```csharp
public interface IFileReference
{
    string Name { get; }                                    //文件名
    bool Exists { get; }                                    //文件是否存在
    bool IsTempFile { get; set; }                           //是否为临时文件
    IDirectoryReference Directory { get; }                  //文件的目录信息
    Stream Create();                                        //为读写创建文件,若文件已存在则将被覆盖
    Stream Open();                                          //打开已存在的文件供读写
    Stream OpenRead();                                      //打开读文件流
    Stream OpenWrite();                                     //打开文件写入流,若不存在就创建
    void Delete();                                          //删除文件
    void Move(string dstFileName, bool overwrite = false);  //移动文件
    byte[] GetByteRange(int offset, int count);             //获取文件的一部分
    void GetByteRange(long offset, int count, byte[] output);
}
```

实现这个接口的类有 DesktopFileReference 类,但最常用的获取文件引用接口对象的途径是以文件名为参数调用 IOManager.CreateFileReference 方法,其原型如下。

```
public static IFileReference CreateFileReference(string fileName);
```

2. DicomFileReader 类

DicomFileReader 类是读取 DICOM 文件的工具类,其主要成员见表 3.18。

表 3.18 DicomFileReader 类主要成员

类别	成员名	类型	描述
属性	FileFormat	DicomFileFormat	绑定 fileformat 字段,读取文件格式
	Syntax	DicomTransferSyntax	绑定 syntax 字段,读取最后读到的文件传输语法
方法	Read	DicomReaderResult	调用 Parse 方法读取 DICOM 文件
	ReadAsync	async Task<DicomReaderResult>	调用 ParseAsync 异步方法读取 DICOM 文件
	Parse	ParseResult	调用 DoParse 方法解码文件,ParseResult 类有 Result、Format、Syntax 属性
	ParseAsync	async Task	调用 DoParseAsync 异步方法解码文件
	Preprocess	void	前处理,判断文件是否合法、格式及传输语法等
	DoParse	DicomReaderResult	具体解码文件
	DoParseAsync	async Task	具体异步解码文件
	UpdateFileFormatAndSyntax	void	更新文件格式与设置传输语法

3. DicomFileWriter 类

DicomFileWriter 类是写入 DICOM 文件的工具类,其主要成员见表 3.19。

表 3.19 DicomFileWriter 类主要成员

类别	成员名	类型	描述
字段	_options	DicomWriteOptions	写入选项
方法	Write	void	写入文件
	WriteAsync	async Task	异步写入文件
	WritePreamble	void	写入前导符
	WritePreamble Async	Task	异步写入前导符
	WriteFileMetaInfo	void	写入头元素
	WriteFileMetaInfoAsync	Task	异步写入头元素
	WriteDataset	void	写入数据集
	WalkDataset	void	通过数据集遍历器写入
	WriteDatasetAsync	async Task	异步写入数据集
	WalkDatasetAsync	Task	通过数据集遍历器异步写入
	UpdateDatasetGroupLengths	void	重新计算数据集组长度

3.4 依赖注入

3.4.1 概述

依赖注入（Dependency Injection，DI）是控制反转思想的一种重要实现方式，其能将"创建和组装对象"操作的控制权从业务逻辑转移到框架中。当我们需要某个类型的对象时，由框架来提供这个对象，不需要关注此对象的创建过程，减小了模块之间的耦合度，因此在.NET Core 中大量应用了依赖注入的开发模式。

依赖注入有如下优点。

1. 解耦

依赖注入可以帮助我们将服务的创建和管理责任交给容器，而不是在代码中直接实例化服务的具体实现类。这样，服务实现类与其他类之间的依赖关系被解耦，使得代码更加灵活、易于维护和扩展。

2. 可测试

通过依赖注入，我们可以轻松地模拟和替换服务的实现类，从而在单元测试中更容易地测试代码。这种替换服务实现类的能力使得我们能够编写更可靠的测试用例，而无须直接依赖底层服务的实现细节。

3. 容易更换实现

在依赖注入中，我们可以在需要时更换服务的具体实现类，而不需要修改使用该服务的代码。这种灵活性使得我们能够轻松地切换和更新服务，从而更好地适应不同的业务需求。

4．控制反转（Inversion Of Control，IOC）

依赖注入是一种控制反转的设计模式，它将对象的创建和依赖管理交给了容器。这样做可以提高代码的可维护性和可测试性，并且更好地遵循了面向对象设计的原则。

3.4.2 依赖注入的原理

依赖注入把对象构建与对象注入分开，因此创建对象的 new 关键字就消失了，实现了松耦合。

1．依赖注入的四个组件

（1）接口：提供服务的接口名称和 API。这样客户可以面向基类编程，不需要知道服务实现的细节。

（2）服务：任何实现了接口的类，都提供有用功能。

（3）客户：使用服务的类。

（4）注入器：Injector，也称 Assembler、Container、Provider 或 Factory，负责把服务引给客户。

2．依赖注入的实现方式

（1）建构子注入：依赖由客户对象的构造函数传入。

（2）Setter 注入：客户对象暴露一个能接收依赖的 Setter 方法。

（3）接口注入：依赖的接口提供一个注入器方法，该方法会把依赖注入任意一个传给它的客户端。

3．例子

假设框架中有个 ServiceLocator 注入器类，接收了许多对象的注册，记录了接口和实现该接口具体类的对应关系，通过调用其 GetService 方法就能获取我们想要的对象，至于对象创建过程客户不需要关心。

```
IDbConnection conn = ServiceLocator.GetService<IDbConnection>();
```

有一个客户类 Demo，其实例化需要依赖这个对象：

```
public class Demo{
    IDbConnection conn;
    public Demo(IDbConnection conn) {
        this.conn = conn;
    }
}
```

在注入器 ServiceLocator 的帮助下，系统在创建 Demo 类时，自动为 conn 赋一个合适的对象。这种框架自动创建对象的动作就称为注入。

3.4.3 .NET Core 依赖注入

.NET Core 中内置了控制反转机制，支持依赖注入和服务定位器两种方式。由于依赖注入是推荐的方式，因此微软内置的控制反转组件名为 Microsoft.Extensions.DependencyInjection。

1. 生命周期

生命周期规定了依赖注入框架中注册的服务什么时候创建新的对象，是在服务注册时选择的，共有 3 种。

（1）瞬态（Transient）：每次被请求的时候都会创建一个新对象。
（2）范围（Scoped）：在给定的范围内，服务每次被请求都会返回同一个对象。
（3）单例（Singleton）：全局共享同一个服务对象。

2. 核心类型

实现依赖注入的 Microsoft.Extensions.DependencyInjection 包中的核心类型包括：

（1）IserviceCollection：负责服务的注册。
（2）ServiceDescriptor：每个服务注册时的信息。
（3）IserviceProvider：具体的容器，也是由 IserviceCollection 创建出来的。
（4）IserviceScope：表示一个容器的子容器的生命周期。

3. 依赖注入示例

首先安装、引用依赖包：Microsoft.Extensions.DependencyInjection。

（1）创建接口。

```
public interface IPayService{
    public void Pay();
}
public interface ITestService{
    public void Run();
}
```

（2）创建服务类，实现 IPayService 和 ITestService 接口。

```
public class PayServiceImpl : IPayService{
    public void Pay(){
        Console.WriteLine("支付已完成");
    }
}
public class TestServiceImpl : ITestService{
    public IPayService PayService;
    public TestServiceImpl(IPayService PayService) {
        this.PayService = PayService;
    }
    public void Run(){
        PayService.Pay();
    }
}
```

（3）实例化注入器，并注册服务。

```
ServiceCollection services = new ServiceCollection();
services.AddScoped<ITestService, TestServiceImpl>();      //注册服务
services.AddScoped<IPayService, PayServiceImpl>();        //注册服务
```

（4）客户使用注入器提供的服务。

```
using (ServiceProvider sp = services.BuildServiceProvider()){
    ITestService service = sp.GetRequiredService<ITestService>();
```

```
        service.Run();
}
```

上面通过 GetRequiredService 方法来获取 ITestServcie 对象，这属于服务定位器方式。但在 ITestService 对象实例化过程中需要一个 IPayService 对象作为构造函数的参数，这里就是隐含的通过构造函数实现的依赖注入。

3.4.4 fo-dicom 的依赖注入

面向基类编程和依赖倒置原则是降低耦合度的面向对象设计原则。工厂模式通过抽象接口将具体对象的创建过程进行了封装，使得客户不依赖具体类，而依赖抽象，降低了耦合度，充分体现了面向基类编程与依赖倒置原则。当然，依赖注入进一步解耦了多工厂模式，特别是抽象工厂模式。

1. 接口及服务类

fo-dicom 定义了 8 个服务接口及至少各一个提供服务的具体工厂类。

1) IFileReferenceFactory

IFileReferenceFactory 定义了 DICOM 文件服务对象获取接口，实现该接口的服务类包括 FileReferenceFactory，见图 3.8。

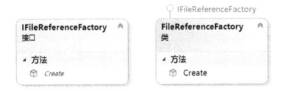

图 3.8 IFileReferenceFactory 接口及其服务类

2) IDicomClientFactory

IDicomClientFactory 定义了 DicomClient 对象创建接口，实现该接口的服务类包括 DefaultDicomClientFactory，见图 3.9。

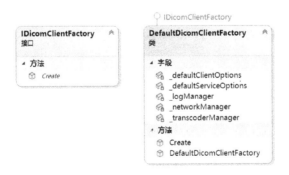

图 3.9 IDicomClientFactory 接口及其服务类

3) IDicomServerRegistry

IDicomServerRegistry 定义了 DICOM 服务注册库对象获取接口，实现该接口的服务类包括 DefaultDicomServerRegistry，见图 3.10。

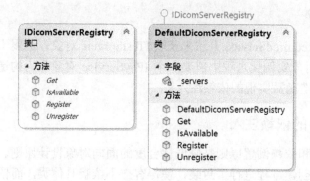

图 3.10　IDicomServerRegistry 接口及其服务类

4）IDicomServerFactory

IDicomServerFactory 定义了 DICOM 服务对象创建接口，实现该接口的服务类包括 DefaultDicomServerFactory，见图 3.11。

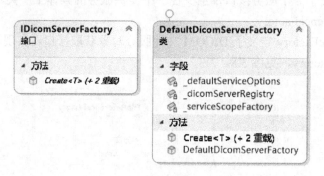

图 3.11　IDicomServerFactory 接口及其服务类

5）ITranscoderManager

ITranscoderManager 定义了 DICOM 转码器对象获取接口，实现该接口的服务类包括 DefaultTranscoderManager，见图 3.12。

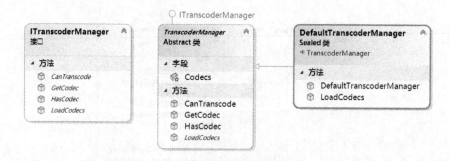

图 3.12　ITranscoderManager 接口及其服务类

6）IImageManager

IImageManager 定义了 DICOM 图像创建接口，实现该接口的服务类包括 RawImageManager、WinformsImageManager 和 ImageSharpImage Manager，见图 3.13。RawImageManager 只生成原始格式的 byte[]；后二者可以生成图像格式的 byte[]，在 Windows 桌面环境下使用更为方便。

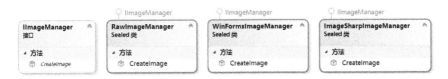

图 3.13　IImageManager 接口及其服务类

7）ILogManager

ILogManager 定义了 DICOM 日志对象获取接口，实现该接口的服务类包括 LogManager 抽象类及其派生类 ConsoleLogManager、NullLoggerManager、TextWriterLogManager，见图 3.14。

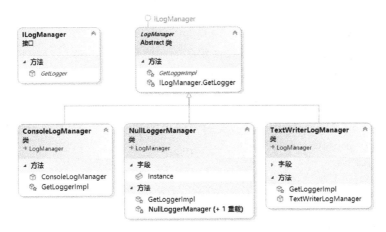

图 3.14　ILogManager 接口及其服务类

8）INetworkManager

实现 INetworkManager 接口的服务类包括 NetworkManager 抽象类及其派生类 DesktopNetworkManager，见图 3.15。

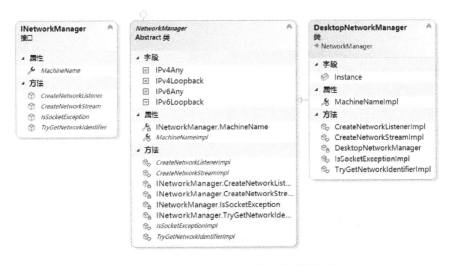

图 3.15　INetworkManager 接口及其服务类

3. 客户类

1) IFileReferenceFactory 客户类

该类通过 DicomDictionary 类加载 DICOM 数据字典文件、通过 DicomFile 类读写 DICOM 文件、通过 ColorTable 类加载保存 LUT 等。

```
var fileRef = Setup.ServiceProvider.GetService<IFileReferenceFactory>().Create(file);
using var fs = fileRef.OpenRead();
```

2) IDicomClientFactory 客户类

该类通过 DicomClientFactory 静态类的 Create 方法创建 DicomClient 实例。

```
public static IDicomClient Create(string host, int port, bool useTls, string callingAe, string calledAe)
    => Setup.ServiceProvider.GetRequiredService<IDicomClientFactory>().Create(host, port, useTls, callingAe, calledAe);
```

3) IDicomServerRegistry 客户类

该类通过 DicomServerRegistry 类操作服务的注册和取消注册。

```
public static DicomServerRegistration Get(int port, string ipAddress = NetworkManager.IPv4Any)
    =>Setup.ServiceProvider.GetRequiredService<IDicomServerRegistry>().Get(port, ipAddress);
```

4) IDicomServerFactory 客户类

该类通过 DicomServerFactory 静态类的 Create 方法创建 DicomServer 服务器。

```
public static IDicomServer Create<T>(
    string ipAddress,
    int port,
    string certificateName = null,
    Encoding fallbackEncoding = null,
    Logger logger = null,
    object userState = null) where T : DicomService, IDicomServiceProvider
    => Setup.ServiceProvider
        .GetRequiredService<IDicomServerFactory>().Create<T>(ipAddress, port, certificateName, fallbackEncoding, logger, userState);
```

5) ITranscoderManager 客户类

该类通过 DicomTranscoder 静态类获取 Codec 对象。

```
var transcoderManager = Setup.ServiceProvider.GetService(typeof(ITranscoderManager)) as ITranscoderManager;
return syntax.IsEncapsulated && transcoderManager.HasCodec(syntax)
    ? transcoderManager.GetCodec(syntax): null;
```

6) IImageManager 客户类

该类通过 ImageManager 静态类创建图像。

```
public static IImage CreateImage(int width, int height)
    => Setup.ServiceProvider.GetService<IImageManager>().CreateImage(width, height);
```

7) ILogManager 客户类

该类通过 DicomEncoding 类、DicomCodecParam 类等输出 Log。

```
this.Logger = Setup.ServiceProvider.GetRequiredService<ILogManager>().GetLogger("Done ");
```

8) INetworkManager 客户类

```
var machine = Setup.ServiceProvider.GetRequiredService<INetworkManager>().MachineName;
if (machine != null && machine.Length > 16)    machine = machine.Substring(0, 16);
```

4. 注入器构造类 DicomSetupBuilder

DicomSetupBuilder 类提供了一个方便的方式来构建和配置 fo-dicom 的依赖注入容器，内嵌了服务注册类 IServiceCollectionExtension 和注入器类 Setup，以及 DicomSetupBuilder 类。

1）服务注册类 IServiceCollectionExtension

给注入器类添加注册的方法是直接调用注入器类对象的 Add 方法，当涉及服务注册量比较大时，还需要根据运行环境灵活配置，直接调用会造成大量模块的紧耦合。fo-dicom 采用了扩展已有对象的方法，IServiceCollectionExtension 是个静态类，扩展了 IServiceCollection 接口，以下是该扩展方法类的主要功能和方法。

（1）AddInternals：该方法用于添加 DICOM 文件服务 FileReferenceFactory。

```
private static IServiceCollection AddInternals(this IServiceCollection services)
    => services.AddSingleton<IFileReferenceFactory, FileReferenceFactory>();
```

（2）AddTranscoderManager：该方法用于替换或添加 DICOM 转码器管理器服务，用于处理 DICOM 数据的转码。它通过泛型参数指定转码器管理器的具体实现类。

```
public static IServiceCollection AddTranscoderManager<TTranscoderManager>(this IServiceCollection services) where TTranscoderManager : class, ITranscoderManager
    =>services.Replace<ITranscoderManager, TTranscoderManager>(ServiceLifetime.Singleton);
```

（3）AddImageManager：该方法用于替换或添加 DICOM 图像管理器服务，用于处理 DICOM 图像数据。它通过泛型参数指定图像管理器的具体实现类。

```
public static IServiceCollection AddImageManager<TImageManager>(this IServiceCollection services) where TImageManager : class, IImageManager
    => services.Replace<IImageManager, TImageManager>(ServiceLifetime.Singleton);
```

（4）AddLogManager：该方法用于替换或添加 DICOM 日志管理器服务，用于记录 DICOM 相关的日志信息。它通过泛型参数指定日志管理器的具体实现类。

```
public static IServiceCollection AddLogManager<TLogManager>(this IServiceCollection services) where TLogManager : class, ILogManager
    => services.Replace<ILogManager, TLogManager>(ServiceLifetime.Singleton);
```

（5）AddNetworkManager：该方法用于替换或添加 DICOM 网络管理器服务，用于处理 DICOM 数据的网络传输。它通过泛型参数指定网络管理器的具体实现类。

```
public static IServiceCollection AddNetworkManager<TNetworkManager>(this IServiceCollection services) where TNetworkManager : class, INetworkManager
    => services.Replace<INetworkManager, TNetworkManager>(ServiceLifetime.Singleton);
```

（6）AddDicomClient：该方法用于注册 DICOM 客户端相关服务。它包含一个可选的 options 参数，用于配置 DICOM 客户端选项。

```
public static IServiceCollection AddDicomClient(this IServiceCollection services, Action<DicomClientOptions> options = null)
    => services
        .AddSingleton<IDicomClientFactory, DefaultDicomClientFactory>()
        .Configure(options ?? (o => {}));
```

（7）AddDicomServer：该方法用于注册 DICOM 服务端相关服务。它包含一个可选的 options 参数，用于配置 DICOM 服务端选项。

```
public static IServiceCollection AddDicomServer(this IServiceCollection services, Action<DicomServiceOptions> options = null)
    => services
        .AddSingleton<IDicomServerRegistry, DefaultDicomServerRegistry>()
```

```
            .AddSingleton<IDicomServerFactory, DefaultDicomServerFactory>()
            .Configure(options ?? (o => {}));
```

（8）Replace：这是一个辅助方法，用于替换服务的实现类。它接收服务接口 TService 和具体实现类 TImplementation，并替换注册中的服务实现。

（9）AddFellowOakDicom：该方法调用上述私有方法添加一系列 fo-dicom 的默认服务。其中，默认使用的 RawImageManager 不支持 Bitmap 格式图像的生成，Windows 桌面环境下使用起来不方便，可在该方法调用之后，再调用 AddImageManager 方法换用 WinformImageManager。

```
public static IServiceCollection AddFellowOakDicom(this IServiceCollection services)
    => services.AddInternals()
        .AddTranscoderManager<DefaultTranscoderManager>()
        .AddImageManager<RawImageManager>()
        .AddLogManager<ConsoleLogManager>()
        .AddNetworkManager<DesktopNetworkManager>()
        .AddDicomClient()
        .AddDicomServer();
```

2）注入器类 Setup

Setup 类是用于管理应用程序的依赖注入器的静态类。ServiceProvider 属性是一个公共的静态只读属性，用于获取应用程序的依赖注入容器（IServiceProvider）实例。如果 _serviceProviderHost 字段为空，则会创建一个新的 DicomSetupBuilder 实例，调用其 Build 方法来构建依赖注入容器，并将其返回。通过公共的 SetupDI 方法，可以设置或更换 Setup 类的依赖注入容器实例。ServiceProvider 属性用于获取依赖注入容器的实例，确保在整个应用程序中使用同一个容器，实现了依赖注入容器的单例化。

3）DicomSetupBuilder 类

DicomSetupBuilder 类的结构如下。

```
public class DicomSetupBuilder{
    private readonly IServiceCollection _serviceCollection;
    public DicomSetupBuilder(){            //构造函数
        _serviceCollection = new ServiceCollection();
        _serviceCollection.AddFellowOakDicom();
    }
    public void Build(){                   //构建依赖注入容器实例
        Setup.SetupDI(_serviceCollection.BuildServiceProvider());
    }
    //注册自定义服务，委托的第一个参数就是服务容器
    public DicomSetupBuilder RegisterServices(Action<IServiceCollection> registerAction) {
        registerAction?.Invoke(_serviceCollection);
        return this;
    }
    public static void UseServiceProvider(IServiceProvider provider) { //自定义依赖注入容器
        Setup.SetupDI(provider);
    }
    public static void UseServiceProvider(IServiceProviderHost provider) {//自定义依赖注入宿主
        Setup.SetupDI(provider);
    }
}
```

通过 Build 方法，用户可以构建并设置全局的 IServiceProvider 依赖注入容器对象。同

时，用户可以使用 RegisterServices 方法来注册自定义的服务，以满足应用程序的特定需求。通过 UseServiceProvider 方法，用户还可以设置自定义的 IServiceProvider 或 IServiceProviderHost 对象，实现对依赖注入容器的定制。

下面是初始化 fo-dicom 依赖注入环境的代码，通常在应用程序初始化时执行。

```
new DicomSetupBuilder().RegisterServices(s =>
    s.AddImageManager<FellowOakDicom.Imaging.WinFormsImageManager>()//更换桌面图像管理器
).Build();
```

3.5 Dicom.Network 网络通信程序集

3.5.1 表示上下文类

表示上下文类包括 DicomPresentationContext 类和 DicomPresentationContextCollection 类。DicomPresentationContext 类主要成员见表 3.20。

表 3.20 DicomPresentationContext 类主要成员

类别	成员名	类型	描述
属性	ID	byte	绑定_pcid，存取表示上下文 ID
	Result	DicomPresentationContextResult	绑定_result，存取关联协商结果。DicomPresentationContextResult 枚举值有：Proposed=255；Accept=0；RejectUser=1；Reject NoReason=2；RejectAbstractSyntaxNotSupported=3；RejectTransferSyntaxesNotSupported=4
	AbstractSyntax	DicomUID	绑定_abstract，存取表示上下文关联的抽象语法
	AcceptedTransferSyntax	DicomTransferSyntax	只读，获取协商接受的传输语法
	UserRole	bool	表示上下文是否支持 SCU 角色
	ProviderRole	bool	表示上下文是否支持 SCP 角色
方法	GetScpRolePresentationContext	DicomPresentationContext	获取特定抽象语法的有效 C-GET 请求表示上下文
	GetScpRolePresentationContextsFromStorageUids	IEnumerable<DicomPresentationContext>	获取满足存储 UID 或者存储类别过滤条件且有效的 C-GET 请求表示上下文集合
	SetResult	void	设置表示上下文的接受或拒绝结果
	AcceptTransferSyntaxes	bool	比较 SCP 接受的传输语法列表与 SCU 建议的传输语法列表，设置 Result 为接受（0）或拒绝（4）
	AddTransferSyntax	void	向表示上下文添加指定的传输语法
	RemoveTransferSyntax	void	从表示上下文删除指定的传输语法
	ClearTransferSyntaxes	void	清空表示上下文的传输语法
	GetTransferSyntaxes	IList<DicomTransferSyntax>	获取支持的传输语法列表

续表

类别	成员名	类型	描述
方法	HasTransferSyntax	bool	检查表示上下文是否有参数指定的传输语法
	GetResultDescription	string	读取协商结果的用户友好描述

DicomPresentationContextCollection 类是 DicomPresentationContext 对象的集合，内建 SortedDictionary<byte, DicomPresentationContext>的对象数据字典_pc，定义了访问数据字典中 DicomPresentationContext 对象的索引器，以及 Add、AddFromRequest、Contains、Remove、CopyTo、Clear、GetEnumerator 等方法。

3.5.2 关联类

关联类 DicomAssociation 的主要成员见表 3.21。

表 3.21 DicomAssociation 类主要成员

类别	成员名	类型	描述
属性	CallingAE	string	获取主叫应用实体
	CalledAE	string	获取被叫应用实体
	MaxAsyncOpsInvoked	int	获取设置异步操作触发数最大值
	MaxAsyncOpsPerformed	int	获取设置异步操作执行数最大值
	RemoteHost	string	获取远端主机
	RemotePort	int	获取远端端口号
	RemoteImplementationClassUID	DicomUID	获取远端实现类 UID
	RemoteImplementationVersion	string	获取远端实现版本号
	MaximumPDULength	uint	获取最大 PDU 长度
	PresentationContexts	DicomPresentationContextCollection	获取支持的表示上下文
	ExtendedNegotiations	List<DicomExtendedNegotiation>	获取支持的扩展协商
	Options	DicomServiceOptions	获取/设置 DicomService 基类行为
方法	ToString()	string	获取当前对象的字符串表示

3.5.3 PDU 类

PDU 类包括 PDU 接口、RawPDU 类、AAssociateRQ 类、AAssociateAC 类、AAssociateRJ 类、AReleaseRQ 类、AReleaseRP 类、AAbort 类、PDataTF 类。

1. PDU 接口

PDU 接口定义了 PDU 类的一般行为，包括 Read 和 WriteAsync 方法，具体定义如下：

```
public interface PDU
{
    /// <summary>
    /// Writes PDU to stream
    /// </summary>
```

```
        Task WriteAsync(Stream stream, CancellationToken cancellationToken);

        /// <summary>
        /// Reads PDU from PDU buffer
        /// </summary>
        /// <param name="raw">PDU buffer</param>
        void Read(RawPDU raw);
}
```

2. RawPDU 类

RawPDU 类为 7 种 PDU 的读写提供数据封装，RawPDU 类主要成员见表 3.22。

表 3.22　RawPDU 类主要成员

类别	成员名	类型	描述
字段	_encoding	Encoding	编码对象，构造函数传入或创建
	_stream	Stream	流对象，构造函数传入或创建
属性	Type	byte	绑定_type，获取 PDU 类型
	Length	uint	获取 PDU 长度
方法	WritePDU	void	把 PDU 写入流
	WritePDUAsync	void	异步把 PDU 写入流
	Save	void	把 PDU 保存到文件
	ToString	String	获取 PDU 的字符串描述
	Reset	void	复位 PDU 读取流
	CheckOffset	void	检查请求字节数是否越界
	ReadByte	byte	从 PDU 读字节
	ReadBytes	byte[]	从 PDU 读字节数组
	ReadUInt16	ushort	从 PDU 读短整型数
	ReadUInt32	uint	从 PDU 读整型数
	ReadString	String	从 PDU 读字符串
	SkipBytes	void	向前跳过若干字节
	Write	void	向 PDU 写字节、字节数组、短整型、整型、字符串
	MarkLength16	void	标注写入 16bit 值位置
	WriteLength16	void	在最近标注位置写入 16bit 值
	Dispose	void	释放占用内存
	DisposeAsync	void	异步释放占用内存

3. 关联建立 PDU 类

关联建立 PDU 类包括关联请求类 AAssociateRQ、关联接受类 AAssociateAC、关联拒绝类 AAssociateRJ，前两类的数据存放在 DicomAssociation 类对象_assoc 中，AAssociateRJ 类则定义了 Result、Source、Reason 三个只读属性，分别存放拒绝的结果、源和原因。实现 PDU 接口的 Write 方法按照三种 PDU 格式的要求写入数据，生成 RawPDU 对象；Read

方法则按照格式读出数据填入_assoc或属性Result、Source、Reason中；ToString方法返回"A-ASSOCIATE-RQ""A-ASSOCIATE-AC""A-ASSOCIATE-RJ"，见图3.16。

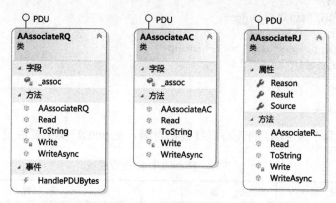

图3.16 关联建立PDU类

下面以AAssociateRQ的Write方法为例讲述PDU的生成过程。

```
private void Write(RawPDU pdu) {
    pdu.Write("Version", (ushort)0x0001);
    pdu.Write("Reserved", 0x00, 2);
    pdu.Write("Called AE", _assoc.CalledAE, 16, ' ');
    pdu.Write("Calling AE", _assoc.CallingAE, 16, ' ');
    pdu.Write("Reserved", 0x00, 32);
    pdu.Write("Item-Type", (byte)0x10);    // Application Context
    pdu.Write("Reserved", 0x00);
    pdu.MarkLength16("Item-Length");
    pdu.Write("Application Context Name", DicomUID.DICOMApplicationContext.UID);
    pdu.WriteLength16();
    foreach (var pc in _assoc.PresentationContexts) {
        pdu.Write("Item-Type", (byte)0x20);    // Presentation Context
        pdu.Write("Reserved", (byte)0x00);
        pdu.MarkLength16("Item-Length");
      ...
        pdu.Write("Item-Type", (byte)0x30);    // Abstract Syntax
      ...
        foreach (DicomTransferSyntax ts in pc.GetTransferSyntaxes()){
            pdu.Write("Item-Type", (byte)0x40);    // Transfer Syntax
            ...
        }
        pdu.WriteLength16();
    }
    pdu.Write("Item-Type", (byte)0x50);    // User Data Fields
    ...
    pdu.Write("Item-Type", (byte)0x51);    // Maximum PDU
    ...
    pdu.Write("Item-Type", (byte)0x52);    // Implementation Class UID
    ...
    if (_assoc.MaxAsyncOpsInvoked != 1 || _assoc.MaxAsyncOpsPerformed != 1)
        pdu.Write("Item-Type", 0x53);    // Asynchronous Operations Negotiation
```

```
        ...
    }
    foreach (var pc in _assoc.PresentationContexts) {
        if (pc.UserRole.HasValue || pc.ProviderRole.HasValue) {
            pdu.Write("Item-Type", 0x54);    // SCP-SCU Role Selection Negotiation
            ...
    }}
    pdu.Write("Item-Type", (byte)0x55);     // Implementation Version
    ...
    foreach (var ex in _assoc.ExtendedNegotiations.Where(
                e => e.RequestedApplicationInfo?.Contains(1) == true)) {
        pdu.Write("Item-Type", 0x56);       // SOP Class Extended Negotiation
        ...
    }
    foreach (var commonExNeg in _assoc.ExtendedNegotiations.Where(e => e.ServiceClassUid != null)) {
        pdu.Write("Item-Type", 0x57);       //SOP Class Common Extended Negotiation
        ...
    }
    pdu.WriteLength16();
}
```

4．关联结束 PDU 类

关联结束 PDU 类包括关联释放请求类 AReleaseRQ、关联释放响应类 AReleaseRP、关联中止类 AAbort，见图 3.17。Write 方法中按照三种 PDU 格式的要求写入数据、生成 RawPDU 对象。Read 方法在前两个类中可以不读出具体数据，AAbort 类的 Read 方法把解析结果保存到私有变量 _s 和 _r 中，然后从只读属性 Source、Reason 读出。ToString 方法返回"A-RELEASE-RQ""A-RELEASE-RP""A-ABORT"。

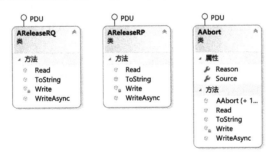

图 3.17　关联结束 PDU 类

关联结束 PDU 类的 Read 和 Write 方法相对简单，以 AAbort 类的 Read 方法为例，定义如下：

```
public void Read(RawPDU raw)
{
    raw.ReadByte("Reserved");
    raw.ReadByte("Reserved");
    _s = (DicomAbortSource)raw.ReadByte("Source");
    _r = (DicomAbortReason)raw.ReadByte("Reason");
}
```

5. 数据 PDU 类

由于 PDU 有最大长度限制，因此对大量数据传送需要分片技术。PDV 类就是处理一个分片的类，PDataTF 类用数组 _pdvs 组合了若干 PDV 类的对象，其 Read 和 Write 方法都是通过遍历 PDV 对象的 Read 和 Write 方法来实现的，见图 3.18。

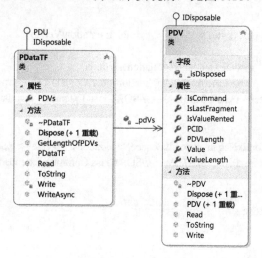

图 3.18　数据 PDU 类

3.5.4　消息类

1. DicomMessage 类

以 DicomMessage 类为所有消息类的基类，有命令集 Command 和数据集 Dataset 属性，为使用方便把常用的命令元素定义为属性，包括 Type、SOPClassUID、HasDataset 等，其主要成员见表 3.23。

表 3.23　DicomMessage 类主要成员

类别	成员名	类型	描述
字段	_dataset	DicomDataset	数据集
属性	Type	DicomCommandField	存取消息类型，枚举值
	SOPClassUID	DicomUID	存取受影响/请求 SOP 类 UID
	HasDataset	bool	有无数据集
	PresentationContext	DicomPresentationContext	存取表示上下文
	ApplicationInfo	DicomServiceApplicationInfo	SOP 类扩展协商服务类应用信息
	Command	DicomDataset	获取命令集
	Dataset	DicomDataset	绑定_dataset 字段，存取数据集
	UserState	object	存取请求消息传递到响应消息的状态对象
	PendingSince	DateTime	消息发送后进入等待列表的时间戳
	LastPDUSent	DateTime	前一次发送 PDU 的时间戳

续表

类别	成员名	类型	描述
属性	LastPendingResponseReceived	DateTime	前一次接收到 Pending 状态应答的时间戳
	IsTimedOut	bool	是否超过给定时间
方法	ToString	string	输出消息的格式化字符串
	IsRequest	bool	是否请求消息

DicomMessage 类派生出 DicomRequest 和 DicomResponse 两个抽象类，分别作为请求消息和响应消息的基类，见图 3.19。

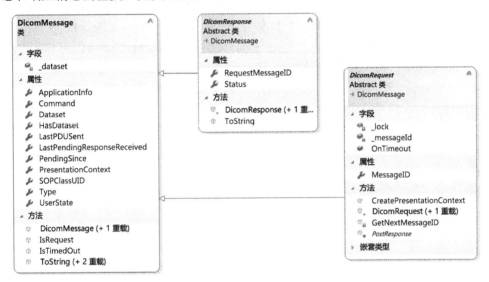

图 3.19 消息类的基类

2．请求消息类

DicomRequest 抽象类是所有请求消息的直接基类，定义了 ushort 类型的 MessageID 属性，以及定义了抽象方法 PostResponse 用于规定具体请求消息类必须定义的接收应答消息的动作。CreatePresentationContext 方法用参数指定的传输语法创建表示上下文。CStoreRequest、CFindRequest、CMoveRequest 和 CGetRequest 四个消息均有 Priority 属性，抽取出来形成 DicomPriorityRequest 抽象类。

各具体请求消息类根据消息结构的差异增添成员。在 PostResponse 抽象方法的实现上，由于实际处理应答消息的消息处理程序是有待上层定义的，不能直接按名访问，因此采用松耦合的委托机制，即声明一个委托类型 ResponseDelegate，参数为(具体请求消息类对象，具体响应消息类对象)，然后声明委托变量 OnResponseReceived，再在 PostRequest 方法的实现中调用该委托实例，这样把接收到的响应消息发送给待定义的消息处理程序，例如：

```
//声明委托类型
public delegate void ResponseDelegate(DicomXXXRequest request,DicomXXXResponse response);
public ResponseDelegate OnResponseReceived;      //定义委托变量
protected internal override void PostResponse(DicomService service,
              DicomResponse response)    //响应消息处理
```

```
{
    try{
        if (OnResponseReceived != null)    //调用委托实例
            OnResponseReceived(this, (DicomXXXResponse)response);
    }
    catch { }
}
```

3. 响应消息类

DicomResponse 抽象类是所有响应消息类的直接基类，定义了 RequestMessageID 和 Status 两个属性，以及重写的 ToString 方法得到应答消息的格式化输出，见图 3.19。

DicomResponse 类派生出 11 个具体响应消息类：DicomCEchoResponse 类、DicomCStoreResponse 类、DicomCFindResponse 类、DicomCMoveResponse 类、DicomCGetResponse 类、DicomNCreateResponse 类、DicomNSetResponse 类、DicomNGetResponse 类、DicomNActionResponse 类、DicomNEventReportResponse 类和 DicomNDeleteResponse 类。这些类相对比较简单，基本上只存在类名上的差异，没有定义新的方法，只有少量为方便使用而从命令集的命令元素转换而来的属性，如 6 个 DicomNxxxResponse 类都有的 SOPInstanceUID 属性是从 AffectedSOPInstanceUID 命令元素转换来的：

```
public DicomUID SOPInstanceUID{
    get{
        return Command.Get<DicomUID>(DicomTag.AffectedSOPInstanceUID, null);
    }
    private set{
        Command.AddOrUpdate(DicomTag.AffectedSOPInstanceUID, value);
    }
}
```

3.5.5 网络访问接口

1. INetworkStream 接口

INetworkStream 接口规定了网络接口的属性和方法，常用于客户端：

```
public interface INetworkStream : IDisposable{
    string RemoteHost { get; }      //远端主机名
    string LocalHost { get; }       //本地主机名
    int RemotePort { get; }         //远端端口号
    int LocalPort { get; }          //本地端口号
    Stream AsStream();              //获取网络流
}
```

实现这个接口的类有 DeskTopNetworkStream 类，但最常用的获取网络接口对象的方法是 NetworkManager.CreateNetworkStream 方法，其原型为：

```
public static INetworkStream CreateNetworkStream(
    string host,            //服务器名或 IP 地址
    int port,               //服务器端口号
    bool useTls,            //是否使用 TLS
```

```
        bool noDelay,                    //是否无延迟
        bool ignoreSslPolicyErrors);     //是否忽略 SSL 策略错误
```

2. INetworkListener 接口

```
public interface INetworkListener{
    Task StartAsync();                   //开始侦听
    void Stop();                         //停止侦听
    Task<INetworkStream> AcceptNetworkStreamAsync(//异步等待客户连接
        string certificateName,          //证书名
        bool noDelay,                    //是否无延迟
        CancellationToken token);        //任务取消令牌
}
```

实现这个接口的类有 DesktopNetworkListener，但最常用的创建网络侦听对象的方法是以端口号为参数调用 NetworkManager.CreateNetworkListener 方法，其原型为：

```
public static INetworkListener CreateNetworkListener(int port);
```

3.5.6 DIMSE 类

DIMSE 类包括关联管理接口、DIMSE 接口、PDataTFStream 类、DicomService 抽象类、服务端通信类等。

1. 关联管理接口

关联建立过程见 2.4.2 节，SCU 端向 SCP 端发送 A-ASSOCIATE-RQ PDU 请求建立关联，SCP 端通过回送 A-ASSOCIATE-RJ PDU 拒绝，或者 A-ASSOCIATE-AC PDU 接受请求建立关联。通信完成后，SCU 端向 SCP 端发送 A-RELEASE-RQ PDU 请求释放关联，SCP 端回送 A-RELEASE-RP PDU 结束关联。关联过程中 SCU 或 SCP 端都可以发送 A-ABORT PDU 单方面中止关联。

接收消息是个被动行为，通常通过事件触发机制来通知。从上面的分析可知，SCU 端和 SCP 端可能接收到的 PDU 是不同的，因此关联管理接口也有所不同，见图 3.20。

（1）SCP 端接口。

将连接关闭事件放在 IDicomService 基接口中，将 SCP 端具有的关联建立请求和释放请求事件放到 IDicomServiceProvider 派生接口中。

（2）SCU 端接口。

SCU 端在关联建立时需要主动发送 PDU，也需要接收 PDU，IDicomClient 接口中定义了 AddRequestAsync、SendAync 等主动发送方法，还有 AssociationAccepted、AssociationRejected、AssociationReleased 等接收事件，以及 AssociationRequestTimedOut、RequestTimeOut、StateChanged 等连接或通信状态事件。

2. DIMSE 接口

DICOM 消息服务元素（DIMSE）为上层应用提供消息传递服务，分为 DIMSE-C 和 DIMSE-N 两大类。DIMSE-C 包括 C-ECHO、C-STORE、C-FIND、C-MOVE 和 C-GET，DIMSE-N 包括 N-CREATE、N-SET、N-GET、N-ACTION、N-EVENT-REPORT 和 N-DELETE。每一种 DIMSE 服务都是在关联的基础上通过传递一对消息来实现的：在 SCU 端，发送请

求消息，接收响应消息；在 SCP 端，接收请求消息，发送响应消息。例如，C-STORE 服务在 SCU 端发送 C-STORE-REQ 消息，接收 C-STORE-RSP 消息；在 SCP 端接收 C-STORE-REQ 消息，发送 C-STORE-RSP 消息。

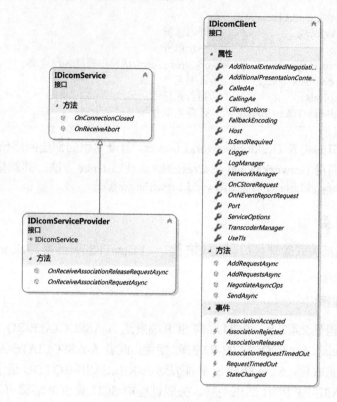

图 3.20 关联管理接口

SCP 端往往是从 DIMSE 接收某一个请求消息来触发其服务的，为了实现更加灵活，以功能单一为原则设计了相关的接口 IDicomCEchoProvider、IDicomCStoreProvider、IDicomCFindProvider、IDicomCMoveProvider、IDicomCGetProvider、IDicomNServiceProvider、IDicomNEventReportRequestProvider，具体如下：

```
public interface IDicomCEchoProvider{
    Task<DicomCEchoResponse> OnCEchoRequestAsync(DicomCEchoRequest request);
}
public interface IDicomCFindProvider{
    IAsyncEnumerable<DicomCFindResponse> OnCFindRequestAsync(DicomCFindRequest request);
}
public interface IDicomCGetProvider{
    IAsyncEnumerable<DicomCGetResponse> OnCGetRequestAsync(DicomCGetRequest request);
}
public interface IDicomCMoveProvider{
    IAsyncEnumerable<DicomCMoveResponse> OnCMoveRequestAsync(DicomCMoveRequest request);
}
public interface IDicomCStoreProvider{
    Task<DicomCStoreResponse> OnCStoreRequestAsync(DicomCStoreRequest request);
    Task OnCStoreRequestExceptionAsync(string tempFileName, Exception e);
```

```csharp
}
public interface IDicomNEventReportRequestProvider{
    Task OnSendNEventReportRequestAsync(DicomNActionRequest request);
}
public interface IDicomNServiceProvider{
    Task<DicomNActionResponse> OnNActionRequestAsync(DicomNActionRequest request);
    Task<DicomNCreateResponse> OnNCreateRequestAsync(DicomNCreateRequest request);
    Task<DicomNDeleteResponse> OnNDeleteRequestAsync(DicomNDeleteRequest request);
    Task<DicomNEventReportResponse> OnNEventReportRequestAsync(DicomNEventReportRequest request);
    Task<DicomNGetResponse> OnNGetRequestAsync(DicomNGetRequest request);
    Task<DicomNSetResponse> OnNSetRequestAsync(DicomNSetRequest request);
}
```

3. PDataTFStream 类

PDataTFStream 类是定义在 DicomService 内部的一个私有类，派生自 Stream 抽象类，实现了 Stream 类的抽象成员如 bool 类型 CanRead、CanSeek、CanWrite 属性和 Write、FlushAsync 方法（采用空实现），其余 Length、Position 属性和 Read、Seek、SetLength 等均采用抛出异常的实现方式。该类定义了 CreatePDVAsync 和 WritePDUAsync 私有方法，实现将消息编码分片成 PDV、构造 PDataTF 类型 pdu 对象发送的功能。主要代码如下：

```csharp
private class PDataTFStream : Stream
{
    public override bool CanRead => false;          //不可读
    public override bool CanSeek => false;          //不可查找
    public override bool CanWrite => true;          //可写
    public override async Task WriteAsync(byte[] buffer, int offset, int count,    //分片写入
                CancellationToken cancellationToken){
        try{
            if (_bytes == null || _bytes.Length == 0) {      //初始化空的缓冲区
                uint max = _max - CurrentPduSize() - 6;
                _bytes = new byte[max];
            }
            while (count >= (_bytes.Length - _length)) {     //分片为 PDV
                var c = Math.Min(count, _bytes.Length - _length);
                Array.Copy(buffer, offset, _bytes, _length, c);
                _length += c; offset += c; count -= c;
                await CreatePDVAsync(false).ConfigureAwait(false);
            }
            if (count > 0){                                  //剩余数据再组一个 PDV
                Array.Copy(buffer, offset, _bytes, _length, count);
                _length += count;
                if (_bytes.Length == _length)
                    await CreatePDVAsync(false).ConfigureAwait(false);
            }} catch (Exception e) {…}
    }
    public override async Task FlushAsync(CancellationToken cancellationToken){
        await CreatePDVAsync(last).ConfigureAwait(false);    //创建 PDV
        await WritePDUAsync(last).ConfigureAwait(false);     //发送 PDU
    }
```

```
private async Task CreatePDVAsync(bool last) {                    //异步创建 PDV
    try{
        if (_bytes == null) _bytes = new byte[0];
        if (_length < _bytes.Length) Array.Resize(ref _bytes, _length);
        PDV pdv = new PDV(_pcid, _bytes, _command, last);        //创建 PDV
        _pdu.PDVs.Add(pdv);                                       //添加到 PDU 的 PDV 数组
        _length = 0;                                              //长度清零避免影响 WritePDU
        if ((_service.Options.MaxPDVsPerPDU != 0 //PDV 个数或 PDU 超限
            && _pdu.PDVs.Count >= _service.Options.MaxPDVsPerPDU)
            || (CurrentPduSize() + 6) >= _max || (!_command && last)) {
            await WritePDUAsync(last).ConfigureAwait(false); //发送 PDU
        }
        uint max = _max - CurrentPduSize() - 6;                   //计算 PDU 剩余空间
        _bytes = last ? null : new byte[max];                     //分配缓冲区空间
    } catch (Exception e) {...}
}
private async Task WritePDUAsync(bool last) {                     //异步发送 PDU
    if (_length > 0) await CreatePDVAsync(last).ConfigureAwait(false);
    if (_pdu.PDVs.Count > 0) {
        if (last) _pdu.PDVs[_pdu.PDVs.Count - 1].IsLastFragment = true;
        await _service.SendPDUAsync(_pdu).ConfigureAwait(false);
        _pdu = new PDataTF();                                     //创建新的 PDU
    }}
    ...
}
```

4．DicomService 抽象类

　　DicomService 抽象类较为复杂，是 DICOM 的 ACSE 和 DIMSE 的具体实现，涉及许多类和接口，自身也定义了众多的字段、属性和方法，但是公共方法却很少（只有 Dispose 和 SendRequest），这与其功能密切相关，主要有关联管理和消息管理两条主线，见图 3.21。

　　关联管理即 ACSE，主要是 PDU 的发送和接收。发送 PDU 以调用 SendAssociationRequestAsync 方法（由于这一类 Send 方法是保护类型的，只能从 DicomService 派生类中调用）为入口，到把 PDU 的字节流写入 INetworkStream 类型的 _network 发送到网络；从网络接收 PDU，以 ListenAndProcessPDUAsync 方法为入口，以 IDicomServiceProvider 接口或 IDicomClientConnection 接口方法为上层应用出口。

　　消息管理即 DIMSE，主要是 DICOM 请求与响应消息的发送与接收，最终都以 PDataTFPDU 的形式在网络上发送和接收。发送消息是在调用链的 DoSendMessageAsync 私有方法中被编码为 PDataTFPDU，再调用 SendPDUAsync 私有方法最终注入网络的过程。接收消息是以 PDU 的形式经过 ListenAndProcessPDUAsync 私有方法根据 PDU 的类型为 0x04(PDataTF)被分流到 ProcessPDataTFAsync 私有方法，再将解码得到的消息传递给 PerformDimseAsync 私有方法进行分流处理的过程。但在 SCP 端和 SCU 端消息的传送路径是不同的。

　　在 SCU 端，基本流程是发送 DICOM 请求消息，接收 DICOM 应答消息。以调用 SendRequestAsync 公共方法为发送消息的入口，在调用链的 SendNextMessageAsync 私有方法中被添加到一个 List<DicomRequest>类型的 _pending 等候列表中，同时调用 DoSendMessageAsync 方法发送消息。在 PerformDimseAsync 中，在判断消息的类型是应答消息（DicomMessage.

IsRequest 属性为 true）后，会根据应答消息中的 RequestMessageID 属性匹配_pending 等候列表中请求消息的 MessageID，找到并取出对应的请求消息，调用该请求消息的 PostResponse 方法，通过 OnResponseReceived 委托实例给上层应用返回应答消息（图 3.21 中消息管理部分实线箭头所示）。可见上层 SCU 应用在构建请求消息时，需要把请求消息的 OnResponseReceived 委托与接收应答消息的处理程序通过赋值绑定，然后再调用 SendRequestAsync 方法发送该请求消息。

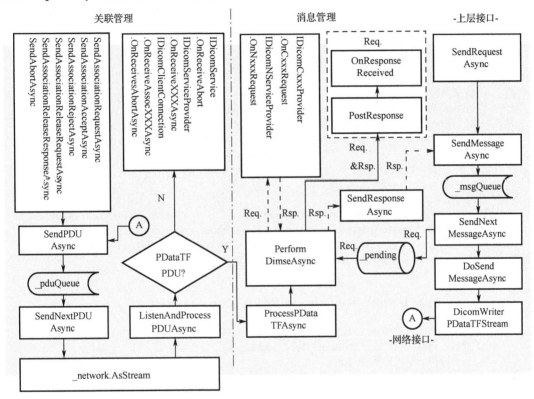

图 3.21　DicomService 抽象类功能结构图

在 SCP 端，基本流程是接收请求消息、返回应答消息。提供服务的 SCP 类继承 DicomService，并选择实现 IDicomCxxxProvider 系列接口或 IDicomNSeviceProvider 接口，请求消息在 PerformDimseAsync 方法中通过这些接口的 OnCxxxRequest 或 OnNxxxRequest 方法传递给上层应用，处理后的应答消息作为返回值在 PerformDimseAsync 中分流给 SendResponseAsync 私有方法，后者调用 SendMessageAsync 方法发送应答消息（图 3.21 中消息管理部分虚线箭头所示）。

从上述分析可见，PerformDimseAsync 方法在 DIMSE 中起到了枢纽的作用，其实现代码如下：

```
private async Task PerformDimseAsync(DicomMessage dimse) {
    if (!DicomMessage.IsRequest(dimse.Type) && dimse is DicomResponse rsp) {   //响应消息处理
        DicomRequest req;
        lock (_lock) {                                      //在等待队列中匹配请求消息
            req = _pending.FirstOrDefault( x => x.MessageID == rsp.RequestMessageID);
        }
```

```
            if (req != null) {                        //找到请求消息
                try{ rsp.UserState = req.UserState;
                    req.PostResponse(this, rsp);      //通过请求消息传递响应消息
                }finally{
                    if (rsp.Status.State != DicomState.Pending) { //无后续响应消息
                        lock (_lock){ _pending.Remove(req);       //从等待队列中移除
                        if (this is IDicomClientConnection connection) {
                            await connection.OnRequestCompletedAsync(req, rsp).ConfigureAwait(false);
                        }
                    }else{
                        req.LastPendingResponseReceived = DateTime.Now;
}}}
        return;
    }
    //请求消息处理
    if (dimse.Type == DicomCommandField.CStoreRequest) { //C-STORE-RQ
        if (this is IDicomCStoreProvider thisDicomCStoreProvider) { //类实现了 IDicomCStoreProvider
            var response = await thisDicomCStoreProvider.OnCStoreRequestAsync(dimse as
                                DicomCStoreRequest) .ConfigureAwait(false);
            await SendResponseAsync(response) .ConfigureAwait(false);  //发送应答消息
            return;
        }
        if (this is IDicomClientConnection connection) {    //类实现了 IDicomClientConnection
            var response = await connection.OnCStoreRequestAsync(dimse as
                                DicomCStoreRequest).ConfigureAwait(false);
            await SendResponseAsync(response).ConfigureAwait(false);
            return;
        }
        throw new DicomNetworkException("C-Store SCP not implemented");
    }
    if (dimse.Type == DicomCommandField.CFindRequest) {...}
    if (dimse.Type == DicomCommandField.CGetRequest) {...}
    ...    //每种请求消息单独处理
    throw new DicomNetworkException("Operation not implemented");
}
```

5. 服务端通信类

在核心类库中没有全部实现各种 DIMSE 类,从上面的分析可以看出,SCU 端的 DIMSE 具体类需要从 DicomService 类派生并实现 IDicomService 和 IDicomClientConnection 接口;SCP 端的 DIMSE 具体类需要从 DicomService 类派生并实现 IDicomService 和 IdicomServiceUser 接口,见表 3.24。

表 3.24 DIMSE 具体类实现框架

派生 DIMSE 类	基 类				
	DicomService 类	IDicomService Provider	IDicomClientConnection	IDicomCxxx Provider	IDicomNService Provider
SCP 端	继承	实现		选择实现	选择实现
SCU 端	继承		实现		

服务端通信类以 DicomCEchoProvider 类为例，示例代码如下：
```csharp
public class DicomCEchoProvider : DicomService, IDicomServiceProvider, IDicomCEchoProvider{
    //构造函数向基类构造函数传递参数
    public DicomCEchoProvider(INetworkStream stream, Encoding fallback
            Encoding, Logger log): base(stream, fallbackEncoding, log) {}
    //收到关联请求 PDU 处理(IDicomServiceProvider)
    public void OnReceiveAssociationRequest(DicomAssociation association) {
        foreach (var pc in association.PresentationContexts) {
            if (pc.AbstractSyntax ==DicomUID.Verification) //接收验证 SOP
                pc.SetResult(DicomPresentationContextResult.Accept);
            else                  //拒绝其他 SOP
                pc.SetResult(DicomPresentationContextResult
                    .Reject AbstractSyntaxNotSupported);
        }
        SendAssociationAccept(association);    //发送关联接受响应 PDU
    }
    //收到关联释放请求 PDU 处理(IDicomServiceProvider)
    public void OnReceiveAssociationReleaseRequest(){
        SendAssociationReleaseResponse();    //发送关联释放响应 PDU
    }
    //收到关联中止 PDU 处理(IDicomService)
    public void OnReceiveAbort(DicomAbortSource source,
                DicomAbortReason reason) { }
    //收到连接关闭事件处理(IDicomService)
    public void OnConnectionClosed(Exception exception) { }
    //收到 C-ECHO-RQ 消息处理(IDicomCEchoProvider)
    public DicomCEchoResponse OnCEchoRequest(DicomCEchoRequest
            request) {      //返回 C-ECHO-RSP 消息
        return new DicomCEchoResponse(request, DicomStatus.Success);
    }
}
```

3.5.7 服务类

服务类包括 DicomClient 类、DicomServer 泛型类及 DicomServer 类。

1. DicomClient 状态模式

状态模式是一种常见的设计模式，多用于协议处理。需要在多种状态下根据不同的事件进行处理，执行不同的动作，必要时进行状态迁移。状态模式由环境类、抽象状态类、若干具体状态类组成。抽象状态类提供操作状态类的共同接口，每个具体状态类只负责处理这个状态下的逻辑，公共数据和方法都保存在环境类中，这样可以简单地换用不同状态类实现状态迁移。

DicomClient 从建立连接到数据传输，再到关闭连接，包括出错处理，是个典型的协议处理状态机，为此采用了状态模式进行设计。

（1）抽象状态类：IDicomClientState。

IDicomClientState 定义了驱动状态机的多种事件输入和数据传输方法等，见图 3.22。

（2）具体状态类：包括以下 6 种具体状态类，实现了 IDicomClientState 接口。

① 空闲状态类 DicomClientIdleState，当客户端需要发送时，发送关联请求，迁移到建立关联请求状态。

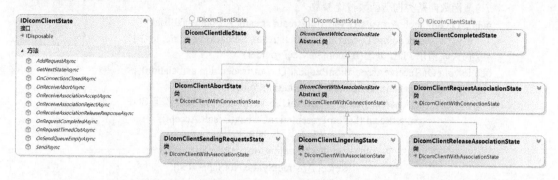

图 3.22　IDicomClientState 抽象状态类及具体状态类

② 建立关联请求状态类 DicomClientRequestAssociationState，当接收到 OnReceiveAssociationAcceptAsync 事件时，迁移到发送数据请求状态，其余事件略。

③ 发送数据请求状态类 DicomClientSendingRequestsState，SendAsync 发送数据后，进入关联滞留状态，其余事件略。

④ 关联滞留状态类 DicomClientLingeringState：接收到 OnRequestCompleted 事件时，如果发送全部完成就进入关闭关联状态，其余事件略。

⑤ 关闭关联状态类 DicomClientAbortingState：收到 OnReceivAbortAsync 或 OnReleaseAssociationReleaseResponseAsync 事件进入空闲状态，其余事件略。

⑥ 关联正常结束状态类 DicomClientCompletedState。

（3）环境类 DicomClient 类。

DicomClient 类中，State 对象保存当前状态，初始化为空闲状态 DicomClientIdleState，提供了 Transit 状态迁移共性方法给 State 的状态对象。

（4）状态迁移扩展类 DicomClientExtensions。

该类给 DicomClient 类扩展了 TransitionToAbortState、TransitionToCompletedState、TransitionToCompletedWithErrorState、TransitionToConnectState、TransitionToIdleState、TransitionToLingerState、TransitionToReleaseAssociationState、TransitionToRequestAssociationState、TransitionToSendingRequestsState 等状态迁移方法。这些方法都用于实例化对应的具体状态类对象，然后调用 DicomClient 对象的 Transit 方法实现状态迁移。

2．DicomClient 类

DicomClient 类是实现 SCU 功能的类，实现了 IDicomClient 接口，该接口定义了与 DICOM 通信相关的属性、事件与方法。

1）依赖注入

构造函数通过传递各种管理器（NetworkManager、LogManager、TranscoderManager）来实现依赖注入，以便灵活地管理和配置客户端。

2）建立关联

（1）连接参数。

包括 DICOM 服务器的地址（Host）、端口（Port）、使用 TLS 安全连接（UseTls）、调

用方应用实体标题（CallingAe）、被调用方应用实体标题（CalledAe），关联协商的附加参数（AdditionalExtendedNegotiation）与 SOP 类的表示上下文（AdditionalPresentationContexts）等，以及配置选项（ClientOptions、ServiceOptions）。这些参数在构造函数中传入：

```
public DicomClient(string host, int port, bool useTls, string callingAe, string calledAe,
        DicomClientOptions clientOptions,
        DicomServiceOptions serviceOptions,
        INetworkManager networkManager,
        ILogManager logManager,
        ITranscoderManager transcoderManager)
```

（2）连接操作。

通过上述状态机机制对关联进行管理，关联时默认有异步协商选项，通过 NegotiateAsyncOps 不带参数即关闭该选项。SendAsync 方法会启动关联协商，调用状态模式 Transition 处理事件进行状态迁移。

（3）连接事件。

提供 NotifyAssociationAccepted、NotifyAssociationRejected、NotifyAssociationReleased、NotifyAssociationRequestTimedOut 等内部方法经状态机触发 AssociationAccepted、AssociationRejected、AssociationReleased、AssociationRequestTimedOut、StateChanged 等事件，以便上层应用处理。关联接受事件处理 OnReceiveAssociationAcceptAsync、关联拒绝事件处理 OnReceiveAssociationRejectAsync、关联释放事件处理 OnReceiveAssociationReleaseResponseAsync、结束事件处理 OnReceiveAbortAsync、请求消息超时事件处理 OnRequestTimedOutAsync、连接关闭事件处理 OnConnectionClosedAsync 等方法则连接下层关联管理类，接收通信事件，驱动当前状态 State 进行事件处理和状态迁移。

3）发送消息

包括添加请求消息同步异步方法 AddRequests 和 AddRequestAsync、发送消息异步方法 SendAsync。状态机调用的内部方法 NotifyRequestTimedOut 经状态机触发 RequestTimedOut 事件通知上层应用、下层请求消息发送超时事件处理 OnRequestTimedOutAsync 等。

4）接收消息

下层通信收到请求消息的响应消息事件处理 OnRequestCompletedAsync，用于驱动状态机 State。SCU 端在 CMove 时接收到 C-Store 请求消息处理 OnCStoreRequestAsync、作为存储提交 SOP 类 SCU 时接收到请求消息处理 OnNEventReportRequestAsync 等。

3．DicomServer<T>泛型类

该泛型类是创建 SCP 的类，其主要成员见表 3.25。构造函数传入网络管理器和日志管理器。StartAsync 是启动服务的方法，传入 IP 地址、端口号、证书名、编码器、服务器选项、用户状态等参数，其中调用 ListenForConnectionsAsync 方法启动侦听，这个方法中会调用 CreateScp<T>方法通过依赖注入实例化 T 对应的服务类。

```
public DicomServer(
        INetworkManager networkManager,
        ILogManager logManager);

public virtual Task StartAsync(string ipAddress, int port, string certificateName, Encoding fallbackEncoding,
        DicomServiceOptions options, object userState);
```

表 3.25 DicomServer<T>泛型类主要成员

类别	成员名	类型	描述
字段	_services	List<RuningDicomService>	服务列表
	_logManager	ILogManager	日志管理，依赖注入
	_networkManager	INetworManager	网络管理器，依赖注入
属性	Port	int	端口号
	IPAddress	string	IP地址
	Logger	Logger	日志
	Options	DicomServiceOptions	服务选项
	IsListening	bool	是否在侦听
	Exception	Exception	侦听失败的错误信息
	ServiceScope	IServiceScope	服务依赖注入
方法	Stop	void	停止侦听
	Dispose	void	释放资源
	StartAsync	Task	启动服务器
	CreateScp	T	创建 DICOM 服务实例
	ClearServices	void	清除服务
	ListenForConnectionAsync	Task	异步侦听
	RemoveUnusedServiceAsync	Task	清除断连的连接

3.6 Dicom 图像显示程序集

Dicom 图像显示程序集包括与图像数据、解压缩、像素变换、像素数据、图像变换、图像渲染等过程相关的类，见图 3.23。

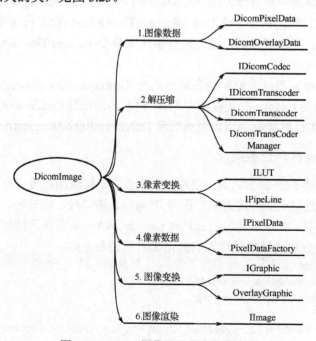

图 3.23 Dicom 图像显示程序集概念图

3.6.1 图像数据类

图像数据类包括 PhotometricInterpretation 类、BitDepth 类、DicomPixelData 类、DicomOverlayData 类等。

1. PhotometricInterpretation 类

光学解释类定义了相关属性和转换方法，以及像素数据是如何组织的；定义了各种 (0028,0004)元素取值所对应的静态 PhotometricInterpretation 对象，这些对象各属性的取值见表 3.26。类中定义的 Parse 方法实现了表中 Value 字符串值向对象名的转换。

```
public class PhotometricInterpretation : DicomParseable{
    public string Value { get; private set; }              //值
    public string Description { get; private set; }        //描述
    public bool IsColor { get; private set; }              //是否彩色
    public bool IsPalette { get; private set; }            //是否调色板
    public bool IsYBR { get; private set; }                //是否 YCbCr
    public ColorSpace ColorSpace { get; private set; }     //颜色空间
    public static PhotometricInterpretation Parse(string photometric){...//转换}
    public static readonly PhotometricInterpretation Monochrome1 =
        new PhotometricInterpretation(){
            Value ="MONOCHROME1",
            Description ="Monochrome 1",
            IsColor =false,
            IsPalette =false,
            IsYBR = false,
            ColorSpace =ColorSpace.Grayscale
        };
        ...
}
```

表 3.26 PhotonicInterpretation 类对象属性取值表

对象名	属性				
	Value	Description	Is Color	Is Palette	Is YBR	ColorSpace
Monochrome1	MONOCHROME1	Monochrome 1	false	false	false	.Grayscale
Monochrome2	MONOCHROME2	Monochrome 2	false	false	false	.Grayscale
PaletteColor	PALETTE COLOR	Palette Color	true	true	false	.Indexed
Rgb	RGB	RGB	true	false	false	.RGB
YbrFull	YBR_FULL	YBR Full	true	false	true	.YCbCrJPEG
YbrFull422	YBR_FULL_422	YBR Full 4:2:2	true	false	true	
YbrPartial422	YBR_PARTIAL_422	YBR Partial 4:2:2	true	false	true	
YbrPartial420	YBR_PARTIAL_420	YBR Partial 4:2:0	true	false	true	
YbrIct	YBR_ICT	YBR Irreversible Color Transform...	true	false	true	
YbrRct	YBR_RCT	YBR Reversible Color Transform...	true	false	true	

2. BitDepth 类

BitDepth 类把一个像素单元结构有关的(0028,0100)BitsAllocated、(0028,0101)BitsStored、(0028,0102)HighBit 和(0028,0103)PixelRepresentation 几个数据元素结合在一起，定义了 int 类型的 BitsAllocated、BitsStored、HighBit 属性和 bool 类型的 IsSigned 属性，以及从这些属性计算得到的 MaximumValue、MinimumValue 属性，还定义了计算舍入到最近的 2 的倍数的 GetNextPowerOf2 方法、计算最小取值的 GetMinimumValue 方法、计算最大取值的 GetMaximumValue 方法、获取去掉符号位的数据最高位 GetHighBit 方法、从数据集创建 BitDepth 对象的 FromDataset 方法等。

3. DicomPixelData 类

DicomPixelData 类是用特定传输语法来读写 Dicom 图像的抽象类，定义了常用的属性和方法，主要成员见表 3.27。

表 3.27 DicomPixelData 类主要成员

类别	成员名	类型	描述（括号中为 Tag）
属性	Dataset	DicomDataset	数据集
	Syntax	DicomTransferSyntax	传输语法
	Width	ushort	宽度（Columns）
	Height	ushort	高度（Rows）
	NumberOfFrames	int	帧数（Number Of Frames）
	BitDepth	BitDepth	位深
	BitsAllocated	ushort	分配位数（Bits Allocated）
	BitsStored	ushort	存储位数（Bits Stored）
	HighBit	ushort	最高位（High Bit）
	SamplesPerPixel	ushort	像素采样数（Samples PerPixel）
	PixelRepresentation	PixelRepresentation	像素表示（Pixel Representation）。枚举值为 Unsigned=0, Signed=1
	PlanarConfiguration	PlanarConfiguration	平面配置（Planar Configuration）。枚举值为 Interleaved = 0, Planar = 1
	PhotometricInterpretation	PhotometricInterpretation	光度表示（Photometric Interpretation）
	IsLossy	bool	是否为有损压缩（Lossy Image Compression）
	LossyCompressionMethod	string	有损压缩方法（Lossy Image Compression Method）
	LossyCompressionRatio	decimal	有损压缩比（Lossy Image Compression Ratio）
	BytesAllocated	int	分配的字节数
	UncompressedFrameSize	int	未压缩帧的字节数
	PaletteColorLUT	Color32[]	调色板颜色查找表
方法	GetPaletteColorLUT()	Color32[]	获取颜色查找表
	GetFrame	IByteBuffer	获取帧的抽象方法
	AddFrame	void	添加帧的抽象方法
	Create	DicomPixelData	创建像素数据对象

在 DicomPixelData 类的内部还定义了 OtherBytePixelData 类、OtherWordPixelData 类和 EncapsulatedPixelData 类，均派生于 DicomPixelData 类，分别用来处理 OB、OW 类型及压缩类型的像素数据。

4．DicomOverlayData 类

DicomOverlayData 类将叠加层数据元素定义为属性方式，方便实用。其主要成员见表 3.28。

表 3.28 DicomOverlayData 类主要成员

类别	成员名	类型	描述（括号中为 Tag）
属性	Dataset	DicomDataset	数据集
	Group	ushort	叠层组号
	Rows	int	叠层的行数（OverlayRows）
	Columns	int	叠层的列数（OverlayColumns）
	Type	DicomOverlayType	叠层类型（OverlayType）。枚举值有 Graphics、ROI
	BitsAllocated	int	分配位数（OverlayBitsAllocated）
	BitPosition	int	嵌入叠层的比特位置（Overlay BitPosition）
	Description	string	叠层的描述（OverlayDescription）
	Subtype	string	子类型（OverlaySubtype）
	Label	string	叠层标签（OverlayLabel）
	NumberOfFrames	int	帧数（NumberOfFramesInOverlay）
	OriginFrame	int	叠层的首帧（ImageFrameOrigin）
	OriginX	int	叠层第一列位置（OverlayOrigin）
	OriginY	int	叠层第一行位置（OverlayOrigin）
	Data	IByteBuffer	叠层数据（OverlayData）
方法	GetOverlayDataS32	int[]	获取叠层数据
	FromDataset	DicomOverlayData[]	从数据集读取所有叠层
	HasEmbeddedOverlays	bool	数据集中是否有嵌入叠层
	OverlayTag	DicomTag	将组号替换为叠层的组号
	Load	IByteBuffer	从数据集中加载叠层数据

5．IPixelData 接口

```
public interface IPixelData{
    int Width { get; }                                  //像素宽度
    int Height { get; }                                 //像素高度
    int Components { get; }                             //组份数，灰度图像为1，彩色图像为3
    DicomRange<double> GetMinMax(int padding);          //获取最大最小值，忽略 padding
    double GetPixel(int x, int y);                      //指定坐标的像素值
    IPixelData Rescale(double scale);                   //获取像素数据的重调后的复制
    void Render(ILUT lut, int[] output);                //用指定 LUT 渲染数据到输出
    Histogram GetHistogram(int channel);                //获取指定通道的直方图
```

}

实现 IPixelData 接口类的有 GrayscalePixelDataU8 类、SingleBitPixelData 类、GrayscalePixelDataS16 类、GrayscalePixelDataU16 类、GrayscalePixelDataS32 类、GrayscalePixelDataU32 类、ColorPixelData24 类。从类名可以看出这些类的差异在于像素的类型的不同，通常由 PixelDataFactory 类的 Create 静态方法自动创建。

6. PixelDataFactory 类

PixelDataFactory 静态类定义了像素数据创建 IPixelData 对象的 Create 静态方法（见图 3.24），以及从叠层数据创建 SingleBitPixelData 的 Create 静态方法。

```
public static class PixelDataFactory{
    public static IPixelData Create(DicomPixelData pixelData, int frame){...}
    public static SingleBitPixelData Create(DicomOverlayData overlayData){...}
}
```

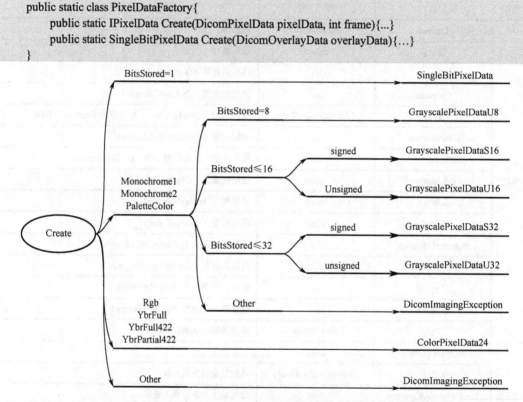

图 3.24　创建 IPixelData 实例的 Create 方法

3.6.2　压缩解压缩类

1. IDicomTranscode 接口

```
public interface IDicomTranscoder{
    DicomTransferSyntax InputSyntax { get; }              //输入传输语法
    DicomCodecParams InputCodecParams { get; }            //输入压缩参数
    DicomTransferSyntax OutputSyntax { get; }             //输出传输语法
    DicomCodecParams OutputCodecParams { get; }           //输出压缩参数
    DicomFile Transcode(DicomFile file);                  //文件编码转换
    DicomDataset Transcode(DicomDataset dataset);         //数据集编码转换
    IByteBuffer DecodeFrame(DicomDataset dataset, int frame);  //单帧解压缩
```

```
        IPixelData DecodePixelData(DicomDataset dataset,int frame);     //解压像素
}
```
实现该接口的类有 DicomTranscoder 类。

2. DicomTranscoder 类

```
public class DicomTranscoder : IDicomTranscoder{
    public DicomTranscoder(
        DicomTransferSyntax inputSyntax,                    //输入传输语法
        DicomTransferSyntax outputSyntax,                   //输出传输语法
        DicomCodecParams inputCodecParams = null,           //输入压缩参数
        DicomCodecParams outputCodecParams = null)          //输出压缩参数
    {
        InputSyntax = inputSyntax;
        OutputSyntax = outputSyntax;
        InputCodecParams = inputCodecParams ?? DefaultInputCodecParams (inputSyntax);
        OutputCodecParams = outputCodecParams;
    }
}
```

3.6.3 像素变换类

1. ILUT 接口

查找表（LUT）是图像像素变换的基本方法，ILUT 规定了查找表的属性与方法。

```
public interface ILUT{
    bool IsValid { get; }                      //是否有效
    int MinimumOutputValue { get; }            //最小输出值
    int MaximumOutputValue { get; }            //最大输出值
    int this[int input] { get; }               //输入输出映射索引器
    void Recalculate();                        //重新计算 LUT
}
```

2. 查找表类

实现查找表接口的类有 ModalityRescaleLUT 类、ModalitySequenceLUT 类、OutPutLUT 类、InvertLUT 类、PaddingLUT 类、PaletteColorLUT 类、VOILUT 类（有 VOILinearLUT、VOISigmoidLUT 两个子类）。CompositeLUT 类能把多个查找表串接在一起形成一个新的查找表，PrecalculatedLUT 类则可以在另一个查找表上进一步变换。以窗宽窗位变换常用的 VOILinearLUT 类为例，示例代码如下：

```
public abstract class VOILUT : ILUT{
    private GrayscaleRenderOptions _renderOptions;
    private double _windowCenter;
    private double _windowWidth;
    protected double WindowCenter{get{return _windowCenter; }}      //窗位
    protected double WindowWidth{get{return _windowWidth; }}        //窗宽
    public int MinimumOutputValue{get{return 0; }}                  //最小输出值为 0
    public int MaximumOutputValue{get{return 255; }}                //最大输出值为 255
    public bool IsValid{get{return false; }}                        //是否有效,值为 false,强制重新计算
    public int this[int value] {get;}                               //输入输出映射索引器留待子类定义
```

```
        public VOILUT(GrayscaleRenderOptions options) {        //构造函数
            _renderOptions = options;
            Recalculate();
        }
        public void Recalculate(){
            if (_renderOptions.WindowWidth != _windowWidth    //窗宽窗位变化
                    || _renderOptions.WindowCenter != _windowCenter) {
                _windowWidth = _renderOptions.WindowWidth;
                _windowCenter = _renderOptions.WindowCenter;
                ...
            }
        }
        ...
}
//线性变换 LUT：y=[(x-窗位+0.5)/(窗宽-1)+0.5]*255
public class VOILinearLUT : VOILUT{
    public VOILinearLUT(GrayscaleRenderOptions options): base(options) {}
    public override int this[int value] {        //线性变换
        get{
            unchecked{
                return (int)Math.Round((((value - WindowCenter + 0.5) /
                        (WindowWidth-1)) + 0.5) * 255.0);
}}}}
//SIGMOID LUT: y=[1/(Exp(-4*(x-窗位)/窗宽)]*255;
public class VOISigmoidLUT : VOILUT{
    public VOISigmoidLUT(GrayscaleRenderOptions options): base(options){}
    public override int this[int value]{        //Sigmoid
        get{
            unchecked{
                return (int)Math.Round(255.0 / (1.0 + Math.Exp(-4.0 *
                        ((value - WindowCenter) / WindowWidth))));
}}}}
```

3. IPipeline 接口

在图像渲染时，需要把多个 LUT 串接起来，以一个查找表的方式使用。

```
public interface IPipeline{
    ILUT LUT { get; }          //获取查找表
}
```

实现 IPipeline 接口的类有 GenericGrayscalePipeline 类、PaletteColorPipeline 类、RgbColorPipeline 类。

4. GenericGrayscalePipeline 类

通用灰度图像管线为 Rescale (Modality) LUT -> VOI LUT -> Output LUT->可选的 Invert LUT（由构造函数的参数 GrayscaleRenderOptions 对象指定）。

```
public class GenericGrayscalePipeline : IPipeline{
    private CompositeLUT _lut;
    private readonly ModalityLUT _rescaleLut;
    private readonly VOILUT _voiLut;
    private readonly OutputLUT _outputLut;
```

```csharp
private readonly InvertLUT _invertLut;
private readonly GrayscaleRenderOptions _options;
public GenericGrayscalePipeline(GrayscaleRenderOptions options) {
    _options = options;         //初始化各个 LUT
    if (_options.RescaleSlope != 1.0 || _options.RescaleIntercept != 0.0)
            _rescaleLut = new ModalityLUT(_options);
        _voiLut = VOILUT.Create(_options);
        _outputLut = new OutputLUT(_options);
        if (_options.Invert) _invertLut = new InvertLUT(_outputLut.Minimum
                        OutputValue, _outputLut.MaximumOutputValue);
}
public ILUT LUT{              //获取 LUT
    get{
        if (_lut == null) {   //把多个 LUT 拼接成复合 LUT
            CompositeLUT composite = new CompositeLUT();
            if (_rescaleLut != null) composite.Add(_rescaleLut);
            composite.Add(_voiLut);
            composite.Add(_outputLut);
            if (_invertLut != null) composite.Add(_invertLut);
            _lut = composite;
        }
        return new PrecalculatedLUT(_lut, _options.BitDepth.Minimum
                    Value, _options.BitDepth.MaximumValue);
    }
}
}
```

5. PaletteColorPipeline 类

PaletteColorPipeline 类是调色板图像管线，从 DicomPixelData 对象中获取数据创建 PaletteColorLUT 实例。

```csharp
public class PaletteColorPipeline : IPipeline{
    private ILUT _lut;
    public PaletteColorPipeline(DicomPixelData pixelData) {
        var lut = pixelData.PaletteColorLUT;
        var first = pixelData.Dataset.Get<int>(DicomTag.RedPaletteColor
                    LookupTableDescriptor, 1);
        _lut = new PaletteColorLUT(first, lut);
    }
    public ILUT LUT{       //获取 LUT
        get{ return _lut; }
    }
}
```

6. RgbColorPipeline 类

RgbColorPipeline 类不进行实质性的变换，因此定义最简单。

```csharp
public class RgbColorPipeline : IPipeline{
    public ILUT LUT => null;
}
```

3.6.4 图像变换类

1. IGraphic 接口

```
public interface IGraphic{
    int OriginalWidth { get; }              //原图像宽度
    int OriginalHeight { get; }             //原图像高度
    int OriginalOffsetX { get; }            //原图像 X 偏移量
    int OriginalOffsetY { get; }            //原图像 Y 偏移量
    double ScaleFactor { get; }             //图像缩放因子
    int ScaledWidth { get; }                //缩放后图像宽度
    int ScaledHeight { get; }               //缩放后图像高度
    int ScaledOffsetX { get; }              //缩放后图像 X 偏移量
    int ScaledOffsetY { get; }              //缩放后图像 Y 偏移量
    int ZOrder { get; }                     //图像 Z 序
    void Reset();                           //复位方法
    void Scale(double scale);               //缩放方法
    void BestFit(int width, int height);    //缩放到指定大小方法
    void Rotate(int angle);                 //中心点旋转方法
    void FlipX();                           //垂直翻转方法
    void FlipY();                           //水平翻转方法
    void Transform(double scale, int rotation, bool flipx, bool flipy);//图像转换
    IImage RenderImage(ILUT lut);           //渲染到 IImage 图像
}
```

实现 IGraphic 接口的类有 ImageGraphic 类，以及组合多个 IGraphic 对象的 CompositeGraphic 类。

2. OverlayGraphic 类

OverlayGraphic 类定义了 SingleBitPixelData 类型的叠层数据_originalData，以及缩放方法 Scale 和把叠层数据以_color 颜色叠加到图像的方法 Render。

```
public class OverlayGraphic{
    private readonly SingleBitPixelData _originalData;
    private GrayscalePixelDataU8 _scaledData;
    private readonly int _offsetX, _offsetY, _color;
    private double _scale;
    //构造函数
    public OverlayGraphic(SingleBitPixelData pixelData, int offsetx,
                          int offsety, int color) {
        _originalData = pixelData;  _scaledData = _originalData;
        _offsetX = offsetx;   _offsetY = offsety; _color = color; _scale = 1.0;
    }
    //缩放方法
    public void Scale(double scale) {
        if (Math.Abs(scale-_scale)<=double.Epsilon) return; //变动太小忽略
        _scale = scale;
        _scaledData = null;
    }
    //渲染方法
    public void Render(int[] pixels, int width, int height) {
```

```
        if (_scaledData == null) _scaledData =              //计算缩放数据
                (GrayscalePixelDataU8)_originalData.Rescale(_scale);
        var data = _scaledData.Data;
        var ox = (int)(_offsetX * _scale);
        var oy = (int)(_offsetY * _scale);
        for (var y = 0; y < _scaledData.Height; ++y) {
            if (oy + y >= height) return;
            for (int i = _scaledData.Width * y, e = i + _scaledData.Width, x = 0; i < e; i++, x++){
                if (data[i] > 0) {
                    var p = oy * width + ox + i;
                    pixels[p] |= _color;
                }
            }
        }
    }
}
```

3. ImageGraphic 类

ImageGraphic 类组合了 IPixelData 对象 _originalData 及 _scaledData，以及 List<OverlayGraphic>类型对象_overlays，实现了 IGraphic 接口，调整图像的缩放旋转翻转等参数，最后在 RenderImage 方法中渲染出图像（实际是调用 IImage 对象的 Render 方法，如 WinformsImage），代码如下：

```
public IImage RenderImage(ILUT lut) {    //渲染方法
    if (this._applyLut && lut != null && !lut.IsValid){
        lut.Recalculate();
    }
    var image = ImageManager.CreateImage(ScaledWidth, ScaledHeight);
    var pixels = image.Pixels.Data;
    this.ScaledData.Render(this._applyLut ? lut : null, pixels);
    foreach (var overlay in this._overlays) {
        overlay.Render(pixels, this.ScaledWidth, this.ScaledHeight);
    }
    image.Render(this.Components, this._flipX, this._flipY, this._rotation);
    return image;
}
```

3.6.5 图像渲染类

1. IImage 接口

```
public interface IImage : IDisposable{
    PinnedIntArray Pixels { get; }
    int Height { get; }
    int Width { get; }
    T As<T>();
    void Render(int components,bool flipX,bool flipY,int rotation);    //渲染图像
    void DrawGraphics(IEnumerable<IGraphic> graphics);                  //绘制图形
    IImage Clone();                                                     //图像深复制
```

```
        Color32 GetPixel(int x, int y);                                    //取像素值
}
```

实现 IImage 接口的类有 ImageBase<TImage>泛型类。获取 IImage 对象最简单的途径是调用 ImageManager.CreateImage 静态方法，原型如下：

```
public static IImage CreateImage(int width, int height);
```

2. ImageBase<TImage>泛型抽象类

ImageBase 泛型类实现了 IImage 接口，泛型参数 TImage 是某种实际的图像对象类型，如 Bitmap,WritableBitmap 等，定义了把像素数据渲染成这些实际图像类型的 Render、Drawgraphics、Clone 等抽象方法由派生类实现，还定义了将输入数据进行处理的 Rotate、Flip、ToBytes 等共性静态方法，该类主要成员见表 3.29。

表 3.29 ImageBase<TImage>泛型抽象类主要成员

类别	成员名	类型	描述
属性	Pixels	PinnedIntArray	绑定 pixel 字段，获取像素数组
	Height	int	高度
	Width	int	宽度
方法	As<T>	T	转换到特定图像类型
	Render	abstract void	渲染图像
	DrawGraphics	abstract void	在图像上绘制图形
	Clone	abstract IImage	图像的深复制
	Dispose	void	释放资源
	ToBytes	byte[]	图像变换后转为字节数组
	Rotate	int[]	旋转
	Flip	int[]	水平/垂直翻转

该类的派生类有 RawImage 类（即 T 为 byte 数组）和 ImageDisposableBase<TImage>类，后者只重写 Dispose 方法，增加了释放 Image 资源的处理。

3. GrayscaleRenderOptions 类

GrayscaleRenderOptions 类定义了用于图像渲染的重要参数以及多种生成这些参数的静态方法，主要成员见表 3.30。

表 3.30 GrayscaleRenderOptions 类主要成员

类别	成员名	类型	描述
属性	BitDepth	BitDepth	位深
	RescaleSlope	double	重调斜率
	RescaleIntercept	double	重调截距
	VOILUTFunction	string	VOI 查找表函数（LINEAR or SEGMOID）
	VOILUTSequence	DicomSequence	VOI 查找表列表
	ModalityLUTSequence	DicomSequence	成像设备查找表列表

续表

类别	成员名	类型	描述
属性	WindowWidth	double	窗宽
	WindowCenter	double	窗位
	ColorMap	Color32[]	彩色映射表
	Invert	bool	灰度反转
方法	CreateLinearOption	GrayscaleRenderOptions	创建 GrayscaleRenderOptions 对象
	FromDataset	GrayscaleRenderOptions	从数据集创建对象
	FromWindowLevel	GrayscaleRenderOptions	从窗位数据创建对象
	FromImagePixelValueTags	GrayscaleRenderOptions	从特定图像像素取值创建对象
	FromMinMax	GrayscaleRenderOptions	从像素值的最大最小值创建对象
	FromBitRange	GrayscaleRenderOptions	从位深创建对象
	FromHistogram	GrayscaleRenderOptions	从直方图创建对象
	GetColorMap	Color32[]	根据光学解释获取彩色映射表

4. DicomImage 类（见表 3.31）

表 3.31 DicomImage 类主要成员

类别	成员名	类型	描述
属性	Dataset	DicomDataset	数据集
	PixelData	DicomPixelData	像素数据
	Width	int	图像宽度
	Height	int	图像高度
	Scale	double	绑定_scale 字段，存取缩放比例
	PhotometricInterpretation	PhotometricInterpretation	像素的光学解释
	NumberOfFrames	int	帧数
	WindowWidth	double	窗宽
	WindowCenter	double	窗位
	GrayscaleColorMap	Color32[]	灰度彩色映射
	ShowOverlays	bool	是否显示叠层
	OverlayColor	int	叠层显示颜色，默认为洋红色（Magenta）
	CurrentFrame	int	当前帧
方法	RenderImage	IImage	渲染图像为 RawImage 对象
	CreateDicomPixelData	DicomPixelData	创建像素数据
	CreateGraphicsOverlays	DicomOverlayData[]	创建图形覆盖
	EstablishPipeline	void	建立管线
	EstablishGraphicsOverlays	void	建立图形覆盖
	GetFrameIndex	int	获取帧号
	RecreatePipeline	void	重建管线
	CreatePipelineData	void	创建渲染管线数据

DicomImage 类是生成图像的类，其主要成员见表 3.30。RenderImage 是类的主要成员，代码如下：

```
public virtual IImage RenderImage(int frame = 0) {              //渲染图像
    if (frame!=CurrentFrame || _pixelData == null) Load(Dataset, frame);   //加载数据
    var graphic = new ImageGraphic(_pixelData);                 //创建图板
    if (ShowOverlays) {                                         //显示叠层否
        foreach (var overlay in _overlays) {
            if ((frame + 1) < overlay.OriginFrame || (frame + 1) >
                (overlay.OriginFrame+overlay.NumberOfFrames-1)) continue;
            var og = new OverlayGraphic(PixelDataFactory.Create(overlay),
                overlay.OriginX - 1, overlay.OriginY - 1, OverlayColor);
            graphic.AddOverlay(og);                             //添加叠层到画板
            og.Scale(this._scale);                              //调整叠层缩放比例
        }
    }
    return graphic.RenderImage(this._pipeline.LUT);             //用 LUT 渲染图像
}
```

3.7 Dicom 图像压缩解压缩程序集

fo-dicom 的设计目标是一个跨平台的库，主要分为平台无关的核心库和平台相关的本地代码库。核心库在所有支持的平台上是同一份代码无须变动，而本地代码库则根据不同的运行平台提供高效的压缩解压缩算法的平台优化代码。核心库与本地代码库之间通过依赖注入建立联系。

3.7.1 图像压缩解压缩接口

1. IDicomCodec 接口

fo-dicom 为压缩解压缩算法定义了 IDicomCodec 接口。实现 IDicomCodec 接口的类有 DicomRleCodec、DicomJpegCodec、DicomJpegLsCodec、DicomJpeg2000Codec 类等，这些类都只是抽象类，主要的 Decode、Encode 方法都只是定义了抽象方法，需要平台相关的具体实现类。

```
public interface IDicomCodec
{
    string Name { get; }                                        //压缩算法名
    DicomTransferSyntax TransferSyntax { get; }                 //传输语法
    DicomCodecParams GetDefaultParameters();                    //压缩参数
    void Encode(DicomPixelData oldPixelData,DicomPixelData newPixelData,
        DicomCodecParams parameters);                           //压缩方法
    void Decode(DicomPixelData oldPixelData,DicomPixelData newPixelData,
        DicomCodecParams parameters);                           //解压方法
}
```

2. DicomCodecParams 类

DicomCodecParams 类是压缩解压参数类的基类，直接派生类有 DicomJpegParams 类和

DicomJpeg2000Params 类，见图 3.25。

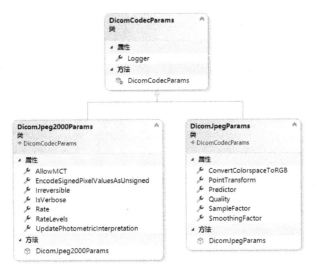

图 3.25 编解码参数类

3．IDicomTranscoder 接口

转码器需要从一种编码转换成另一种编码，在 IDicomTranscoder 接口定义了输入和输出的传输语法和压缩参数及转码的方法。实现该接口的类有 DicomTranscoder 类。

```
public interface IDicomTranscoder{
    DicomTransferSyntax InputSyntax { get; }            //输入传输语法
    DicomCodecParams InputCodecParams { get; }          //输入压缩参数
    DicomTransferSyntax OutputSyntax { get; }           //输出传输语法
    DicomCodecParams OutputCodecParams { get; }         //输出压缩参数
    DicomFile Transcode(DicomFile file);                //文件编码转换
    DicomDataset Transcode(DicomDataset dataset);       //数据集编码转换
    IByteBuffer DecodeFrame(DicomDataset dataset, int frame);   //单帧解压缩
    IPixelData DecodePixelData(DicomDataset dataset,int frame); //解压像素
}
```

3.7.2 本地 Codec 算法库

1．本地 Codec 算法类

在 Windows 桌面环境下提供了部分具体类，包括 DicomRleCodecImpl 类、DicomJpegLosslessDecoder 类（DicomJpegLosslessDecoderImpl 类辅助）等，见图 3.26。

2．C++压缩解压算法库

本地压缩解压算法库采用 C++语言编写，封装了 ijg、OpenJPEG 等开源 C 函数库，把每一个算法导出为 IDicomCodec 类型，以 JPEG 为例，代码如下：

```
//Dicom.Imaging.Codec.Jpeg.h
...
using namespace Dicom;          //引用 DICOM 相关命名空间
```

```cpp
using namespace Dicom::Imaging;
using namespace Dicom::Imaging::Codec;
using namespace Dicom::IO;
using namespace Dicom::Imaging::Codec::Jpeg;
...
public ref class DicomJpegNativeCodec abstract : public DicomJpegCodec {    //继承 DicomJpegCodec
    public:
        virtual void Encode(DicomPixelData^ oldPixelData, DicomPixelData^ newPixelData, DicomCodecParams^ parameters) override;
        virtual void Decode(DicomPixelData^ oldPixelData, DicomPixelData^ newPixelData, DicomCodecParams^ parameters) override;
    protected:
        virtual JpegNativeCodec^ GetCodec(int bits, DicomJpegParams^ jparams) = 0;
};
[Export(IDicomCodec::typeid)]        // DicomJpegProcess1Codec 类导出为 IDicomCodec
public ref class DicomJpegProcess1Codec : public DicomJpegNativeCodec {
public:
    virtual property DicomTransferSyntax^ TransferSyntax{ //IDicomCodec 属性
        DicomTransferSyntax^ get() override {
            return DicomTransferSyntax::JPEGProcess1;
        }
    }
protected:
    virtual JpegNativeCodec^ GetCodec(int bits, DicomJpegParams^ jparams) override {        //连接 C 函数库
        if (bits == 8)
            return gcnew Jpeg8Codec(JpegMode::Baseline, 0, 0);
        else
            throw gcnew DicomCodecException(String::Format("Unable to
                create JPEG Process 1 codec for bits stored == {0}", bits));
    }
};
[Export(IDicomCodec::typeid)]        // DicomJpegProcess4Codec 导出为 IDicomCodec
public ref class DicomJpegProcess4Codec : public DicomJpegNativeCodec {...}
[Export(IDicomCodec::typeid)]        // DicomJpegLoslessProcess14Codec 导出为 IDicomCodec
public ref class DicomJpegLossless14Codec:public DicomJpegNativeCodec {...}
[Export(IDicomCodec::typeid)]        // DicomJpegLossless14SV1Codec 导出为 IDicomCodec
public ref class DicomJpegLossless14SV1Codec : public DicomJpegNativeCodec {...}

//Dicom.Imaging.Codec.Jpeg.cpp
...
void DicomJpegNativeCodec::Encode(DicomPixelData^ oldPixelData, //压缩
        DicomPixelData^ newPixelData, DicomCodecParams^ parameters) {
    if (oldPixelData->NumberOfFrames == 0)   return;
    if (oldPixelData->BitsAllocated==16 && oldPixelData->BitsStored <= 8) {
        newPixelData->BitsAllocated = 8;        //嵌入叠层处理
    }
    if (parameters == nullptr || parameters->GetType() != DicomJpegParams
        ::typeid)      parameters = GetDefaultParameters();
    DicomJpegParams^ jparams = (DicomJpegParams^)parameters;
    JpegNativeCodec^ codec = GetCodec(oldPixelData->BitsStored, jparams);
```

```
        for (int frame = 0; frame < oldPixelData->NumberOfFrames; frame++) {
            codec->Encode(oldPixelData, newPixelData, jparams, frame);
        }
    }
void DicomJpegNativeCodec::Decode(DicomPixelData^ oldPixelData, //解压
    DicomPixelData^ newPixelData, DicomCodecParams^ parameters){
    ...
    JpegNativeCodec^ codec = GetCodec(precision, jparams);
    for (int frame = 0; frame < oldPixelData->NumberOfFrames; frame++) {
            codec->Decode(oldPixelData, newPixelData, jparams, frame);
        }
    }
```

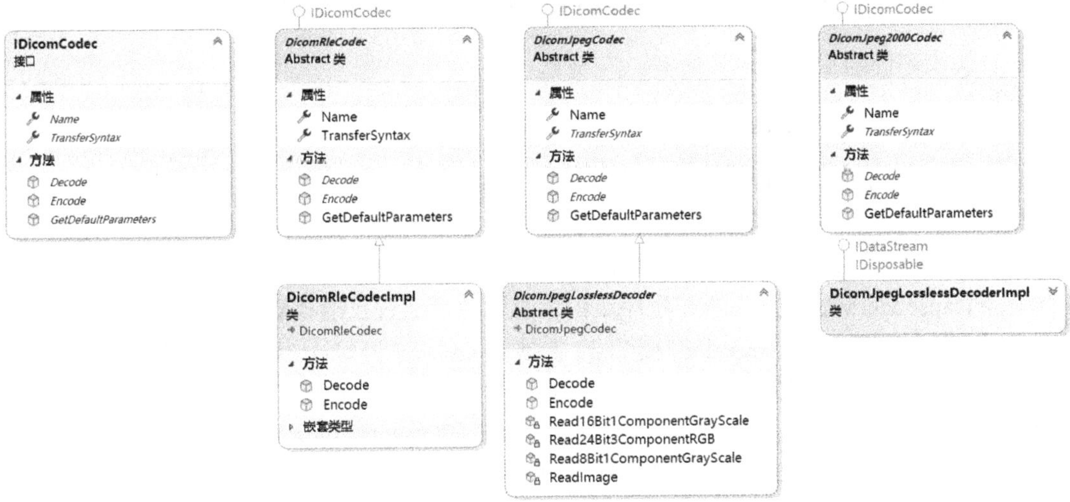

图 3.26　本地图像编解码算法相关类

3.7.3　本地 Codec 库的依赖注入

fo-dicom 为转码器、压缩解压算法定义了 ITranscoderManager 接口，服务类 TranscoderManager 及其派生类 DefaultTranscodeManager。

1．ITranscoderManager 类

ITranscoderManager 类定义了 CanTranscode、HasCodec、LoadCodecs 和 GetCodec 等接口方法。

2．TranscoderManager 类

TranscoderManager 类是抽象类，实现了 ITranscoderManager 接口，定义转码管理器的字段与方法，提供一个与实现平台无关的访问接口。

```
public abstract class TranscoderManager : ITranscoderManager {
    protected readonly Dictionary<DicomTransferSyntax, IDicomCodec> Codecs =
        new Dictionary<DicomTransferSyntax, IDicomCodec>(); //压缩解缩算法数据字典
    public bool HasCodec(DicomTransferSyntax syntax)
```

```
            => Codecs.ContainsKey(syntax);
        public bool CanTranscode(DicomTransferSyntax inSyntax, DicomTransferSyntax outSyntax)
            => (!inSyntax.IsEncapsulated || Codecs.ContainsKey(inSyntax))
            && (!outSyntax.IsEncapsulated || Codecs.ContainsKey(outSyntax));

        public IDicomCodec GetCodec(DicomTransferSyntax syntax) {
            if (!Codecs.TryGetValue(syntax, out IDicomCodec codec)) {
                throw new DicomCodecException($"No codec registered for tranfer syntax: {syntax}");
            }
            return codec;
        }

        //加载平台特定算法库的抽象方法
        public abstract void LoadCodecs(string path = null, string search = null);
}
```

该类由不同的平台实现具体类。

3. DefaultTranscodeManager 类

在 Windows 桌面环境下，定义了 DefaultTranscodeManager 具体类。采用依赖注入机制加载本地的编解码库到基类定义的 Codec 数据字典中。LoadCodecs 方法用于从指定的路径（path）和搜索模式（search）加载编解码器（codecs）。在这个具体的实现中，首先获取 DefaultTranscoderManager 类所在程序集的信息，然后通过反射找到所有满足条件的类型，这些类型是实现 IDicomCodec 接口的非抽象类。对于每个找到的类型，它会使用 Activator.CreateInstance 方法来创建一个新的实例，并将其添加到 Codecs 数据字典中，其中键是该编码器或解码器（codec）支持的传输语法（Transfer Syntax）。

```
public sealed class DefaultTranscoderManager : TranscoderManager{
    public DefaultTranscoderManager()    {          //构造函数
        LoadCodecs(null, null);                     //加载本地编解码库
    }
    public override void LoadCodecs(string path, string search) {
        var assembly = typeof(DefaultTranscoderManager).GetTypeInfo().Assembly;
        var types = assembly.DefinedTypes.Where(ti => ti.IsClass && !ti.IsAbstract &&
            ti.ImplementedInterfaces.Contains(typeof(IDicomCodec)));
        foreach (var ti in types) {
            var codec = (IDicomCodec)Activator.CreateInstance(ti.AsType());
            Codecs[codec.TransferSyntax] = codec;   //添加到基类的数据字典中
        }
    }
}
```

3.8 应用实例

3.8.1 依赖注入环境初始化

```
using System;
using System.Drawing.Imaging;
```

```csharp
using System.IO;
using System.Threading.Tasks;
using FellowOakDicom;
using FellowOakDicom.Imaging;
using FellowOakDicom.Network;
using FellowOakDicom.Network.Client;
using NLog.Config;
using NLog.Targets;
…
private static async Task Main(string[] args) {
    // 注册日志、各种服务
    new DicomSetupBuilder().RegisterServices( s =>
        s. AddImageManager<WinFormsImageManager>() //更换桌面图像管理器,支持生成 Bitmap
    ).Build();
    //错误处理程序,此处以黄颜色字符输出到控制台
    DicomException.OnException += delegate (object sender, DicomExceptionEventArgs ea) {
        ConsoleColor old = Console.ForegroundColor;
        Console.ForegroundColor = ConsoleColor.Yellow;
        Console.WriteLine(ea.Exception);
        Console.ForegroundColor = old;
    };
    var config = new LoggingConfiguration();
    var target = new ColoredConsoleTarget{   //定制 NLog 的输出前加上时分秒
        Layout = @"${date:format=HH\:mm\:ss}    ${message}"
    };
    config.AddTarget("Console", target);
    config.LoggingRules.Add(new LoggingRule("*", NLog.LogLevel.Debug, target)); //指定 log 等级
    NLog.LogManager.Configuration = config;
    …
}
```

3.8.2 文件操作

```csharp
var file = DicomFile.Open(@"test1.dcm");                                        //打开 DICOM 文件
//var file = await DicomFile.OpenAsync(@"test1.dcm");                           //或者用这条语句
var patientid = file.Dataset.GetSingleValue<string>(DicomTag.PatientID);        //获取患者 ID
file.Dataset.AddOrUpdate(DicomTag.PatientName, "MaHu");                         //修改姓名
// 创建新的文件
var newFile = file.Clone();
file.Save(@"output.dcm");                                                       //保存 DICOM 文件
```

3.8.3 渲染为 JPEG 图像

```csharp
var image = new DicomImage(@"test.dcm");                                        //打开 DICOM 文件
var bmp = image.RenderImage().As<System.Drawing.Bitmap>();
//bmp.Save(@"test.tiff", ImageFormat.Tiff);                                     //保存到指定格式的图像文件
bmp.Save(@"test.jpg");
```

3.8.4 存储服务 C-Store SCP

1. 定义 MyCStoreSCP 类

```
public class MyCStoreSCP : DicomService, IDicomServiceProvider, IDicomCStoreProvider,
    IDicomCEchoProvider{
    //可接受的非图像传输语法
    private static readonly DicomTransferSyntax[] _acceptedSyntaxes = new DicomTransferSyntax[]{
        DicomTransferSyntax.ExplicitVRLittleEndian, DicomTransferSyntax.ExplicitVRBigEndian,
        DicomTransferSyntax.ImplicitVRLittleEndian
    };
    //可接受的图像类的传输语法(支持的压缩算法)
    private static readonly DicomTransferSyntax[] _acceptedImageSyntaxes = new DicomTransferSyntax[]{
        // Lossless
        DicomTransferSyntax.JPEGLSLossless, DicomTransferSyntax.JPEG2000Lossless,
        DicomTransferSyntax.JPEGProcess14SV1, DicomTransferSyntax.JPEGProcess14,
        DicomTransferSyntax.RLELossless,
        // Lossy
        DicomTransferSyntax.JPEGLSNearLossless, DicomTransferSyntax.JPEG2000Lossy,
        DicomTransferSyntax.JPEGProcess1, DicomTransferSyntax.JPEGProcess2_4,
        // Uncompressed
        DicomTransferSyntax.ExplicitVRLittleEndian, DicomTransferSyntax.ExplicitVRBigEndian,
        DicomTransferSyntax.ImplicitVRLittleEndian
    };
    public MyCStoreSCP(INetworkStream stream, Encoding fallbackEncoding, ILogger log,
DicomServiceDependencies dependencies): base(stream, fallbackEncoding, log, dependencies) {} //构造函数
    public Task OnReceiveAssociationRequestAsync(DicomAssociation association) {  //关联请求处理
        if (association.CalledAE != "STORESCP")  {  //检查 CallAE 不是 STORESCP 就拒绝关联
            return SendAssociationRejectAsync(   //发送关联请求被拒绝 PDU
                DicomRejectResult.Permanent,
                DicomRejectSource.ServiceUser,
                DicomRejectReason.CalledAENotRecognized);
        }
        foreach (var pc in association.PresentationContexts) {  //检查请求的表示上下文
            if (pc.AbstractSyntax == DicomUID.Verification) {  //是请求验证服务否
                pc.AcceptTransferSyntaxes(_acceptedTransferSyntaxes); //可选传输语法
            }
            else if (pc.AbstractSyntax.StorageCategory != DicomStorageCategory.None) {//是存储服务否
                pc.AcceptTransferSyntaxes(_acceptedImageTransferSyntaxes);//可选传输语法
            }
        }
    return SendAssociationAcceptAsync(association);    //发送关联请求接受响应
    }
    public Task OnReceiveAssociationReleaseRequestAsync(){ //关联释放请求处理
        return SendAssociationReleaseResponseAsync();
    }
    public void OnReceiveAbort(DicomAbortSource source, DicomAbortReason reason) {//关联异常退出
        /* nothing to do here */
    }
    public void OnConnectionClosed(Exception exception) {   //关联关闭处理
```

```
            /* nothing to do here */
    }
    //存储请求消息处理
    public async Task<DicomCStoreResponse> OnCStoreRequestAsync(DicomCStoreRequest request) {
            var studyUid = request.Dataset.GetSingleValue<string>(DicomTag.StudyInstanceUID).Trim();
            var instUid = request.SOPInstanceUID.UID;
            var path = Path.GetFullPath(Program._storagePath);
            path = Path.Combine(path, studyUid);            //存储地址为主目录下的{StudyInstanceUid}子目录
            if (!Directory.Exists(path)) {                  //目录不存在就创建
                    Directory.CreateDirectory(path);
            }
            path = Path.Combine(path, instUid) + ".dcm";    //文件名为{SOPInstanceUid}.dcm
            await request.File.SaveAsync(path);             //保存文件
            return new DicomCStoreResponse(request, DicomStatus.Success);    //返回存储成功响应消息
    }
    public Task OnCStoreRequestExceptionAsync(string tempFileName, Exception e) { //请求消息异常处理
            // let library handle logging and error response
            return Task.CompletedTask;
    }
    //验证请求消息处理->发送验证响应消息
    public Task<DicomCEchoResponse> OnCEchoRequestAsync(DicomCEchoRequest request) {
            return Task.FromResult(new DicomCEchoResponse(request, DicomStatus.Success));    }
}
```

2. 使用 MyCStoreSCP 类

```
using (var server = DicomServerFactory.Create<MyCStoreSCP>(12345)) {
        Console.WriteLine("Press <return> to end...");
        Console.ReadLine();
}
```

3.8.5 存储服务 C-Store SCU

```
var client = DicomClientFactory.Create("127.0.0.1", 12345, false, "SCU", "ANY-SCP");//实例化 SCU
client.NegotiateAsyncOps();                         //关闭关联时的异步协商选项
var request = new DicomCStoreRequest(@"test.dcm");  //实例化请求消息
request.OnResponseReceived += (req, response) => Console.WriteLine("C-Store Response Received, Status: " + response.Status);           //收到响应消息事件处理
await client.AddRequestAsync(request);              //添加存储请求
await client.SendAsync();                           //发送请求
```

3.8.6 验证服务 C-Echo SCU/SCP

```
var server = DicomServerFactory.Create<DicomCEchoProvider>(12345); //实例化验证服务 SCP
var client = DicomClientFactory.Create("127.0.0.1", 12345, false, "SCU", "ANY-SCP");   //实例化 SCU
client.NegotiateAsyncOps();                         //关闭异步协商选项
for (int i = 0; i < 10; i++)
        await client.AddRequestAsync(new DicomCEchoRequest());     //添加 10 个 C-ECHO 请求
await client.SendAsync();                           //发送请求消息
```

3.8.7 查询服务 C-Find SCU

```
//构造要发送的 C-FIND-RQ 消息,这里构造 Study 级别的查询,查询条件为 patientID="12345"
var cfind = DicomCFindRequest.CreateStudyQuery(patientId: "GE0514*");
//当接收到对方的响应消息时,进行相应的操作,这里简单地在控制台输出
cfind.OnResponseReceived = (DicomCFindRequest rq, DicomCFindResponse rp) => {
    if(rp.Status != DicomStatus.Success)
        Console.WriteLine("Study UID: {0}", rp.Dataset.GetString(DicomTag.StudyInstanceUID));
};
//创建 SCU 实例,添加要发送的消息,然后发送到 SCP
var client = DicomClientFactory.Create("127.0.0.1", 11112, false, "SCU-AE", "SCP-AE");
await client.AddRequestAsync(cfind);
await client.SendAsync();
```

3.8.8 存储确认服务 N-Action SCU

本示例的 N-Action SCU 实现了存储确认模式 SOP 类 SCU 的功能。先用 IP 地址、端口号、应用实体名等参数构造了 DicomClient 类的实例 dicomClient。生成了事务 UID,连同待确认的图像的类和实例 UID 实例化了 dicomRefSopSequence,一起构造了数据集 nActionDicomDataSet,进一步实例化了 NAction 的请求消息 nActionRequest。在这个请求消息里添加了 N-EVENT-REPORT 消息的接收回调函数 OnNEventReportRequest,接收处理服务器发回的确认收到的图像列表 refSopSequence。通过 AddRequestAsync 异步方法把 nActionRequest 请求消息加入 SCU 对象,调用 SendAsync 方法异步发送请求消息。

```
var dicomClient = DicomClientFactory.Create("127.0.0.1", 12345, false, "SCU-AE", "SCP-AE");
dicomClient.ClientOptions.AssociationLingerTimeoutInMs = 5000;//构造 dicomClient 实例
var txnUid = DicomUIDGenerator.GenerateDerivedFromUUID().UID;
var nActionDicomDataSet = new DicomDataset { { DicomTag.TransactionUID, txnUid } };//Tran. uid 赋值
var dicomRefSopSequence = new DicomSequence(DicomTag.ReferencedSOPSequence);
var seqItem = new DicomDataset(){          //用一幅图像的类和实例 UID 构建子数据集
    { DicomTag.ReferencedSOPClassUID, "1.2.840.10008.5.1.4.1.1.1" },
    { DicomTag.ReferencedSOPInstanceUID, "1.3.46.670589.30.2273540226.4.54" }
};
dicomRefSopSequence.Items.Add(seqItem);    //添加为 RefSopSequence 的条目
nActionDicomDataSet.Add(dicomRefSopSequence);  //添加到数据集
var nActionRequest = new DicomNActionRequest(DicomUID.StorageCommitmentPushModel,
            DicomUID.StorageCommitmentPushModelInstance, 1) {   //实例化 NAction 请求
    Dataset = nActionDicomDataSet,
    OnResponseReceived = (DicomNActionRequest request, DicomNActionResponse response) =>{
        Console.WriteLine("NActionResponseHandler, response status:{0}", response.Status);
    },
};
await dicomClient.AddRequestAsync(nActionRequest);     //给 SCU 对象添加请求消息
dicomClient.OnNEventReportRequest = async request =>{  //收到 NEventReport 请求消息处理
    DicomSequence refSopSequence;
    request.Dataset.TryGetSequence(DicomTag.ReferencedSOPSequence, out refSopSequence);
    if (refSopSequence != null) {
        foreach (var item in refSopSequence.Items) {   //解析 refSopSeq 中的每条确认的类和实例 UID
            Console.WriteLine("SOP Class UID: {0}", item.GetString(DicomTag.ReferencedSOPClassUID));
```

```
                Console.WriteLine("Instance UID: {0}", item.GetString(DicomTag.ReferencedSOPInstanceUID));
                await dicomClient.SendAsync();                                  //发送 NAction 请求
            }
        }
        return new DicomNEventReportResponse(request, DicomStatus.Success); //回送响应
    };
    await dicomClient.SendAsync();
```

习题 3

1．什么是组合模式？在数据元素与数据集类设计中是如何应用的？
2．传输语法类的结构是什么？
3．DicomVR 类有哪些主要的属性与方法？
4．DicomReader 类与 DicomWriter 类是如何实现不同传输语法下的编解码的？
5．数据元素的三种格式是如何实现的？
6．依赖注入的优点是什么？如何实现依赖注入？
7．分析语句 new DicomSetupBuilder().RegisterServices(s => s.AddFellowOakDicom()).Build();是如何实现依赖注入环境初始化的？
8．关联建立 PDU 类是如何构造出对应的 PDU 结构的？
9．DicomMessage 类体系是如何设计的？在接收到响应消息后如何向上层消息处理程序转发？
10．分析 DicomService 类的工作过程。
11．什么是状态模式？DicomClient 类是如何应用状态模式进行协议处理的？
12．DicomImage 类有哪些主要成员？如何将 DICOM 图像文件转换为指定格式的图像文件？
13．继承 DicomService 类及必要的接口，实现一个 Study Root Query/Retrieve Information Model FIND SOP 类 SCP。

第4章 医疗信息交换标准 HL7

4.1 HL7 概述

4.1.1 背景

医疗服务的管理与运营是一项信息密集型工作。随着计算机、通信、大数据、人工智能等信息技术在医学中的应用，医疗服务业已跨越了信息时代，迈入人工智能时代。医疗信息系统与数字化医院的建设极大地提高了医疗服务的运行效率，提高了服务质量，已经成为各级各类医疗机构正常运转的重要支撑。

在医疗信息系统的建设与发展过程中，各个业务流程，如门诊、入院、出院、转院、临床检验、影像检查、财务结算等陆续纳入了各类医疗信息系统。这些系统可能来自不同的开发商，并作为独立的系统进行开发和维护，系统中的数据格式和传输模式都不相同。特别是在医疗信息系统发展的早期阶段，要在这些异种系统之间共享业务数据非常困难。只有各种医疗信息系统采用一种通用的信息交换标准，才能解决这种异构系统导致的信息孤岛问题。HL7 是目前医疗信息交换标准中应用最为广泛的一个国际标准。

HL7 全称为 Health Level 7，是标准的卫生信息传输协议，允许各个医疗机构在异构系统之间进行数据交换，包括整合非标准信息格式。HL7 规范了医疗机构、患者、卫生行政机关、医疗保险等相关各方之间医疗数据的传递，使医院信息系统适应"以患者信息为中心"的要求。HL7 中的"Level 7"是指 OSI 七层模型中的最高一层，即应用层。但并不意味着 HL7 实现了第七层的所有功能，而是从各种医疗服务流程中抽象出了事件及需要采用的消息的数据结构，以及构造这些消息的编码规则。

HL7 侧重于描述不同系统间的接口，这些系统用于发送和接收患者预约/挂号、入院/出院/转院、医嘱、检查结果、临床观察、账单等医疗业务过程中所产生的数据。这些数据如何存储、展示及使用由厂商自行设计，标准并没有特定的要求。

4.1.2 发展历史

1987 年，Sam Schultz 博士在宾夕法尼亚州大学医院主持的一次会议促成了 HL7 组织和通信标准的诞生。随着许多用户、厂商、顾问组织的加入，HL7 组织的队伍逐渐壮大，于是成立了 HL7 工作组。几个月后，HL7 V1.0 发布，主要着眼于在医疗机构之间交换入院/出院/转院（ADT）信息。1988 年 HL7 V2.0 发布，加入了医嘱（Order）和检验、治疗报告。1991 年发布的 HL7 V2.1 是首个有较广泛应用的版本，此后 V2 版本进入持续开发的发展道路，随着其他国家和地区也加入 HL7 的制定、推广和应用，HL7 工作组已发展成为医疗健康领域有重要影响力的国际组织。

HL7 工作组从 1994 年起成为美国国家标准学会（ANSI）授权的标准开发组织之一，

是从事医疗服务信息传输协议及标准研究和开发的非营利组织。对于 HL7，从 1994 年发布的 V2.2 至 2019 年发布的 V2.9 都曾是 ANSI 标准，目前 V2.3.1、V2.5.1、V2.6、V2.8.2 等稳定版本及最新版本 V2.9 仍在使用，HL7 V2 取得了巨大的成功。尽管从 2000 年开始人们采用 XML 开发了 HL7 V3.0，但其未能升级替代 V2 的多个广泛应用的版本，未能取得预期的成功。自 2011 年起，HL7 工作组开始转向更加灵活和可扩展的标准 FHIR（Fast Healthcare Interoperability Resources，快速医疗互操作性资源），一种基于 Web 的医疗信息交互标准。FHIR 设计简单易用，具有更好的可扩展性和互操作性，因此在行业内得到了广泛的关注和应用。可以说 HL7 V3 的开发已经停滞，而 FHIR 成为 HL7 工作组的主要工作方向。

HL7 在我国也逐渐得到了业界的采用。2000 年，我国加入 HL7 工作组，成为 HL7 的成员国，在国内开始进行 HL7 的推广和本地化研究工作。HL7 的主要应用领域是医院信息系统（HIS）、放射信息系统（RIS）、检验信息系统（LIS）等不同厂商信息系统之间的信息集成，主要用于规范异构系统及设备之间的通信，它涉及病房和患者信息管理、化验系统、药房系统、放射系统、收费系统等各个方面。

4.2 HL7 的通信与控制

HL7 通信相关概念包括触发事件、消息、段、字段和数据类型等，同时 HL7 对通信机制和消息的处理等内容进行了描述。

4.2.1 触发事件

当现实世界中发生的事件使系统间的数据产生了流动需求时，称其为触发事件（Trigger Events）。例如，患者登记这个触发事件可能会产生把患者资料发送到其他系统的需求；一次观察（如一次临床检验）这个触发事件会产生把观察结果发送到其他系统的需求。当由处理触发事件的应用系统发起信息传递时，这种事务称为非请求性更新或主动更新。

4.2.2 消息

消息（Message）是系统间传输数据的最小单位，由一组有规定次序的段组成。每个消息都是用一个消息类型来表示其用途的，有些消息可进一步由事件码（Event Code）细分。

1. HL7 消息结构

HL7 消息结构如下：一个消息由多个段（Segment）组成，每个段都有相应的名称，用于界定其内容或功能，而一个段又由多个字段（Field）组成，一个字段可能由多个组件（Component）组成，组件又可能由多个子组件（Sub Component）组成，见图 4.1。字段是否有组件及组件是否有子组件取决于字段及组件的数据类型。

一个消息中的第一个段总是消息头（Message Head，MSH），它指明了发送和接收的程序名、消息类型，以及一个唯一的消息 ID 等。后续段的构成由消息的类型决定。例如，PID 段包括患者姓名、地址、社会保险号等。

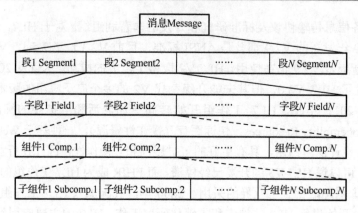

图 4.1　HL7 消息结构

2. 段

段是字段的逻辑组合。在一个消息中，段可能是必需的，也可能是可选的，段在消息中可以只出现一次，也可以重复出现。每个段都用一个唯一的三字符代码所标识，这个代码称作段标识。例如，ADT 消息可以包括下面几个段：消息头（MSH）、事件类型（EVN）、患者标识（PID）和患者就诊（PV1）。

消息结构表定义了消息中的段。表中列出了所有段名，只有三字符代码段是必需段，外加"[]"的是可选段，外加"{}"的是可重复段，外加"[{}]"的是可以不出现也可以重复出现多次的段。

3. 字段

字段是一个字符串，由字段分隔符相互分隔。字段的值如果是""（特殊值），则接收方旧值将被更新为 null；字段的值如果是空值（没有任何字符），则接收方旧值被保留，不进行改变。段末尾的空值字段可以省略。

字段在段定义表中规定，有下列信息。

（1）序号（SEQ）：字段在段中的次序。

（2）长度（LEN）：字段的最大字节数，最大长度用一个数字来表达。例如，数字 65536 表示一个很大的数字，数字 99999 表示长度不能确定地给出。每一个重复值都可以有最大长度的字节数。

（3）数据类型（DT）：对字段取值的限制，详见 4.2.4 节。

（4）可选性（OPT）：R 表示必需、O 表示可选、C 表示某些触发事件或其他字段在某些取值条件下、X 表示不用于这个触发事件、B 表示为了与老版本兼容而保留的字段。

（5）可重复性（RP/#）：字段是否可以有多个值。N 或空白表示不可重复、Y 表示字段重复次数不限或由场合决定、整数表示可重复的最大次数。

（6）表格号（TBL#）：编码值集合的 HL7 标识，若为空白则没有定义值。可以用 xxxx/yyyy 格式指定多个表。若数据类型为 ID 或 IS，则此栏一定有表名，IS 也可能标为"No Suggested Values"。若数据类型为 CE 且使用了一个以上外部表或局部表，则该栏会有"9999"特征值，具体内容在说明中描述。

（7）条目号（ITEM#）：唯一标识数据字段的数字。

(8) 元素名称（ELEMENT NAME）：全局范围的字段唯一名称。

4.2.3 消息分隔符

为了构造一条消息，需要用到一些特殊字符，包括段终止符、字段分隔符、组件分隔符、子组件分隔符、重复分隔符和换码符。段终止符是一个回车符（0x0d），其他分隔符都被定义在 MSH 段中，MSH 段中的第四个字符是字段分隔符，紧接着的编码字符字段指定了其他分隔符。MSH 段中的分隔符值就是整个消息的分割符值。在一般情况下，HL7 推荐使用的消息分隔符值见表 4.1。

表 4.1 HL7 推荐使用的消息分隔符值

分隔符	建议值	编码字符位置	用法
段终止符	\<cr\>（十六进制 0D）	—	终止一个段，这个值不能被改变
字段分隔符	|	—	用于分隔段中的两个字段，也可以分隔段 ID 和第一个字段
组件分隔符	^	1	在允许的地方，分隔字段中的相邻组件
子组件分隔符	&	4	在允许的地方，分隔组件中的相邻子组件
重复分隔符	~	2	在允许的地方，分隔多次出现的字段值
换码符	\	3	换码符用在文本相关数据类型的字段中，用于转义

4.2.4 数据类型

数据类型是构建消息的最小单元，用于限制数据字段的内容，在段属性表中，这些信息显示在以 DT 为标识的列中。HL7 共有 55 种数据类型可供使用，但在绝大多数的应用中只有少量的常用数据类型。数据类型分为简单数据类型和复杂数据类型，简单数据类型数据只含有一个元素，而复杂数据类型数据可能含有多于一个的元素，每个元素都拥有自己的类型。表 4.2 列出了 HL7 常用数据类型，其实例都是基于 HL7 编码规则的，使用了 4.2.3 节中的消息分隔符值。在一些特定的数据类型定义中，"[" 和 "]" 用于指定一个数据类型中的可选部分。

表 4.2 HL7 常用数据类型

类型		数据类型名称	长度	注释/格式
简单数据类型	DT	日期，date		YYYY [MM [DD]]，年 [月 [日]]
	TS	时间戳，time stamp		YYYY [MM [DD [HHMM [SS [.S [S [S]]]]]]] [+/-ZZZZ] ^ \<degree of precision\>，年 [月 [日 [小时分钟 [秒 [.秒 [秒 [秒]]]]]]] [+/-时区]^\<精确度\>
	FT	格式化文本，formatted text	65536	
	ID	HL7 表格的代码值，coded values for HL7 tables		
	IS	用户自定义表格的代码值，coded values for user-defined tables		
	NM	数值，numeric		

续表

类型		数据类型名称	长度	注释/格式
简单数据类型	SI	序列标识符，sequence ID		
	ST	字符串，string	199	
	TX	文本数据，text data	65536	
	TM	时间，time		HH [MM [SS [.S [S [S [S]]]]]] [+/-ZZZZ]
	DR	日期/时间范围，date/time range		<开始日期/时间范围(TS)>^<结束日期/时间范围(TS)>
编码与标识	CE	代码元素，coded element	250	<标识符(ST)>^<文本(ST)>^<代码系统名称(IS)>^<备用标识符(ST)>^<备用文本(ST)>^<备用代码系统名称(IS)>
	CX	带校验位的扩展复合代码，extended composite ID with check digit	250	<ID(ST)>^<校验位(ST)>^<采用的校验位模式代码(ID)>^<分配机构(HD)>^<标识符类型代码(ID)>^<分配单位(HD)>^<生效日期(DT)>^<失效日期(DT)>
	EI	实体标识符，entity identifier		<实体标识符(ST)>^<名称空间ID(IS)>^<通用ID(ST)>^<通用ID类型(ID)>
	HD	层次标识符，hierarchic designator		<名称空间ID(IS)>^<通用ID(ST)>^<通用ID类型(ID)>
	CNE	无例外代码，coded with no exceptions	250	<标识符(ST)>^<文本(ST)>^<代码系统名称(IS)>^<备用标识符(ST)>^<备用文本(ST)>^<备用代码系统名称(IS)>^<代码系统版本ID(ST)>^<原始文本(ST)>
	CWE	例外代码，coded with exceptions	250	<标识符(ST)>^<文本(ST)>^<代码系统名称(IS)>^<备用标识符(ST)>^<备用文本(ST)>^<备用代码系统名称(IS)>^<代码系统版本ID(ST)>^<原始文本(ST)>
名字与地址	PL	个人位置，person location		<医疗点(IS)>^<房间(IS)>^<床位(IS)>^<机构(HD)>^<位置状态(IS)>^<患者位置类型(IS)>^<楼号(IS)>^<楼层(IS)>^<位置描述(ST)>
	SAD	街道地址，street address		<街道或邮寄地址(ST)>^<街道名(ST)>^<门牌号(ST)> 注意：仅在 XAD 数据类型中出现
	XAD	扩展的地址，extended address	250	在 2.3 及以后的版本中，代替 AD 数据类型。<街道地址(SAD)>^<其他区划(ST)>^<城市(ST)>^<州或省(ST)>^<邮政代码(ST)>^<国家(ID)>^<地址类型(ID)>^<其他指定地理位置(ST)>^<县/教区代码(IS)>^<人口普查地域(IS)>^<地址代表码(ID)>^<地址有效范围(DR)>
	XCN	扩展复合标识符和名称，extended composite ID number and name	250	在 2.3 及以后版本中，代替 CN 数据类型。<ID 号码(ST)>^<姓(FN)>^<名(ST)>^<中间名或其首字母简写(ST)>^<后缀(如 JR 或 III)(ST)>^<前缀(如 DR)(ST)>^<学位(如 MD)(IS)>^<来源表(IS)>^<指定权限(HD)>^<名称类型代码(ID)>^<标识符校验位(ST)>^<采用的校验位模式代码(ID)>^<标识符类型代码(IS)>^<分配单位(HD)>^<名称表示代码(ID)>^<名称内容(CE)>^<名称有效范围(DR)>^<名称集顺序号(ID)>
	XON	组织的扩展复合名和标识符，extended composite name and ID number for organization	250	<组织名称(ST)>^<组织名称类型代码(IS)>^<ID(NM)>^<校验位(NM)>^<采用的校验位模式代码(ID)>^<分配机构(HD)>^<标识符类型代码(IS)>^<分配单位ID(HD)>^<名称表示代码(ID)>
	XPN	扩展的人名，extended person name	250	在 2.3 版本中，代替 PN 数据类型。<姓(FN)>^<名(ST)>^<中间名或其首字母简写(ST)>^<后缀(如 JR 或 III)(ST)>^<前缀(如 DR)(ST)>^<学位(如 MD)(IS)>^<名称类型代码(ID)>^<名称表示代码(ID)>^<名称内容(CE)>^<名称有效范围(DR)>^<名称集顺序号(ID)>

续表

类型		数据类型名称	长度	注释/格式
名字与地址	XTN	扩展的电信号码，extended telecommunications number	250	在 2.3 及以后版本中，代替 TN 数据类型。[NNN][(999)]999-9999[X99999][B99999][C 任意文本]^<电信使用代码(ID)>^<电信设备类型(ID)>^<电子邮箱地址(ST)>^<国家代码(NM)>^<区域/城市代码(NM)>^<电话号码(NM)>^<分机号(NM)>^<任意文本(ST)>
其他复杂类型	CQ	数量单位，composite quantity with units		<数量(NM)>^<单位(CE)>
	TQ	时间/数量，timing/quantity		有关医嘱的时间/数量的详细说明，请见4.4节。<数量（CQ）>^<间隔(*)>^<持续时间(*)>^<开始日期/时间(TS)>^<结束日期/时间(TS)>^<优先权（TS）>^<条件（TS）>^<文本（TX）>^<关联(ID)>^<医嘱排序(*)>^<持续时间(CE)>^<发生事件总数(NM)>

4.2.5 通信机制

HL7 实际上是一组标准的 API 接口，能够实现不同应用程序间的通信，可以大大降低不同厂家同类应用程序接口的复杂程度和减少工作量。HL7 通信机制有两种实现方法：①采用点对点通信方法，以实现不同系统的对接，在需要连接的点增加到一定地步时，HL7 接口数量将会大增，难以处理；②采用 HL7 服务器方法，HL7 Server 实际上是应用服务器，形成位于 HL7 接口的中心数据库，这样可以减少接口数量，提高系统可靠性。

4.2.6 消息的处理

HL7 通过消息确认机制来保证通信的可靠性。消息确认有确认原始模式和确认增强模式两种。发送端通过接收确认类型（MSH-15）字段和应用程序确认类型（MSH-16）字段选择确认类型。

1. 确认原始模式

确认原始模式（Acknowledgements Original Mode）规定接收方收到消息后，立即处理并同时回送应答消息。

发送端应用程序发出的 HL7 消息中，若 MSH-15 和 MSH-16 两个字段没有值就默认为确认原始模式。

2. 确认增强模式

确认增强模式（Acknowledgements Enhance Mode）分为接收确认和应用程序确认两个阶段，见图 4.2。

（1）接收确认：接收方收到消息后，先回应一个确认消息。

（2）应用程序确认：在对消息处理后，应用程序回应处理结果消息。

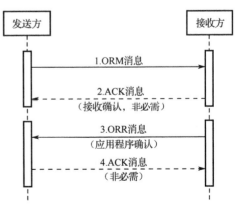

图 4.2 确认增强模式

在发送端应用程序发出的消息中，若 MSH-15 和 MSH-16 有值，则采用的是确认增强模式。确认原始模式相当于 MSH-15 接收确认类型为"NE"且 MSH-16 应用程序确认类型为"AL"的确认增强模式。

例如，医生工作站系统给检验信息系统 LIS 发送一条测血常规的医嘱 ORM 消息，在确认原始模式下，需要等检验结果出来后，LIS 再回送一条 ORR 消息，时延会比较长。如果 ORM 消息发送失败，对方根本没有收到，则发送方就难以发现。在确认增强模式下，接收方在收到消息后可以先回送一条 ACK 消息表示收到了（接收确认），检验结果出来后 LIS 发送一条 ORR 消息（应用程序确认），医生工作站系统回一条 ACK 消息确认。这样，消息一旦发送失败，发送方就能够迅速发现并及时重传，提高了系统的效率。

4.2.7 通信环境

HL7 定义了应用程序实体之间交换的消息及其交换过程。从概念上讲，HL7 运行在应用层上，基本上考虑了消息的数据内容和消息间的相互关系，以及一些应用层出错状态下的通信问题。

由于本版本标准制定时 OSI 网络协议还没有广泛地实施，TCP/IP 也没有像现在这样成为事实上的标准，HL7 工作组寄希望于网络环境能够提供传输的可靠性及确定消息的边界等。因此，面对多样化的网络环境，HL7 的应用指南中定义了 HL7 低层协议（Low Layer Protocol，LLP），作为系统之间加强通信能力的补充，但没有将其作为标准的正式内容，只规定了通信环境提供以下功能。

1. 无错误传输

标准假定应用系统收到的传输字节是完全正确的，并且与发送的顺序一致，这意味着低层完成了检错工作。然而发送端应用系统在没有收到确认消息之前不能认为消息被正确地接收。

2. 字符转换

如果通信两端机器使用相同字符集的不同表示形式，则通信环境将会进行字符转换。

3. 消息长度没有限制

HL7 对消息的最大长度没有限制。标准假定通信环境能传输任意长度的消息。在实际应用环境中，一些机构可能给消息长度规定上限，对于长度超过上限的消息可以采用消息续传协议处理，这将在后面的章节中讲解。

正如 HL7 没有规定发送和接收消息的应用系统的设计或结构一样，HL7 也没有对其通信环境进行除以上规定之外的要求。实际上，除上述规定外，通信环境（包括其结构、设计和实现）不在 HL7 的范围内。

4.2.8 最小低层协议

正如前文所述，HL7 专注于应用层，对低层的通信环境设计或结构并没有具体的规定。随着互联网技术的迅速发展，TCP/IP 取代了 OSI 成为主流的网络协议，并做了精简。传输层的 TCP 为应用层提供无差错的字节流传输。但由于 TCP 发送端会把若干短消息拼接成一个段发送，或者把长消息拆分成多个段发送，所以 TCP 接收端并没有应用层消息的边界，而 HL7 消息自身也没有定义开始与结束标识，给消息的处理带来了困难。因此，HL7 应用社区里出现了最小低层协议（Minimal Lower Layer Protocol，MLLP），用于解决 TCP/IP 网络环境中消息的边界问题，被广泛采用，最后在 HL7 V3 版本中，MLLP 正式成为标准的一部分。

MLLP 的作用是在 TCP/IP 之上标识 HL7 消息的边界，相当于 OSI 会话层封装协议，使得接收端可以为上层提供完整的消息。其格式为：

<SB> Data<EB><CR>

其中，<SB>是块开始标识，ASCII 码为 0x0B；Data 为 HL7 数据，只包含 ASCII 码为 0x1F 以上的字节值及回车符 0x0D；<EB>为块结束标识，ASCII 码为 0x1C；<CR>为回车符 0x0D。

例如：

<SB>MSH|^~\&|ZIS|1^AHospital||||199605141144||ADT^A01|20031104082400|P|2.3|||AL|NE|||8859/15|<CR>
EVN|A01|20031104082400.0000+0100|20031104082400<CR>
PID||""|10||Vries^Danny^D.^^de||19951202|M|||Rembrandlaan^7^Leiden^^7301TH^"" ^^P||""|""|""|||||""|""<CR>
PV1||I|3w^301^""^^01|S|||100^van den Berg^^A.S. ^^""^^dr|""||9||||H||||20031104082400.0000+0100<CR>
<EB><CR>

除<CR>外，HL7 消息中是不能出现<SB>和<EB>的，这使得 MLLP 能够据此识别出消息边界。对于常用的单字节字符编码（如 ASCII、UTF-8 及 Shift-JIS），MLLP 都能支持。但对于一些多字节的字符编码（如 UTF-16、UTF-32），消息中可能会出现与<SB>或<EB>相同的字节值，这时就有可能出错，所以 MLLP 对这些字符编码是不适用的。

4.3 患者管理

4.3.1 患者管理事务集简介

患者管理事务集提供的是新增或更新的患者基本信息，以及患者的就诊信息。因为所有与网络相连的信息系统都需要患者信息，所以患者管理事务集是最常用的。通常，信息进入患者管理系统后，会以主动更新或对查询应答的方式传送给护理、辅助和财务系统。

4.3.2 触发事件与消息定义

与患者信息相关的触发事件全部由 ADT 数据主动更新和 ACK（Acknowledgements）应答来实现。

在对以下触发事件的描述中用"入院患者"代替"住院患者"，"入院患者"是指被安排了床位至少几个小时的各种患者；用"未入院患者"代替"门诊患者"，"未入院患者"是指未安排床位而在检查室、其他类型处置室、门诊候诊室内的各种患者。为了使每个系统都能正确地处理信息，所有就诊相关信息中的患者类型必须在 PV1-2 患者类别中指定。这意味着必须对触发事件和患者类别进行核对，才能确定如何处理信息。无论是入院患者还是未入院患者，使用的触发事件大多相同，但事件的含义或解释还需要参照患者类别。

触发事件中包含的信息要多于必要的信息。消息中可能用到的字段都在段中列出。这样的字段可多可少，字段数量在执行过程中是不变的。但需要注意，字段内容的改变与触发事件没有必然联系，它取决于接收系统能否捕捉变化数据的执行协议。为了减少这种不确定性，建议在更新与触发事件不相关的字段时使用更新患者信息事件处理。例如，某患者管理系统允许医疗服务项目和主治医生在患者转移时改变，那么该系统必须发送两条消息：发送患者转移消息反映位置的变化，发送更新患者信息消息反映医疗服务项目和主治医生的变化。

HL7 V2.4 总共定义了 62 种触发事件，下面选择 5 个有代表性的事件进行描述，其他事件可查阅更全面的 HL7 文档了解。

1．入院/就诊通知（A01 事件）

A01 事件仅适用于"入院"患者。发送 A01 事件表示患者被安排入院并且为其分配了一个床位，即患者开始住院。通常，患者管理系统得到消息后以广播的形式将该消息传递到护理和辅助系统。例如，一个 A01 事件可用于：

（1）通知药房系统，患者已入院，可以发药。
（2）通知护理系统，患者已入院，需要开始护理计划。
（3）通知财务系统，开始记账。
（4）通知餐饮系统，新患者到来，需要饮食服务。
（5）通知检验室、病理及放射系统，患者有资格接受服务。
（6）通知病案室，有患者入院，创建电子病历（EMR）。

若账户起止时间跨度超过特定的就诊时间，则应使用 P01（添加患者账户）事件来传送开户的消息。A01 事件通知系统，医疗卫生机构来了一个新患者，同时通知系统创建新账户。如果创建新账户而不通知患者的到来，则使用 P01 事件。

由 A01 事件触发发送的消息是 ADT_A01 消息，ADT_A01 消息必须有的段包括消息头 MSH、事件类型 EVN、患者标识 PID、患者就诊 PV1，其结构见表 4.3。

表 4.3　ADT_A01 消息结构

ADT^A01^ADT_A01	说　明
MSH	Message Header，消息头
EVN	Event Type，事件类型
PID	Patient Identification，患者标识
[PD1]	Addition Demographics，附加的人口统计信息
[{ROL}]	Role，角色
[{NK1}]	Next of Kin/Associated Parties，近亲/相关当事人
PV1	Patient Visit，患者就诊
[PV2]	Patient Visit-Additional Infomation，患者就诊-附加信息
[{ROL}]	Role，角色
[{DB1}]	Disability Information，残疾信息

续表

ADT^A01^ADT_A01	说明
[{ OBX }]	Observation/Result,观察/结果
[{ AL1 }]	Allergy Information,过敏信息
[{ DG1 }]	Diagnosis Information,诊断信息
[DRG]	Diagnosis Related Group,诊断相关组
[{ PR1 [{ROL}] }]	Procedures,程序 Role,角色
[{ GT1 }]	Guarantor,担保人
[{ IN1 [IN2] [{ IN3 }] [{ ROL }] }]	Insurance,保险 Insurance Additional Infomation,保险附加信息 Insurance Additional Infomation-Certification,保险附加信息-确认 Role,角色
[{ ACC }]	Accident Information,事故信息
[{ UB1 }]	Universal Bill Information,通用账单信息
[{ UB2 }]	Universal Bill 92 Information,通用账单92信息
[{PDA}]	Patient Death and Autopsy,患者死亡和尸检

接收方的应答消息 ACK 包括的段有消息头 MSH 和消息确认 MSA,见表 4.4。

表 4.4 ACK 消息结构

ACK^A01^ACK	说明
MSH	Message Header,消息头
MSA	Message Acknowledgment,消息确认
[ERR]	Error,错误

2. 患者转移(A02 事件)

A02 事件表示患者改变了其位置。发送消息时,字段应该是与此触发事件相关的字段。当其他重要字段发生变化时,建议(而非要求)另外使用 A08(患者信息更新)事件。如果患者管理系统的转移功能允许在转移(如地址改变)的同时改变个人信息,那么建议(而非要求)发出两条消息(ADT_A02 及 ADT_A08)。ADT_A02 消息对入院及非入院患者都适用。

A02 事件触发发送 ADT_A02 消息,包括 MSH、EVN、PID、PV1 等必需段,见表 4.5。新的患者位置必须记录在 PV1-3 指定患者位置字段中,而旧的患者位置必须记录在 PV1-6 患者先前位置字段中。举个例子,A02 事件用于通知检验、放射及病理系统患者位置已经改变,以改发检查结果;通知药房改发药品;通知膳食科将食物送往另一个地方;通知病案室 EMR 发生了变动。

如果患者去往临时位置（如手术室、X 线室或走廊），则建议使用 A09 事件（患者暂离追踪）和 A10 事件（患者到达追踪）来代替 A02 事件，同时建议只用 A02 事件表示患者管理系统中床位的真正变动。

表 4.5　ADT_A02 消息结构

ADT^A02^ADT_A02	说　　明
MSH	Message Header，消息头
EVN	Event Type，事件类型
PID	Patient Identification，患者标识
[PD1]	Addition Demographics，附加的人口统计信息
[{ROL}]	Role，角色
PV1	Patient Visit，患者就诊
[PV2]	Patient Visit-Additional Infomation，患者就诊-附加信息
[{ROL}]	Role，角色
[{DB1}]	Disability Information，残疾信息
[{OBX}]	Observation/Result，观察/结果
[PDA]	Patient Death and Autopsy，患者死亡和尸检

3. 出院/终止就诊（A03 事件）

A03 事件表示离开医疗机构，患者状况变为"出院"，包括离院日期。该事件触发发送 ADT_A03 消息，消息结构见表 4.6。患者出院前的位置应记入 PV1-3 指定患者位置字段中。

A03 事件用于通知药房患者出院，给药应相应改变；通知护理系统患者出院，护理计划可结束；通知财务系统患者记账期已结束；通知病案室 EMR 已终止。

对于未入院患者，A03 事件表示患者在医疗机构就诊结束。它表明未被指定床位的初诊患者或复诊患者就诊结束。它同时也表示患者在急诊室就诊结束。PV1-45 出院日期和时间字段用于表示就诊结束的日期和时间。

如果一个账户的起始日期跨度太大，则应该使用 P06（终止账户）事件来传达记账结束的消息。如果患者死亡，则用 A03 事件和 PID-29 患者死亡日期和时间字段及 PID-30 患者死亡标识字段来代替。

发送消息时，字段应该是与交换此事件相关的字段。如果其他重要字段改变，则建议另外使用 A08（更新患者信息）事件。

表 4.6　ADT_A03 消息结构

ADT^A03^ADT_A03	说　　明
MSH	Message Header，消息头
EVN	Event Type，事件类型
PID	Patient Identification，患者标识
[PD1]	Addition Demographics，附加的人口统计信息
[{ROL}]	Role，角色

续表

ADT^A03^ADT_A03	说明
PV1	Patient Visit，患者就诊
[PV2]	Patient Visit-Additional Infomation，患者就诊-附加信息
[{ROL}]	Role，角色
[{DB1}]	Disability Information，残疾信息
[{DG1}]	Diagnosis Information，诊断信息
[DRG]	Diagnosis Related Group，诊断相关组
[{ PR1 [{ROL}] }]	Procedures，程序 Role，角色
[{OBX}]	Observation/Result，观察/结果
[PDA]	Patient Death and Autopsy，患者死亡和尸检

4. 患者登记（A04 事件）

A04 事件表示患者已到，或者已作为初诊患者或复发的门诊患者进行登记，并且未为其指定床位，如在急诊室开始就诊。A04 事件触发发送 ADT_A04 消息，消息结构见表 4.7。PV1-44 入院日期/时间字段用于记录就诊开始的日期/时间。

表 4.7 ADT_A04 消息结构

ADT^A04^ADT_A04	说明
MSH	Message Header，消息头
EVN	Event Type，事件类型
PID	Patient Identification，患者标识
[PD1]	Addition Demographics，附加的人口统计信息
[{ROL}]	Role，角色
[{NK1}]	Next of Kin/Associated Parties，近亲/相关当事人
PV1	Patient Visit，患者就诊
[PV2]	Patient Visit-Additional Infomation，患者就诊-附加信息
[{ROL}]	Role，角色
[{DB1}]	Disability Information，残疾信息
[{OBX}]	Observation/Result，观察/结果
[{AL1}]	Allergy Information，过敏信息
[{DG1}]	Diagnosis Information，诊断信息
[DRG]	Diagnosis Related Group，诊断相关组
[{ PR1 [{ROL}] }]	Procedures，程序 Role，角色

续表

ADT^A04^ADT_A04	说 明
[{ GT1 }]	Guarantor，担保人
[{ IN1 [IN2] [{ IN3 }] [{ ROL }] }]	Insurance，保险 Insurance Additional Infomation，保险附加信息 Insurance Additional Infomation-Certification，保险附加信息-确认 Role，角色
[{ ACC}]	Accident Information，事故信息
[{ UB1}]	Universal Bill Information，通用账单信息
[{ UB2}]	Universal Bill 92 Information，通用账单 92 信息
[{PDA}]	Patient Death and Autopsy，患者死亡和尸检

5. 患者信息更新（A08 事件）

如果患者的信息发生改变，且无其他触发事件发生，则发送 ADT_A08 消息。例如，A08 事件用于触发发送通知接收系统地址或姓名改变的消息。建议将 A08 事件用于与任何其他触发事件无关的更新字段。A08 事件可包括一段诊疗信息，但也可只用于个人基本信息。

4.3.3 ADT 消息段

1. MSH（消息头）段

MSH 段是所有消息必须有的第一个段，与通信与控制有关，其结构见表 4.8。

表 4.8　MSH 段结构

序号 SEQ	长度 LEN	数据类型 DT	可选性 OPT	可重复性 RP/#	表格号 TBL#	条目号 ITEM#	元素名称 ELEMENT NAME
1	1	ST	R			00001	字段分隔符
2	4	ST	R			00002	编码字符
3	180	HD	O		0361	00003	发送端应用程序
4	180	HD	O		0362	00004	发送端机构
5	180	HD	O		0361	00005	接收端应用程序
6	180	HD	O		0362	00006	接收端机构
7	26	TS	R			00007	消息的日期/时间
8	40	ST	O			00008	安全性
9	13	CM	R		0076/0003/0354	00009	消息类型
10	20	ST	R			00010	消息控制 ID
11	3	PT	R		0103/0207	00011	处理 ID
12	60	VID	R		0104	00012	版本 ID

续表

序号 SEQ	长度 LEN	数据类型 DT	可选性 OPT	可重复性 RP/#	表格号 TBL#	条目号 ITEM#	元素名称 ELEMENT NAME
13	15	NM	O			00013	顺序号
14	180	ST	O			00014	延续指针
15	2	ID	O		0155	00015	接收确认类型
16	2	ID	O		0155	00016	应用程序确认类型
17	3	ID	O		0399	00017	国家（地区）代码
18	16	ID	O	Y	0211	00692	字符集
19	250	CE	O			00693	消息主要语言
20	20	ID	O		0356	01317	多个字符集切换模式
21	10	ID	O	Y	0449	01598	一致性声明 ID

MSH 段中的字段定义如下。

1）MSH-1 字段分隔符（ST）00001

此字段是紧接着段 ID（MSH）的第一个字段，是段 ID 与编码字符的字段分隔符，同时也定义了消息中所使用的字段分隔符。建议取值为"|"（ASCII 码为 124）。

2）MSH-2 编码字符（ST）00002

此字段按顺序包含以下字符：组件分隔符、重复分隔符、转义字符和子组件分隔符。建议取值为"^~\&"（ASCII 码分别为 94、126、92 和 38）。

3）MSH-3 发送端应用程序（HD）00003

在整个单位网络所有参与交换 HL7 消息的应用程序中，此字段唯一标识了发送端应用程序。这个字段完全由医疗机构自己定义，其第一个组件的取值来源于用户定义表 0361 发送/接收端应用程序，但该表没有建议值，实际操作中可以继续使用用户定义表 0300 命名空间 ID。

4）MSH-4 发送端机构（HD）00004

此字段进一步描述了 MSH-3 发送端应用程序。由于此字段为 HD 数据类型，其使用范围不仅包括发送端医疗机构，而且包括其他组织实体。例如：①对发送端应用程序负责的组织实体；②责任单位；③产品或供应商标识符等。此字段完全由医疗机构自己定义，其第一个组件的取值来源于用户定义表 0362 发送/接收端机构，该表没有建议值，实际操作中可以继续使用用户定义表 0300 命名空间 ID。

5）MSH-5 接收端应用程序（HD）00005

在整个单位网络所有参与交换 HL7 消息的应用程序中，此字段唯一标识了接收端应用程序。这个字段完全由医疗机构自己定义，其第一个组件的取值来源于用户定义表 0361 发送/接收端应用程序，但该表没有建议值，实际操作中可以继续使用用户定义表 0300 命名空间 ID。

6）MSH-6 接收端机构（HD）00006

当相同的应用程序运行于不同医疗机构时，此字段标识了接收端应用程序在哪一个医疗机构。此字段完全由医疗机构自己定义，其第一个组件的取值来源于用户定义表 0362 发送/接收端机构，该表没有建议值，实际操作中可以继续使用用户定义表 0300 命名空间 ID。

7）MSH-7 消息的日期/时间（TS）00007

此字段包含发送系统创建消息的日期/时间。如果时区已指定，则整个消息将采用这个时区。在 HL7 V2.4 中，这个字段是必须有的，之前的版本对这个字段没有要求，该字段与以前的版本兼容。

8）MSH-8 安全性（ST）00008

在某些 HL7 应用程序中，此字段被用来实现保密特性，但对其使用没有进一步的规定。

9）MSH-9 消息类型（CM）00009

此字段包含消息类型、触发事件，以及消息结构 ID。第一个组件是消息类型代码，HL7 表 0076 消息类型对其做了规定，包含 CK、ADT、ORM、ORU 等取值。第二个组件是触发事件代码，HL7 表 0003 触发事件对其做了规定，包含 A01、O01、R01 等取值。第三个组件是抽象消息结构代码，HL7 表 0354 消息结构对其做了规定。

10）MSH-10 消息控制 ID（ST）00010

此字段包含一个用于对消息进行唯一标识的数字或其他标识符。在确认消息的信息段（MSA）中，接收端系统会将此 ID 返回给发送端系统。

11）MSH-11 处理 ID（PT）00011

此字段用于决定消息是否作为 HL7 应用程序消息来处理。第一个组件定义此消息来自正式产品（P）、训练系统（T）或调试系统（D）（HL7 表 0103 处理 ID 规定了 P、T 或 D 是有效取值）。第二个组件定义此消息是一个文档处理还是一个初始装载的一部分（其有效取值参见 HL7 表 0207 处理模式）。不同的处理模式有不同的优先权。

12）MSH-12 版本 ID（VID）00012

此字段的作用是接收端系统用它对消息进行自身版本的匹配，以保证消息的正确解释。自 HL7 V2.3.1 开始，此字段有两个附加的"国际化"组件被 HL7 国际会员采用。

13）MSH-13 顺序号（NM）00013

如果此字段的取值为非空，则意味着正在使用顺序号协议，消息需要按序处理。这个字段的值按顺序递增。

14）MSH-14 延续指针（ST）00014

此字段用于定义特定应用方式的连续性，只允许将消息分片的发送方对其赋值。

15）MSH-15 接收确认类型（ID）00015

此字段包含接收确认条件，规定是否对该消息回送接收确认。在确认增强模式下，此字段是必须有的。有效取值参见 HL7 表 0155 接收确认/应用程序确认条件，见表 4.9。

表 4.9　HL7 表 0155 接收确认/应用程序确认条件

取值	说明
AL	总是确认，Always
NE	从不确认，Never
ER	仅出错/拒绝时确认，Error/Reject Conditions Only
SU	仅成功完成时确认，Successful Completion Only

16）MSH-16 应用程序确认类型（ID）00016

此字段包含应用程序确认条件，规定是否对该消息回送应用程序确认。在确认增强模式下，此字段是必须有的。有效取值参见 HL7 表 0155 接收确认/应用程序确认条件。

17）MSH-17 国家（地区）代码（ID）00017

此字段包含消息来源国家（地区）代码。它主要被用来确定一些默认的元素，如结算货币。根据 ISO 3166 的规定，其取值采用 3 字符的格式按字母顺序排列于 HL7 表 0399 国家（地区）代码中，如中国为 CHN。

18）MSH-18 字符集（ID）00692

此字段包含整个消息的字符集。其有效取值来自 HL7 表 0211 可选字符集，见表 4.10。中文相关取值有 GB 18030—2000、CNS 11943—1992（繁体）、BIG-5（繁体）、Unicode、Unicode UTF-8 等。

此字段有重复取值是为了指定不同的字符集，仅限于在 FT、ST 及 TX 数据类型的字段中使用。如果此字段没有取值，或者重复取值中的第一个值为空，则采用默认的 ASCII 单字节字符集。这样消息中只允许使用这些指定的字符集。

表 4.10　HL7 表 0211 可选字符集

取　　值	说　　明	版　　本
ASCII	可打印的 7 位 ASCII 字符集，此为默认取值	V2.4
8859/1	可打印的 8859/1 字符集	V2.4
8859/2	可打印的 8859/2 字符集	V2.4
8859/3	可打印的 8859/3 字符集	V2.4
8859/4	可打印的 8859/4 字符集	V2.4
8859/5	可打印的 8859/5 字符集	V2.4
8859/6	可打印的 8859/6 字符集	V2.4
8859/7	可打印的 8859/7 字符集	V2.4
8859/8	可打印的 8859/8 字符集	V2.4
8859/9	可打印的 8859/9 字符集	V2.4
ISO IR14	信息交换（单字节）（JIS X0201—1976）	V2.4
ISO IR87	信息交换日文图形字符集（JIS X0208—1990）	V2.4
ISO IR159	信息交换增补日文图形字符集（JIS X0212—1990）	V2.4
Unicode	来自 ISO/IEC 10646-1-19935 的全世界范围的字符标准	V2.4
8859/15	可打印的 8859/15 字符集	V2.6
GB 18030—2000	中文字符集	V2.6
KS X 1001	韩文字符集	V2.6
CNS 11643—1992	中文繁体字符集	V2.6
BIG-5	中文繁体字符集	V2.6
Unicode UTF-8	8 位 UCS 转码格式	V2.6
Unicode UTF-16	16 位 UCS 转码格式	V2.6
Unicode UTF-32	32 位 UCS 转码格式	V2.6

19）MSH-19 消息主要语言（CE）00693

此字段规定了消息采用的主要语言。其代码来自 ISO 639。

20）MSH-20 多个字符集切换模式（ID）01317

如果消息中使用不同的字符集（即 MSH-18 字符集有两个以上的取值），而且当需要特定的切换操作时这个字段是用来定义切换方案的，则取值为"ISO/IEC 2022-1994"或"2.3"，后者是 HL7 V2.3 采用的进行字符集切换的"换码序列"。该字段如果为空则不进行字符集的切换。

21）MSH-21 一致性声明 ID（ID）01598

医疗机构可以使用这个字段来表明消息对 HL7 或地方发布的一致性声明是否符合。一致性声明包括对基本语法、句法、特定消息及消息集使用的详细解释。

2. EVN（事件类型）段

EVN 段用于向接收端应用软件传递必要的触发事件，其结构见表 4.11。

表 4.11　EVN 段结构

序号 SEQ	长度 LEN	数据类型 DT	可选性 OPT	可重复性 RP/#	表格号 TBL#	条目号 ITEM#	元素名称 ELEMENT NAME
1	3	ID	R		0003	00099	事件类型编码
2	26	TS	R			00100	记录日期/时间
3	26	TS	O			00101	计划事件日期/时间
4	3	IS	O		0062	00102	事件原因编码
5	250	XCN	O		0188	00103	操作者 ID
6	26	TS	O			01278	事件发生
7	180	HD	O			01534	事件机构

EVN 段中的字段定义如下。

1）EVN-1 事件类型编码（ID）00099

此字段仅为保持后向兼容性保留，建议使用 MSH-9 消息类型的第二个组件来传递事件类型编码信息，如入院、转院或登记。

2）EVN-2 记录日期/时间（TS）00100

当消息传入时，大多数系统采用默认的日期/时间，但是允许改写。

3）EVN-3 计划日期/时间（TS）00101

此字段记录此事件的计划日期/时间，建议尽可能使用 PV2-8 预期入院日期/时间和 PV2-9 预期出院日期/时间。

4）EVN-4 事件原因编码（IS）00102

此字段记录事件的原因（如患者要求、医嘱、患者信息管理等）。

5）EVN-5 操作者 ID（XCN）00103

此字段记录将该事件录入系统的操作员。

6）EVN-6 事件发生（TS）01278

此字段记录事件实际发生的日期/时间。例如，在 A02 事件中，此字段将记录患者实际转院的日期/时间。在取消事件时，此字段应记录此事件被取消的日期/时间。

7) EVN-7 事件机构（HD）01534

此字段确定事件真正发生的机构，以区别于发送机构（MSH-4）。操作者（EVN-5）就是从此机构录入了该事件。

3．PID（患者标识）段

PID 段被所有应用软件当作传递患者标识信息的主要途径。此消息段记录了永久的患者标识和人口统计信息，大部分不会经常改变。表 4.12 列出了 HL7 中所有的患者标识信息，包括数据类型、长度、条目号及元素名称等。这里给出前 8 个字段的具体说明，其他字段说明感兴趣的读者可以阅读更全面的 HL7 文档。

表 4.12 患者标识信息

序号 SEQ	长度 LEN	数据类型 DT	可选性 OPT	可重复性 RP/#	表格号 TBL#	条目号 ITEM#	元素名称 ELEMENT NAME
1	4	SI	O			00104	设置 ID
2	20	CX	O			00105	患者 ID
3	250	CX	R	Y		00106	患者标识列表
4	20	CX	O	Y		00107	备选患者 ID
5	250	XPN	R	Y		00108	患者姓名
6	250	XPN	O	Y		00109	母亲的婚前姓
7	26	TS	O			00110	出生日期/时间
8	1	IS	R		0001	00111	性别
9	250	XPN	O	Y		00112	患者别名
10	250	CE	O	Y	0005	00113	种族
11	250	XAD	O	Y		00114	患者地址
12	4	IS	O			00115	国家代码
13	250	XTN	O	Y		00116	家中电话号码
14	250	XTN	O	Y		00117	工作用电话号码
15	250	CE	O			00118	母语
16	250	CE	O			00119	婚姻状况
17	250	CE	O			00120	宗教信仰
18	250	CX	C			00121	患者账号
19	16	ST	O			00122	患者的 SSN 号
20	25	DLN	O			00123	患者驾驶执照
21	250	CX	O	Y		00124	母亲的标识
22	250	CE	O	Y	0189	00125	民族
23	250	ST	O			00126	出生地
24	1	ID	O		0136	00127	多胞胎标识
25	2	NM	O			00128	出生顺序

续表

序号 SEQ	长度 LEN	数据类型 DT	可选性 OPT	可重复性 RP/#	表格号 TBL#	条目号 ITEM#	元素名称 ELEMENT NAME
26	250	CE	O	Y	0171	00129	公民权
27	250	CE	O		0172	00130	退伍军人状况
28	250	CE	B		0212	00739	国籍
29	26	TS	O			00740	患者死亡日期和时间
30	1	ID	O		0136	00741	患者死亡标识
31	1	ID	O		0136	01535	未知身份标识
32	20	IS	O	Y	0445	01536	身份可信度代码
33	26	TS	O			01537	最近更新日期/时间
34	40	HD	O			01538	最近更新机构
35	250	CE	C		0446	01539	种的代码
36	250	CE	C		0447	01540	（牲畜或植物的）品种代码
37	80	ST	O			01541	（动植物的）种类
38	250	CE	O	2	0429	01542	产品类别代码

1）PID-1 设置 ID（SI）00104

此字段包含识别该段的编号。段第一次出现时序号应为 1，段第二次出现时序号应为 2，以此类推。

2）PID-2 患者 ID（CX）00105

此字段仅为保持后向兼容性保留，建议对所有的患者标识使用 PID-3 患者标识列表。

3）PID-3 患者标识列表（CX）00106

此字段记录医疗机构识别患者的唯一标识（如医疗记录号、账号、出生登记号、全国唯一个人 ID）列表，可有一个值或多个重复值。

4）PID-4 备选患者 ID（CX）00107

此字段仅为保持后向兼容性保留，建议对所有患者标识使用 PID-3 患者标识列表。

5）PID-5 患者姓名（XPN）00108

此字段记录患者的姓名，可以有多个重复值，但第一个值发送患者姓氏或合法姓名，因此此字段的姓名类型代码为"L"，即合法。此字段的其他重复值允许把相同的姓名用不同字符集表示。

6）PID-6 母亲的婚前姓（XPN）00109

此字段记录母亲出生时（即婚前）的姓。它用于区分同名同姓的患者。

7）PID-7 出生日期/时间（TS）00110

此字段记录患者的出生日期和时间。

8）PID-8 性别（IS）00111

此字段记录患者的性别。取值来自 HL7 表 0001 性别，包括"F""M""O""U"，分别表示男、女、其他、未知等。

4. PV1（患者就诊）段

PV1 段被患者登记/管理应用软件用于交换基于账号或某次就诊的信息，默认发送账目层面的数据。为了使用 PV1 段传送就诊层面的数据，PV1-51 就诊标识必须记为"V"。PV1-51 的值影响了 PV1、PV2 和与 PV1 层次关联的其他消息段（如 ROL、DG1 或 OBX）所发送数据的层面。

表 4.13 列出了患者就诊信息，包括数据类型、长度、条目号及元素名称等。这里给出前 7 个字段的具体说明，其他字段说明可阅读 HL7 文档。

表 4.13 患者就诊信息

序号 SEQ	长度 LEN	数据类型 DT	可选性 OPT	可重复性 RP/#	表格号 TBL#	条目号 ITEM#	元素名称 ELEMENT NAME
1	4	SI	O			00131	设置 ID
2	1	IS	R		0004	00132	患者类别
3	80	PL	C			00133	指定患者位置
4	2	IS	O		0007	00134	入院类型
5	250	CX	O			00135	预入院号码
6	80	PL	O			00136	患者先前位置
7	250	XCN	C	Y	0010	00137	主治医生
8	250	XCN	C	Y	0010	00138	助理医生
9	250	XCN	C	Y	0010	00139	咨询医生
10	3	IS	C		0069	00140	医院服务
11	80	PL	O			00141	临时位置
12	2	IS	O		0087	00142	预入院检验标识
13	2	IS	O		0092	00143	再次入院标识
14	6	IS	O		0023	00144	入院来源
15	2	IS	C	Y	0009	00145	活动能力
16	2	IS	O		0099	00146	VIP 标识
17	250	XCN	O	Y	0010	00147	入院医生
18	2	IS	O		0018	00148	患者类型
19	250	CX	O			00149	就诊号码
20	50	FC	O	Y	0064	00150	经济状况类别
21	2	IS	O		0032	00151	费用价格标识
22	2	IS	O		0045	00152	称呼代码
23	2	IS	O		0046	00153	客户信贷分类
24	2	IS	O	Y	0044	00154	合同代码
25	8	DT	O	Y		00155	合同生效日期
26	12	NM	O	Y		00156	合同总量
27	3	NM	O	Y		00157	合同期限

续表

序号 SEQ	长度 LEN	数据类型 DT	可选性 OPT	可重复性 RP/#	表格号 TBL#	条目号 ITEM#	元素名称 ELEMENT NAME
28	2	IS	O		0073	00158	利率代码
29	1	IS	O		0110	00159	转为坏账代码
30	8	DT	O			00160	转为坏账日期
31	10	IS	O		0021	00161	坏账代理代码
32	12	NM	O			00162	坏账转移总量
33	12	NM	O			00163	坏账恢复总量
34	1	IS	O		0111	00164	删除账目标识
35	8	DT	O			00165	删除账目日期
36	3	IS	O		0112	00166	出院处置
37	25	CM	O		0113	00167	出院去往位置
38	250	CE	O		0114	00168	饮食类型
39	2	IS	O		0115	00169	服务机构
40	1	IS	O		0116	00170	床位状况
41	2	IS	O		0117	00171	账目状况
42	80	PL	O			00172	待定位置
43	80	PL	O			00173	前临时位置
44	26	TS	O			00174	入院日期/时间
45	26	TS	O	Y		00175	出院日期/时间
46	12	NM	O			00176	当前患者差额
47	12	NM	O			00177	总费用
48	12	NM	O			00178	总调账
49	12	NM	O			00179	总支出
50	250	CX	O		0203	00180	备选就诊 ID
51	1	IS	O		0326	01226	就诊标识
52	250	XCN	B	Y	0010	01274	其他医疗服务提供者

1）PV1-1 设置 ID（SI）00131

此字段记录了识别段的编号。段第一次出现时序号应为 1，段第二次出现时序号应为 2，以此类推。

2）PV1-2 患者类别（IS）00132

系统根据此字段给患者分类。它没有一致的行业标准定义，可随机构而变化。取值参考表 4.14。

表 4.14 患者类别取值

取值	描述
E	急诊，Emergency

续表

取 值	描 述
I	住院，Inpatient
O	门诊，Outpatient
P	预入院，Preadmit
R	复诊，Recurring Patient
B	产科，Obstetrics
C	商业账目，Commercial Account
N	不适用，Not Applicable
U	未知，Unknown

3）PV1-3 指定患者位置（PL）00133

此字段记录了患者的初始指定位置或患者移往的位置。第一个组件可以是住院患者的护理站，或者非住院患者的诊所或科室。取消信息交换或给患者办理出院时，现有位置（取消事件后或出院事件前）应记录在本字段中。如果第五个组件（位置状况）存在，则取代 PV1-40 床位状况的值。

4）PV1-4 入院类型（IS）00134

此字段表明患者办理入院或即将办理入院时的类型。

5）PV1-5 预入院号码（CX）00135

这是唯一确定患者预入院账号的字段。一些系统将继续使用预入院号码作为患者入院后的账号。

6）PV1-6 患者先前位置（PL）00136

如果患者转院，则此字段记录了患者转院前的位置。如果患者是新入院的，则旧位置为 null。如果第五个组件（位置状况）存在，则取代 PV1-40 床位状况的值。

7）PV1-7 主治医生（XCN）00137

此字段记录了主治医生的信息，可用多个值发送同一个医生的多个姓名和标识，但不能用来表示多个主治医生。第一个值必须发送合法的姓名。如果合法的姓名没有发送，则必须先发送重复分隔符。

5．MSA（消息确认）段

MSA 段包含对另一个消息发送的确认信息，段结构见表 4.15。其中，MSA-1 字段确认代码取值见表 4.16。MSA-2 字段包含所收到消息的 MSH-10 消息控制 ID，通知发送方是对哪一个消息的应答。

表 4.15　MSA 段结构

序号 SEQ	长度 LEN	数据类型 DT	可选性 OPT	可重复性 RP/#	表格号 TBL#	条目号 ITEM#	元素名称 ELEMENT NAME
1	2	ID	R		0008	00018	确认代码
2	20	ST	R			00010	消息控制 ID
3	80	ST	O			00020	文本信息

序号 SEQ	长度 LEN	数据类型 DT	可选性 OPT	可重复性 RP/#	表格号 TBL#	条目号 ITEM#	元素名称 ELEMENT NAME
4	15	NM	O			00021	期望序列号
5	1	ID	B		0102	00022	延迟确认类型
6	250	CE	O		0357	00023	错误情况

表 4.16　MSA-1 字段确认代码取值

取　值	原始模式	增强模式
AA	应用程序接收	应用程序确认：接收
AE	应用程序出错	应用程序确认：出错
AR	应用程序拒绝	应用程序确认：拒绝
CA		接收确认：提交已接收
CE		接收确认：提交已出错
CR		接收确认：提交已拒绝

（1）成功接收到 MSG0001 消息的响应。

MSH|^~\&|RIS||HIS||200405201205||ACK|RIS0001|P|2.4<CR>
MSA|AA|MSG0001<CR>

（2）接收出错的响应。

MSH|^~\&|RIS||HIS||200405201205||ACK|RIS0001|P|2.4<CR>
MSA|AE|MSG0001|type error|||102<CR>

4.3.4　消息交换的示例

1．入院/就诊通知（A01 事件）

MSH|^~\&|ADT1|MCM|LABADT|MCM|198808181126|SECURITY|ADT^A01|MSG00001|P|2.4|<cr>
EVN|A01|198808181123||<cr>
PID|1||PATID1234^5^M11^ADT1^MR^MCM~123456789^^^USSSA^SS||JONES^WILLIAM^A^III|19610615|M||C|1200 N ELM STREET^^GREENSBORO^NC^27401-1020|GL|(919)271-3434||S||PATID12345001^2^M10^ADT1^AN^A|123456789|987654^NC|<cr>
NK1|1|JONES^BARBARA^K|WI^WIFE||||NK^NEXT OF KIN<cr>
PV1|1||I|2000^2012^01||||004777^LEBAUER^SIDNEY^J.|||SUR||ADM|A0|<cr>

患者 William A. Jones（Ⅲ）于 1988 年 8 月 18 日上午 11:23 由 Sidney J. Lebauer（#004777）医生收治入院，将要进行手术（SUR）。为他安排了护理单元 2000 的 2012 病房，床位为 01。

此消息从 MCM 站点的 ADTI 系统发往 LABADT 系统，LABADT 系统也在 MCM 站点，该消息在入院当天发送，但比入院事件的发生晚了 3 分钟。

2．患者转院转科（A02 事件）

MSH|^~\&|REGADT|MCM|IFENG||199901110500||ADT^A02|000001|P|2.4|||<cr>
EVN|A02|199901110520||01|199901110500<cr>
PID|I|191919^^^GENHOS^MR~371-66-9256^^^USSSA^SS|253763|MASSIE^JAMES^A||19560129|M|||

171 ZOBERLEIN^^ISHPEMING^MI^49849^""^||(900)485-5344|(900)485-5344||S|C|10199925^^^GENHOS
^AN|371-66-9256|||||||<cr>
    PV1||I|SICU^0001^01^GENHOS|||6N^1234^A^GENHOS|0200^JONES,GEORGE|0148^ADDISON,JAMES||ICU||||0148^ANDERSON,CARL|S|1400|A||||||||||||||| GENHOS|||||199501102300|<cr>

1999 年 1 月 11 日 05:00，James A. Massie 由于术后并发症病情恶化。他被转移到外科 ICU 病房（SICU）。此转移于 1999 年 1 月 11 日 05:20 记录在 MCM 系统中。他被指定了 0001 室的 1 床。当 James A. Massie 被转移到 SICU 时，他的医院服务变为 ICU，他的主治医生变为 George Jones 医生。

3．患者出院（A03 事件）

MSH|^~\&|REGADT|MCM|IFENG||199901121005||ADT^A03|000001|P|2.4|||<cr>
EVN|A03|199901121005|01|199901121000<cr>
PID|||191919^^^GENHOS^MR~371-66-9256^^^USSSA^SS|253763|MASSIE^JAMES^A||GENHC
19560129|M ||| 171 ZOBERLEIN^^ISHPEMING^MI^49849^""^||(900)485-5344|(900)485-5344||S|C|10199925
^^^ GENHOS ^AN|371-66-9256|||||||<cr>
    PV1||I|6N||||0100^ANDERSON,CARL|0148^ADDISON,JAMES||SUR||||||0148^ANDERSON,CARL|S|1400A |||||||||||||SNF|ISH^ISHPEMINGNURSINGHOME||GENHOS|||||199901102300|199991121005< cr>

James A. Massie 病情稳定，他返回 6N 过了一天（转移没有表示出来），出院后被送至 Ishpeming Nursing Home（护理院）。

4．患者登记（A04 事件）

MSH|^~\&|REGADT|MCM|IFENG||199112311501||ADT^A04|000001|P|2.4|||<cr>
EVN|A04|199901101500|199901101400|01||199901101410<cr>
PID|||191919^^^GENHOS^MR~371-66-9256^^^USSSA^SS|253763|MASSIE^JAMES^A||19560129|M|||1
71ZOBERLEIN^^ISHPEMING^MI^49849^""^||(900)485-5344|(900)485-5344||S|C|10199925^^^GENHOS^AN|
371-66-9256|||<cr>
    NK1|1|MASSIE^ELLEN|SPOUSE|171ZOBERLEIN^^ISHPEMING^MI^49849^""^|(900)485-5344|(900)
545-1234 ~ (900)545-1200|EC1^FIRST EMERGENCY CONTACT<cr>
    NK1|2|MASSIE^MARYLOU|MOTHER|300ZOBERLEIN^^ISHPEMING^MI^49849^""^|(900)485-5344|
(900)545-1234~(900)545-1200|EC2^SECOND EMERGENCY CONTACT<cr>
    NK1|3<cr>
    NK1|4|||123INDUSTRY WAY^^ISHPEMING^MI^49849^""^||(900)545-1200|EM^EMPLOYER|19940605|
|PROGRAMMER|||ACME SOFTWARE COMPANY<cr>
    PV1||O|O/R||||0148^ADDISON,JAMES|0148^ADDISON,JAMES|0148^ADDISON,JAMES|AMB||||||0148
^ADDISON,JAMES|S|1400|A||||||||||||||GENHOS|||||199501101410|<cr>
    PV2|||||199901101400||||||||||||||||||||199901101400<cr>
    OBX||ST|1010.1^BODY WEIGHT||62|kg|||||F<cr>
    OBX||ST|1010.1^HEIGHT||190|cm|||||F<cr>
    DG1|1|19||BIOPSY||00|<cr>
    GT1|1|MASSIE^JAMES^""^""^""^""^|171 ZOBERLEIN^^ISHPEMING^MI^49849^""^|(900)485-5344|(900)
485-5344||SE^SELF|371-66-925|||MOOSES AUTO CLINIC|171 ZOBERLEIN^^ISHPEMING^MI^49849^""|
(900)485-5344|<cr>
    IN1|0|0|BC1|BLUE CROSS|171 ZOBERLEIN^^ISHPEMING^M149849^""^||(900)485-5344|90|||||50
OK|<cr>
    IN1|2|""|""<cr>

患者 James A. Massie 为做手术于 1999 年 1 月 10 日 14:10 到达手术室位置，他的择期手术已于 1999 年 1 月 10 日 14:00 预定。就诊事件于 1999 年 1 月 10 日 15:00 记录在 MCM 系统中，15:01 被发送到接口引擎 IFENG。

4.4 医嘱

4.4.1 医嘱简介

医嘱（Order）通常是因患者诊治或其他方面的需要而提出的对物品或服务的请求，包括药房的用药（Medication）、护理部门的临床观察（Observation）、实验室的检验结果（Tests）、膳食科的饮食（Food）、放射科的 X 线片（Films）、保洁部门的床单被服（Linens）、中心供应室的消毒物品（Supplies）等。

医嘱是一个应用程序向另一个应用程序发出的服务请求。在某些情况下也允许应用程序自己给自己下医嘱。

医嘱下达者（Placer）：发起服务请求的应用程序或个体。

医嘱执行者（Filler）：响应医嘱或生成观察数据的应用程序。医嘱执行者也能够发出新医嘱、为现有医嘱增加新的内容、更换已有医嘱、暂停或停止执行医嘱、取消已有医嘱。

4.4.2 数量/时间（TQ）数据类型

1. TQ 数据类型简介

TQ 数据对何时执行医嘱及执行频率提供了详细的说明。字段中可以同时出现多个对医嘱数量/时间的定义说明，它们之间用分隔符分开。用于表示医嘱数量/时间的是复合类型的数据字段：

<quantity (CQ)> ^ <interval (CM)> ^ <duration (ST)> ^ <start date/time (TS)> ^ <end date/time (TS)> ^ <priority (ST)> ^ <condition (ST)> ^ <text (TX)> ^ <conjunction (ID)> ^ <order sequencing (CM)> ^ <occurrence duration (CE)> ^ <total occurrences (NM)>

（1）数量组件 quantity（CQ）：数量组件描述了按单位时间间隔提供服务或执行医嘱请求的数量。举例：如果每 4 小时需获得 2 份血样，则数量组件的数值是 2；如果需检验 3 份血样的血型进行交叉配血，则数量组件的数值为 3。组件的默认值为 1。如果需要说明数量单位，则可以附加在其后，中间用分隔符"&"分隔。

（2）时间间隔组件 interval（CM）：时间间隔组件说明重复执行医嘱请求的时间间隔，默认值为 1。第一个子组件重复模式描述了请求重复执行的方式，取值见表 4.17。第二个子组件描述了每次执行的时间。

表 4.17 重复模式取值

取值	描述
Q<整数>S	几秒一次
Q<整数>M	几分一次
Q<整数>H	几小时一次
Q<整数>D	几天一次
Q<整数>W	几周一次
Q<整数>L	几月一次

续表

取 值	描 述
Q<整数>J<周几>	在每<整数>周特定的时间重复,如果<整数>缺省,则重复频率为 1,即每周。<周几>：1=周一,2= 周二,…,7= 周日。Q2J2 表示隔周的周二重复,Q1J6 为每周六重复,QJ13 为每周一和周三重复
BID	一天两次,如 9am—4pm
TID	一天三次,如 9am—4pm—9pm
QID	一天四次,如 9am—11am—4pm—9pm（不等于 Q6H）
xID	一天 x 次（$x \geq 5$）
QAM	每天早晨（时间由医疗机构自定）
QSHIFT	每一班执行一次（8 小时一班,每日三班,时间由医疗机构自定）
QOD	每两天一次（Q2D）
QHS	每天睡前一次
QPM	每天傍晚（时间由医疗机构自定）
C	从开始时间到结束时间 直执行
U<spec>	留待以后使用,<spec>是 UNIX cron 格式的事件间隔
PRN	需要时重复
PRNxxx	xxx 表示频率（如 PRNQ6H）
Once	只执行一次,该组件为 null 的默认值
<前后>C <餐次>	<前后>：A,在……之前；P,在……之后；I,在……之间。 <餐次>：M,早餐；D,中餐；V,晚餐。 例：ACM,早餐前；PCV,晚餐后；ICV,晚餐到入睡间

表示重复模式时,可以使用表 4.17 中所列的两个或两个以上的表达式,之间用空格分隔。这种形式表示两种或两种以上重复模式以"和"相连,是逻辑"与"的关系,例如：

① 一天两次,每两天一次重复：BID QOD。
② 一天三次,每周一、周三和周五重复：TID QJ135。

该组件还能明确列出重复执行的请求每次执行的实际时间,格式如下：HHMM, HHMM, HHMM, …。如果一个单位存在两种或两种以上的执行时间模式,则这一组件可用来说明申请请求实际上是按照怎样的时间规律来执行的。如果请求实际开始执行的时间在此组件设定的第一个时间之后,则默认执行时间模式的第一时间就被设定为此组件的第一时间。如果患者去了一个有不同默认执行时间模式的地方,则用新的执行时间模式替代原设定。

（3）持续时间组件 duration（ST）：这一组件说明一个请求执行持续的时间。默认值为 INDEF（不确定）,表 4.18 列出了组件持续时间取值。

表 4.18 持续时间取值

取 值	描 述
S<整数>	<整数>秒
M<整数>	<整数>分
H<整数>	<整数>小时

续表

取值	描述
D<整数>	<整数>日
W<整数>	<整数>星期
L<整数>	<整数>月
X<整数>	<整数>次数，用于表示时间间隔，"取 2 份血样 Q2H X3"的请求表示在间隔两小时的 3 个不同的时间各取血样 2 份，共取 6 份血样
T<整数>	按时间间隔和数量执行，累计达到<整数>数量，计量单位假定与 quantity 组件相同
INDEF	不确定，默认值

（4）开始日期/时间组件 start date/time（TS）：TS 可以表示医嘱请求执行的最早时间/日期，然而请求开始执行的时间往往用其他组件来表示（如 urgency-STAT）。在这种情况下，此组件为空。在接到医嘱后，系统一般为此组件赋值，并计算出结束时间，供系统内部使用。

（5）结束日期/时间组件 end date/time（TS）：如果需要，则可以在提交医嘱前赋值。此组件表示请求执行的结束日期/时间。如果超过此组件规定的日期/时间，则请求将不再执行。此组件可以为空，然而在接到医嘱时，系统往往根据请求执行开始时间计算出此组件的值。如果忽略此组件，则请求将在由持续时间组件或结束日期/时间组件规定的日期/时间停止执行。

（6）优先级组件 priority（ST）：表示请求紧急程度，取值见表 4.19，默认值为 R。

表 4.19 优先级组件取值

取值	描述
S	立即（Stat），最高优先级
A	尽快（ASAP），较高优先级，仅次于 S
R	常规，默认值
P	术前
C	复查时
T	时间敏感，尽可能按照要求的时间执行，并且用 TS<整数>、TM<整数>、TH<整数>、TD<整数>、TW<整数>、TL<整数>表示严格程度分别是几秒、分、小时、天、周、月内
PRN	需要时

（7）条件组件 condition（ST）：以文本形式描述在何种条件下用药。例如，PRN PAIN，疼痛时用；使血压保持在 110mmHg 以下，当血压超过 110mmHg 时用。

（8）文本组件 text（TX）：说明文本。

（9）联合组件 conjunction（ID）：如果这是一非空组件，则会有重复分隔符连接第二个数量/时间定义，取值由 HL7 表 0472 限定，见表 4.20。

表 4.20 联合组件取值

取值	描述
S	同步。当前数量/时间执行完后再执行下一个（除非开始日期/时间与结束日期/时间另有限制）。例如，首小时每 15 分钟测一次血压，以后每两小时测一次

续表

取值	描述
A	异步。在当前数量/时间执行的同时执行下一个（除非开始日期/时间与结束日期/时间另有限制）。例如，强的松每星期一、三、五给一片，二、四、六、日给半片
C	服务启动时间，后面可跟一个服务完成时间。"C"可用来说明是服务必须启动的时间和优先级（如检验服务的抽血）还是服务必须完成的时间和优先级（如检验报告发出）

（10）医嘱顺序组件 order sequencing（CM）：在很多情形下我们需要对医嘱的顺序进行说明，其结构见表 4.21。例如，新建一组输液医嘱，需要对其中某一项输液的顺序做出说明（如每输 2 瓶液后用 1 瓶含多种维生素的静脉营养液）。

表 4.21 医嘱顺序组件结构

子组件号	子组件名	说明
1	顺序/结果标志	S 为顺序，C 为循环，R 为保留
2，3	下达者医嘱编号，前两个组件	entity identifier (ST) &namespace ID (IS)
4，5	执行者医嘱编号，前两个组件	entity identifier (ST) &namespace ID (IS)
6	顺序条件值	值可以是< "SS", "EE", "SE"或"ES"之一 > +/- <TIME >
7	最大重复数	只用于循环执行，受到设置的重复执行的结束时间限制
8，9	下达者医嘱编号，最后两个组件	universal ID (ST)&universal ID type (ID)
10，11	执行者医嘱编号，最后两个组件	universal ID (ST)&universal ID type (ID)

由表 4.21 可知，顺序条件值格式为 < "SS", "EE", "SE"或"ES" 之一 > +/- <TIME >。其中，S 表示开始，E 表示结束；<TIME >为 S/M/H/D/W/L<整数>格式。例如，前一个医嘱的下达者医嘱编号为 OE1000&OrdEnt（由第二个和第三个子组件定义），下一个医嘱（本医嘱）的下达者医嘱编号为 OE1001^OrdEnt。

ES+10M：OE1000 执行完（E）10 分钟后（+10M）OE1001 开始执行（S）。

SS-10M：OE1000 开始执行（S）前 10 分钟（-10M）OE1001 开始执行（S）。

（11）执行持续时间组件 occurrence duration（CE）：描述单一的服务执行持续时间，可选，不允许重复。例如，连续三天，每天三次，每次搅拌 20 分钟。

（12）总次数组件 total occurrences（NM）：表示本医嘱所导致的服务发生的总数。如果结束日期/时间组件与此组件都有值，并且结束时间内达不到总次数，那么以结束日期/时间为有效值，否则以总次数为有效值。

2. TQ 数据类型举例

（1）立即取 3 单位血样：3^Once。

（2）在睡前执行一次，持续两天：1^QHS^X2。

（3）连续三天执行一项医嘱：1^C^D3。

（4）如果患者室性期前收缩 PVCs>10 次/min，则每小时做一次心电图，共做 4 次：1^Q1H^X4^^^^PVCs>10/min^EKG。

（5）2000 年 5 月 23 日后每个星期二的下午 2:32 执行一次：1^Q1J2^^200005231432。

（6）在 1989 年 11 月 21 日之前执行一次（如化验）：1^^^^198911210800。

（7）自 1989 年 11 月 5 日上午 10:30 开始，每小时执行一次，共 5 次：1^Q1H^X5^198911051030。

（8）连续 3 日每日早晨执行一次，如果血钾>5.5mmol/L 则每 2 日执行一次，持续 4 天（执行 2 次）：1^QAM^X3^^^^^^S~1^QOD^D4^^^^if K+>5.5。

（9）1998 年 12 月 12 日上午 8:00 准时抽血化验，常规出报告：^^^199812120800^^T^^Trough specimen for MIC^C~^^^^^R。

（10）连续 7 天，每天活动踝部一次，持续 20 分钟：1^QD^D7^^^^^^^^M20。

（11）从 1999 年 3 月 1 到 1999 年 3 月 31，入户护理 3 次，每次 1 小时：1^^^19990301^19990331^^^^^^H1^3。

HL7 V2.5 版以后，TQ 数据类型提升为 TQ1 段，由于段可以重复，对医嘱的表示能力更强。

例如，糖尿病患者根据血糖值餐前注射不同剂量的胰岛素：
0&Units^AC^^^^^BG<100^^A~5&Units^AC^^^^^BG=100 to 199^^A~10&Units^AC^^^^^BG=200 to 299^^A ~15&Units^AC^^^^^BG=300 or more and call physician

用 TQ1 段表示则为：
TQ1|1|0^Units|AC|||||||BG<100||A<cr>
TQ1|2|5^Units|AC|||||||BG=100 to 199||A<cr>
TQ1|3|10^Units|AC|||||||BG=200 to 299||A<cr>
TQ1|4|15^Units|AC|||||||BG=300 or more and call physician<cr>

4.4.3 通用医嘱消息 ORM

1. ORM 结构

ORM 用于传送医嘱信息，包括下达、取消、停止、暂停医嘱等，医嘱下达者或具有权限的医嘱执行者都可以发送通用医嘱消息，其结构见表 4.22。医嘱内容的任何改变都将触发医嘱事件的发生，如提交、取消、更新等。

表 4.22 通用医嘱消息结构

ORM^O01^ORM_O01	说明
MSH	消息头
[{NTE}]	消息头的备注或说明
[	
PID	患者标识
[PD1]	其他人口统计学信息
[{NTE}]	患者身份的备注或说明
[	
PV1	患者就诊
[PV2]]	就诊的附加信息
[{IN1	医疗保险

续表

ORM^O01^ORM_O01	说　明
[IN2]	保险附加信息
[IN3]	保险附加信息-证明
}]	
[GT1]	担保人
[{AL1}]	药物过敏信息
]	
{	
ORC	通用医嘱
[	
<OBR|RQD|RQ1|RXO|ODS|ODT>	医嘱详情
[{NTE}]	备注或说明
[CTD]	临时联系信息
[{DG1}]	诊断
[{	
OBX	观察（或检查、检验）结果
[{NTE}]	备注或说明
}]	
]	
[{FT1}]	财务事务
[{CTI}]	临床试验标识
[BLG]	账单
}	

2. ORM 应用注意事项

（1）对于不同的医嘱，ORM 语法稍有不同，请参考相应的章节。

（2）医嘱详情段中的任何一个，如 OBR、RQD、RQ1、RXO、ODS、ODT 等都可以在 ORM 中使用。

（3）ORM 有 4 处可以使用 NTE 段，NTE 段只和它前面的信息段有关。例如，MSH 段后面的 NTE 段只和信息头有关，通用医嘱段后的 NTE 段用于对 ORC 所定义的请求进行说明。

（4）如果一个新医嘱涉及患者，则 ORM 需要 PID 段，否则 ORM 不包括 PID 段。

（5）传送一个简单的控制信息（ORC-1-Order control=HD）不需要医嘱详情段。

（6）ORC-1 医嘱控制对 ORM 和 ORR 消息是重要的，如取消一个医嘱，需要在 ORC-1 医嘱控制码中传送 CA。

（7）生成 ORC-1 医嘱控制码=NW,CH,RO 或 SN 定义的各种类型医嘱消息，需要包含 ORC/OBR。其他医嘱请求也是如此，只是 OBR 需要被合适的医嘱详情段取代。

4.4.4 通用医嘱应答消息 ORR

ORR 消息是对 ORM 消息的应用程序确认。在 ORR 消息中，PID 段和 ORC 段是可选的（特别是在错误应答时）。但是当医嘱包含医嘱详情段时，相应的 ORR 消息中应包含 ORC 段。举例：一条 ORR 消息可以只包含 MSH 段和 MSA 段，如果需要包含 RQ1 段，则必须包含 ORC 段。通用医嘱应答消息结构见表 4.23。

表 4.23 通用医嘱应答消息结构

ORR^O02^ORR_O02	说　　明
MSH	消息头
MSA	消息确认
[ERR]	错误信息
[{NTE}]	备注或说明
[	
[PID	患者标识
[{NTE}]]	备注或说明
{	
ORC	通用医嘱
<OBR|RQD|RQ1|RXO| ODS|ODT>	医嘱详情
[{NTE}]	备注或说明
[{CTI}]	临床试验标识
}	
]	

4.4.5 通用医嘱消息段

1. 通用医嘱段 ORC

ORC 段用于传输医嘱的公共信息，其结构见表 4.24。在 ORM 消息中，ORC 段是不可缺少的。在 ORR 消息中，如果有医嘱详情段，则 ORC 段也是必要的，但在其他情况下则不需要 ORC 段。

如果需要对一些特殊的段进行说明（如包括药物、饮食的医嘱），则 ORC 段必须放在医嘱详情段（如 RXO、ODS）的前面。在一些情况下，ORC 段可以非常简单，如 ORC|OK|<申请者医嘱号>|<执行者医嘱号>|<cr>。

如果医嘱不需要细节说明，则医嘱详情段可以被省略。例如，暂停一个医嘱，传输的消息应包括 ORC 段，且 ORC 段应包括下列所有字段：ORC-1 医嘱控制码（值为 HD）、ORC-2 下达者医嘱号和 ORC-3 执行者医嘱号。

ORC 段的字段和医嘱详情段的字段有部分交叉。

表 4.24　ORC 段结构

序号 SEQ	长度 LEN	数据类型 DT	可选性 OPT	可重复性 RP/#	表格号 TBL#	条目号 ITEM#	元素名称 ELEMENT NAME
1	2	ID	R	N	0119	00215	医嘱控制码
2	22	EI	C			00216	下达者医嘱号
3	22	EI	C			00217	执行者医嘱号
4	22	EI	O			00218	下达者批（组）号
5	2	ID	O	N	0038	00219	医嘱状态
6	1	ID	O		0121	00220	回复标记
7	200	TQ	O	Y		00221	数量/时间
8	200	CM	O			00222	上级医嘱
9	26	TS	O			00223	事务处理日期/时间
10	250	XCN	O	Y		00224	录入者
11	250	XCN	O	Y		00225	审核者
12	250	XCN	O	Y		00226	医嘱提供者
13	80	PL	O			00227	录入者地点
14	250	XTN	O	Y/2		00228	回叫电话号码
15	26	TS	O			00229	医嘱生效日期/时间
16	250	CE	O			00230	医嘱控制代码原因
17	250	CE	O			00231	医嘱录入机构
18	250	CE	O			00232	医嘱录入设备
19	250	XCN	O	Y		00233	操作者
20	250	CE	O		0339	01310	费用支付通知代码
21	250	XON	O	Y		01311	医嘱机构名称
22	250	XAD	O	Y		01312	医嘱机构地址
23	250	XTN	O	Y		01313	医嘱机构电话
24	250	XAD	O	Y		01314	医嘱提供者地址
25	250	CWE	O	N		01473	医嘱状态修改者

其中必须有的字段是 ORC-1 医嘱控制码，部分取值见表 4.25。

表 4.25　部分医嘱控制码取值

取　值	描　述
NW	新医嘱，New Order
CA	医嘱被取消，Cancel Order Request
OK	医嘱已接收，Order Accepted
CR	医嘱已按要求取消，Cancelled as Requested
OC	医嘱已取消，Order Canceled

续表

取 值	描 述
OD	医嘱已停止，Order Discontinued
PA	上级医嘱，Parent Order
CH	下级医嘱，Child Order

字段 ORC-5 医嘱状态取值见表 4.26。

表 4.26 医嘱状态取值

取 值	描 述
A	部分结果可用
CA	医嘱被取消
CM	医嘱执行完毕
DC	医嘱已取消
ER	错误，医嘱未找到
HD	医嘱被暂停
IP	医嘱在处理中
RP	医嘱被替换
SC	医嘱在处理中，待执行

2. 观察请求段 OBR

OBR 段对诊断性服务（如实验室检验、心电图检查）或临床观察（如生命体征或体检结果）的属性进行说明或定义，其结构见表 4.27。一项特定的检查、检验医嘱往往包括 OBR 段。对于实验室检验，OBR 段通常对应一份样品，然而检验与样品之间并不是一对一的关系，不同检验即便可以在一份样品上进行，通常也需要有自己的 OBR 段。因此，样品信息需要复制到每项使用此样品的检验请求的 OBR 段中。其他的诊断检查，如胸部 X 线检查，每项诊断检查都需要单独的 OBR 段。

虽然多个检验、观察请求可以在单一的 OBR 段中下达（如电解质、血常规、生命体征），但执行者通常为每项检验、观察都产生单独的 OBR 段以使每项检验、观察都可以分别执行。当报告结果时，执行者必须把原始 OBR 段中的医嘱（样品）信息复制到新分解的 OBR 段，以便在返回给下达者的每一个分解的项目报告中都有个单独的 OBR 段起到"首部"的作用。

如果一组检验、观察的医嘱没有被执行，如血样发生了溶血，则在返回给下达者的消息的 OBR 段中，OBR-25 结果状态字段的值为 X（表示请求没有被执行）。在这种情况下，返回信息无须含有观察结果 OBX 段。

在检验、观察成功完成后，返回给下达者的消息中 OBR 段之后应附多个观察结果 OBX 段，报告该医嘱产生的每一个检验、观察结果。OBX 段的数目取决于执行检验、观察过程中需要的独立测试的项目数量。

表 4.27 观察请求段结构

序号 SEQ	长度 LEN	数据类型 DT	可选性 OPT	可重复性 RP/#	表格号 TBL#	条目号 ITEM#	元素名称 ELEMENT NAME
1	4	SI	O			00237	设置 ID
2	22	EI	R			00216	下达者医嘱号
3	22	EI	O			00217	执行者医嘱号
4	250	CE	R			00238	通用服务标识
5	2	ID	O			00239	优先级
6	26	TS	O			00240	被请求日期/时间
7	26	TS	O			00241	观察日期/时间
8	26	TS	O			00242	观察结束日期/时间
9	20	CQ	O			00243	收集量
10	250	XCN	O	Y		00244	收集者标识
11	1	ID	O		0065	00245	样品操作代码
12	250	CE	O			00246	危险代码
13	300	ST	C			00247	相关临床信息
14	26	TS	O			00248	样品接收日期/时间
15	300	CM	C		0070/0163/0369	00249	样品来源
16	250	XCN	R	Y		00226	医嘱提供者
17	250	XTN	O	Y/2		00250	医嘱回叫电话号码
18	60	ST	O			00251	下达者字段 1
19	60	ST	O			00252	下达者字段 2
20	60	ST	O			00253	执行者字段 1+
21	60	ST	O			00254	执行者字段 2+
22	26	TS	C			00255	结果报告/状态改变日期时间+
23	40	CM	O			00256	收费+
24	10	ID	O		0074	00257	检查项目 ID
25	1	ID	C		0123	00258	结果状态
26	400	CM	O			00259	上级医嘱状态
27	200	TQ	O	Y		00221	时间数量
28	250	XCN	O	Y/5		00260	报告复制给
29	200	CM	O			00222	上级医嘱
30	20	ID	O		0124	00262	患者转运模式
31	250	CE	O	Y		00263	做检查的原因
32	200	CM	O			00264	主要结果解读者
33	200	CM	O	Y		00265	辅助结果解读者
34	200	CM	O	Y		00266	技师

续表

序号 SEQ	长度 LEN	数据类型 DT	可选性 OPT	可重复性 RP/#	表格号 TBL#	条目号 ITEM#	元素名称 ELEMENT NAME
35	200	CM	O	Y		00267	记录者
36	26	TS	O			00268	安排日期时间
37	4	NM	O			01028	样品容器数量
38	250	CE	O	Y		01029	采集样品的转运方式
39	250	CE	O	Y		01030	采集者备注
40	250	CE	O			01031	转运安排负责人
41	30	ID	O		0224	01032	转运安排
42	1	ID	O		0225	01033	护送
43	250	CE	O	Y		01034	计划患者转运备注
44	250	CE	O		0088	00393	规程代码
45	250	CE	O	Y	0340	01316	规程代码修订者
46	250	CE	O	Y	0411	01474	下达者附加服务信息
47	250	CE	O	Y	0411	01475	执行者附加服务信息

3. 观察结果段 OBX

观察结果段 OBX 用于传送单个观察或观察段，代表报告中最小的不可分割的报告单元，其结构见表 4.28。OBX 段的主要作用是在报告内容中加上与观察相关的信息。但 OBX 段也可以是观察医嘱的一部分，此时 OBX 段会带上医嘱执行者所需的临床信息以帮助医嘱执行者解读观察结果。例如，在给血气实验室下达血氧医嘱时，需要用 OBX 段记录吸入氧气量。在其他需要病人临床信息的 HL7 消息中也会有 OBX 段。

OBX-3 观察标识是必需字段，为观察的唯一识别符，格式为编码元素（CE），如 8625-6^P-R interval^LN。在大部分系统中，识别符会指向主观察表，接收系统据此处理其收到观察值。

观察值通常使用 OBX-5 字段记录。根据观察，数据类型可以是数值（如呼吸频率）、代码（如以 SNOMED 记录的病理诊断结果），或者日期/时间（如血液送至病房的日期/时间）。观察值通常会依据 OBX-2 字段值类型指定的数据格式表示。无论是数值还是文字，观察值均用 ASCII 码记录。但 OBX-5 并没有被设为必需字段，因为有些系统只用 OBX-8 字段记录是否异常：L 为低于正常、LL 为过低、H 为高于正常、HH 为过高、N 为正常、A 为异常（非数值结果）、AA 为极其异常、U 为明显好转、D 为明显恶化等。

OBX-11 为必需字段，F 表示结果证实是正确的并且是最终结果；W 表示结果证实是错误的（不正确的），替代（修正）结果随后传送；C 表示用 OBX-5 观察值字段中的数据替代以前传送结果中（已证实）的最终数据，该数据在结果段中有相同观察标识（包括前缀）和观察子标识通常是因为以前的结果有误；D 表示应删除以前传送的数据，该数据在结果段中有相同观察标识（包括前缀）和观察子标识，在改变或删除结果时，有相同观察标识和观察子标识的多重 OBX 段应作为一个整体替代或删除。

表 4.28 观察结果段结构

序号 SEQ	长度 LEN	数据类型 DT	可选性 OPT	可重复性 RP/#	表格号 TBL#	条目号 ITEM#	元素名称 ELEMENT NAME
1	4	SI	O			00569	设置 ID
2	2	ID	C		0125	00570	值类型
3	250	CE	R			00571	观察标识
4	20	ST	C			00572	观察子标识
5	65536	*	C	Y		00573	优先观察值
6	250	CE	O			00574	单位
7	60	ST	O			00575	参考值范围
8	5	IS	O	Y/5	0078	00576	异常标记
9	5	NM	O			00577	概率
10	2	ID	O	Y	0080	00578	异常测试定性
11	1	ID	R		0085	00579	观察结果状态
12	26	TS	O			00580	最后一次正常观察时间
13	20	ST	O			00581	用户定义的访问检查
14	26	TS	O			00582	观察日期/时间
15	250	CE	O			00583	观察者 ID
16	250	XCN	O	Y		00584	观察者负责人
17	250	CE	O	Y		00936	观察方法
18	22	EI	O	Y		01479	设备标识
19	26	TS	O			01480	分析日期/时间

4.4.6 通用医嘱消息示例

申请程序"PC"发出一项请求，要求连续三天每天进行 EKG 检查。

```
MSH|...<cr>
PID|...<cr>
ORC|NW|A226677^PC||946281^PC||N|3^QAM|||198801121132|P123^AQITANE^ELLINORE^""^""^""^MD|||4EAST|...<cr>   // EKG order
OBR|1|||8601-7^EKG IMPRESSION^LN|||||||||P030^SMITH^MARTIN^""^""^""^MD||||||||3^QAM |...<cr>
BLG|...<cr>
ORC|NW|...<cr>
```

ORC-4 字段第一个组件是组编号，表示此申请生成一个医嘱组。因为 EKG 程序必须将一个医嘱转换成三个医嘱，每次的执行结果都需要在结果报告消息的 OBR 段中进行说明。对每个申请如何应答取决于 ORC-6 字段值。如果 ORC-6 值为 N，则执行者程序在 MSA 中应答"收到申请"。如果 ORC-6 值为 E，则除表示"收到申请"外，还表示执行者程序已经对申请进行了处置。如果 ORC-6 值为 R，则执行者程序必须在应答消息里通告产生子层医嘱的事实，但不需要细节。如果 ORC-6 值为 D，则执行者程序必须在应答中通告进行替换的事实，并在相应的信息段中详细描述。

下列消息表示编号为 A226677 的医嘱已经转换为编号为 89-551、89-552、89-553 的三个医嘱，子层医嘱的 ORC 段中包含申请程序编号。

```
MSH|...<cr>
MSA|...<cr>
ORC|PA|A226677^PC|89-458^EKG|946281^PC<cr>
ORC|CH|A226677^PC|89-551^EKG|946281...<cr>        // 1ST child ORC.
ORC|CH|A226677^PC|89-552^EKG|946281...<cr>        // 2ND child ORC.
ORC|CH|A226677^PC|89-553^EKG|946281...<cr>        // 3RD child ORC.
...                                                // Other parts of follow.
```

下列消息是 ORC-6 值为 D 时的应答，表示发生了替换，增加了相应的 OBR 段，子层医嘱的状态被设置为 SC，表示按照时间表进行。ORC-7 表示 EKG 检查将在每天的 5：00 之后进行。

```
MSH|...<cr>
MSA|...<cr>
ORC|PA|A226677^PC|89-458^EKG<cr>
ORC|CH|A226677^PC|89-551^EKG|946281^PC|SC|||A226677&PC^89-458&EKG|
    ...^^^^198901130500^...<cr>                   // 1ST child ORC
OBR|1||89-551^EKG|8601-7^EKG IMPRESSION^LN|...<cr>    // 1ST child OBR
ORC|CH|A226677^PC|89-522^EKG|946281^PC|SC|||A226677&PC^89-458&EKG|
    ...^^^^198901140500^...<cr>                   // 2ND child ORC
OBR|2||89-552^EKG|8601-7^EKG IMPRESSION^LN|...<cr>    // 2ND child OBR
ORC|CH|A226677^PC|89-553^EKG|946281^PC|SC|||A226677&PC^89-458&EKG|
    ...^^^^198901150500^...<cr>                   // 3RD child ORC
OBR|3||89-553^EKG|8601-7^EKG IMPRESSION^LN|... <cr>   // 3RD child OBR
// Other parts might follow
```

4.5 HL7 FHIR

4.5.1 FHIR 概述

1. FHIR 标准框架

快速医疗互操作性资源（Fast Healthcare Interoperability Resources，FHIR）是由 HL7 创建的下一代标准框架，它吸收了 HL7 V2、HL7 V3 及 CDA 三个标准的最佳特性，同时又结合了最新的 Web 标准。FHIR 方案是建立在一系列称为资源的模块化组件之上的，这些资源可以任意组合起来应用于现有业务系统，以解决现实场景中的临床和管理问题。与其他技术相比，FHIR 的成本相对较低。另外，FHIR 能够和不同应用环境兼容，如手机 APP、云通信、电子病历共享系统及大型医疗机构的服务器等。

医疗标准的核心挑战就是处理因不同医疗过程多样性导致的差异。随着时间的推移和实践的进行，必定会有更多字段和选择被添加到标准规范中，从而造成在实施过程中成本和复杂程度的不断增加。FHIR 灵活性强的特点恰好可以解决这个问题。FHIR 通过定义一个用于扩展和适应现有资源的简单框架来应对这个挑战，所有的系统，无论它们是如何开发的，都可以轻易地读取、理解这些扩展，并且能够使用相同的框架，像获取基本描述资源一样来获取这些扩展定义。

2. FHIR 的特点

FHIR 在现有的医疗信息标准上进行了改良，特点如下。

（1）更注重实施。

（2）代码库丰富。FHIR 提供多种代码库，对于每一种资源均有对应实例帮助理解和开发。

（3）标准可以免费使用且没有任何限制，开发、使用、交换成本非常低廉。

（4）具有即开即用的互操作性。

（5）交互融合。FHIR 是基于 HL7 和 CDA 标准发展而来的，因此可以与家族中各标准互惠共存。

（6）具有坚实的 Web 标准基础。FHIR 参考了新的 Web 标准，如 XML、JSON、HTTP、OAuth 等。

（7）无缝信息交换。FHIR 支持 REST 风格的架构。

（8）规格简明，层级关系明了，方便理解。

（9）人性化设计，提供针对开发者的易读格式。

（10）利用严格的形式化映射为扎实的、基于本体的分析提供准确性保障。

3. FHIR 的发展历史

FHIR 是一个逐步演进的标准，它的各个版本的发展过程简述如下。

（1）DSTU1（Draft Standard for Trial Use 1）：FHIR 最早的版本，于 2014 年发布。在这个阶段，FHIR 处于试验和初步验证阶段，用于收集反馈并验证标准的设计和实现。DSTU1 版本的 FHIR 提供了一些基本的资源和功能，但还不够成熟和稳定。

（2）DSTU2（Draft Standard for Trial Use 2）：于 2015 年发布，是 FHIR 的一个重要里程碑。在这个版本中，FHIR 进行了大量的改进和扩展，增加了更多的资源类型、操作、搜索功能及对 RESTful API 的支持。DSTU2 是第一个较为稳定的 FHIR 版本，得到了更广泛的应用和实践。

（3）STU3（Standard for Trial Use 3）：于 2017 年发布，是 FHIR 的进一步改进和发展。在这个版本中，FHIR 进一步完善了资源和功能，增加了更多的数据元素、数据类型及实用性得到改进。STU3 版本还引入了更多的术语和概念，以支持更复杂的用例和需求。

（4）R4（Release 4）：于 2019 年发布，也是 FHIR 的一个重要里程碑。在这个版本中，FHIR 继续发展并加入了许多新功能和扩展。R4 版本加强了对数据模型的定义和约束，增加了更多的资源类型和操作，同时还引入了更多的安全和隐私控制。

（5）R5（Release 5）：于 2021 年发布，是 FHIR 的最新版本。在这个版本中，FHIR 进一步完善和优化了规范，修复了一些问题，增加了新的功能和扩展。R5 版本加强了对数据模型的定义和约束，提供了更多的互操作性支持，以满足不断发展的医疗信息交换需求。

总体来说，FHIR 的各个版本都是在社区的积极参与和反馈下逐步演进和改进的。每个版本都致力于提供更完善、更稳定、更易于实现的医疗信息交换标准，使得医疗信息技术能够更好地实现互操作，促进医疗健康领域的发展和进步。

4.5.2 FHIR 的构成

1. FHIR 的核心组件

FHIR 的主要目标是通过结构良好、富有表现力的信息模型和简单、高效的数据交换机制实现互操作,包含两个核心组件。

(1) 资源(Resources):信息模型的集合,定义与医疗健康最相关的"业务对象"的数据元素、约束和关系。从模型驱动架构的角度来看,FHIR 资源理论上等同于用 XML 或 JSON 实现的物理模型。

(2) 应用程序接口(API):用于在两个应用程序之间进行互操作的定义良好的接口集合。虽然不是必需的,但 FHIR 针对 API 实现了 RESTful 接口。

在医疗健康领域,"业务对象"集并未得到普遍定义,但有一个概念上的、持续不断的、演进的、基于共识的流程,用于标准化一组常见核心业务对象,包括患者、观察等。FHIR 提供了一个框架,用于定义这些医疗健康业务对象(即资源),以组合方式将它们关联在一起,以可计算的形式实现它们并通过定义良好的接口共享它们。该框架包含可验证和可测试的语法、一组规则和约束、"FHIR 感知"API 的方法和接口签名,以及能够请求和交付 FHIR 业务对象的服务器实现规范。

2. FHIR 的组成

FHIR 的主要组件是资源和 RESTful API,然而 FHIR 还有更多内容,可以将 FHIR 视为具有解决以下问题的组件集合,见图 4.3。

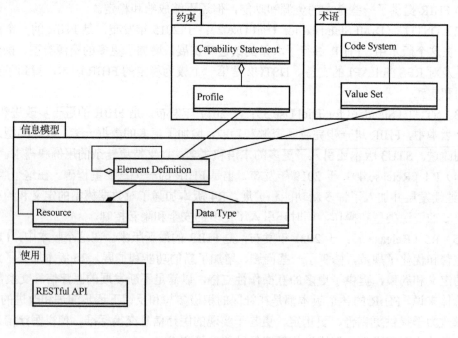

图 4.3 FHIR 的组成

(1)信息模型（Information Model）：与资源创建相关的 FHIR 组件，包括数据类型与基类。

(2)约束（Constraint）：FHIR 约束和有效性组件，包括能力声明与配置文件。

(3)术语（Terminology）：FHIR 中与临床术语和本体相关的组成部分，包括代码系统与值集。

(4)使用（Usage）：处理在运行时使用 FHIR 的组件，包括一组 RESTful API。

3．FHIR 的设计原则

(1)重用性和可组合性：资源被设计为满足许多用例的一般或通用数据需求，以避免大量、重叠和冗余资源的扩散。存在扩展和定制，以允许根据特定用例要求采用和调整通用资源。此外，FHIR 资源具有高度可组合性，因为这些资源通常引用其他资源。这进一步促进了重用，并允许用更多原子资源构建复杂的结构。

(2)可扩展性：将 FHIR API 与 REST 架构风格保持一致能够确保所有事务都是无状态的，这种无状态有助于减少内存使用，消除服务器对会话的需求，从而支持水平可扩展性。

(3)性能：FHIR 资源精简且适合跨网络交换。高度优化的格式可供使用有可能提高通过共享和有限网络连接的多个系统的复杂事务的性能，尽管大多数实施者发现标准 JSON/XML 格式就足够了。

(4)可用性：技术专家和非技术人员都可以理解 FHIR 资源。即使不理解 XML 或 JSON 语法的细节，非技术人员也可以在任何浏览器或文本阅读器中查看这些内容并理解其中的内容。

(5)数据保真度：FHIR 是强类型的，并具有用于临床术语链接和验证的内置机制。此外，XML 和 JSON 文档可以在语法上根据一组定义的业务规则进行验证。这提高了数据保真度，并对使用 FHIR 实现语义互操作大有帮助。

(6)可实施性：FHIR 的驱动力之一是创建一个在不同开发者社区中得到高度采用的标准。FHIR 使用行业标准及通用标记和数据交换技术，易于理解和实施。

此外，还有与一致性、粒度、引用完整性相关的设计原则，以及其他尚未得到充分确认或验证的设计原则。

4.5.3 FHIR 的数据类型

FHIR 定义了一组用于资源元素的数据类型，分为抽象基类型、简单类型、复杂类型、元数据类型和特殊用途类型五类。

1．抽象基类型

抽象基类 Base 是所有类的基类。由其派生的 Element、Resource 定义了所有 FHIR 资源和数据类型的共有属性，如 id、extension 等。所有 FHIR 资源和数据类型都继承自 Element，见图 4.4。

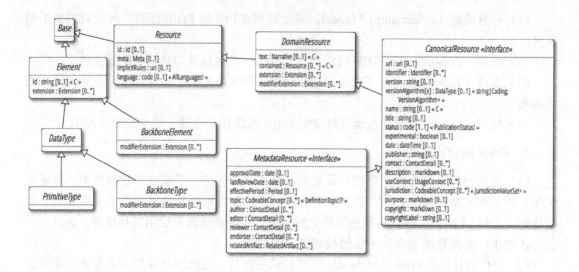

图 4.4 FHIR 数据类型-抽象基类型

2. 简单类型

简单类型（PrimitiveType）是专门化的类型，具有值，并且没有其他元素作为子元素（尽管与所有类型一样，它们具有 id 和扩展），包括 base64 编码 base64Binary、布尔值 boolean、规范化网址 canonical、代码 code、日期 date、日期时间 dateTime、十进制数 decimal、标识符 id、时间点 instant、整型 integer、64 位整型 integer64、标记语言 markdown、对象标识符 oid、正整数 positiveInt、字符串 string、时间 time、无符号整数 unsignedInt、统一资源标识符 uri、网址 url、唯一标识符 uuid，见图 4.5。

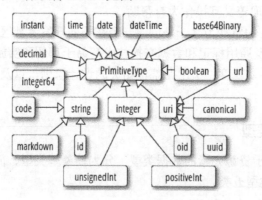

图 4.5 FHIR 数据类型-简单类型

简单数据类型举例如下。

布尔真值：<active value="true" />。

负整数值：<score value="-14" />。

高精度十进制值：<pi value="3.1415926535897932384626433832795028841971693993" />。

Base64 编码的字节流：<data value="/9j/4...KAP//Z" /> <!--包括多行 -->。

Unicode 字符串：<caption value="Noodles are called ?? in Chinese" />。

指向网站的 URI：<reference value="http://hl7.org/fhir" />。
用 URI 表示的 urn:<id value="urn:isbn:0451450523" />。
出生日期：<date value="1951-06-04" />。
创建文档的瞬间，包括时区：<instant value="2013-06-08T10:57:34+01:00" />。
下午 2:35：<time value="14:35:00" />。

3．复杂类型

复杂类型在 XML 中表示为元素，其子元素具有该类型已定义元素的名称。元素的名称在使用该类型的地方定义。在 JSON 中，数据类型由具有与 XML 元素相同名称的属性对象表示。复杂类型可以被配置文件化。结构定义或类型"约束"制定了一组关于哪些元素应具有值及可能的值是什么的规则。

复杂类型包括地址 Address、年龄 Age、标注 Annotation、附件 Attachment、可编码概念 CodeableConcept、编码 Coding、联系方式 ContactPoint、计数 Count、距离 Distance、持续时间 Duration、人名 HumanName、标识 Identifier、金额 Money、区间 Period、量 Quantity、范围 Range、比例 Ratio、比例范围 RatioRange、引用 Reference、采样值 SampledData、签名 Signature、定时 Timing 等，见图 4.6。

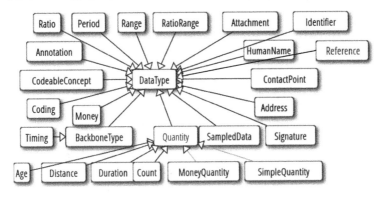

图 4.6　FHIR 数据类型-复杂类型

（1）标识 Identifier：引用特定系统上患者 FHIR 资源的标识符。
```
<identifier>
    <system value="urn:ietf:rfc:3986" />
    <value value="http://pas-server/xxx/Patient/443556" />
</identifier>
```
（2）编码 Coding：ICD-10 中一个简单的头痛代码。
```
<code>
    <system value="http://hl7.org/fhir/sid/icd-10" />
    <code value="G44.1" />
</code>
```
（3）可编码概念 CodeableConcept：机构本地编码系统中表示的概念。
```
<unit>
    <coding>
        <system value="urn:oid:2.16.840.1.113883.19.5.2" />
        <code value="tab" />
```

```
            <display value="Tablet" />
        </coding>
        <coding>
            <system value="http://unitsofmeasure.org" />
        </coding>
    </unit>
```

（4）量 Quantity：处方药量。

```
<dose>
    <value value="3" />
    <unit value="capsules" />
    <system value="http://snomed.info/sct" />
    <code value="385049006" />
</dose>
```

4. 元数据类型

元数据（MetaData）类型是一组用于元数据资源的类型，包括联系详情 ContactDetail、数据需求 DataRequirement、表达式 Expression、参数定义 ParameterDefinition、相关资源 RelatedArtifact、触发定义 TriggerDefinition、模块使用上下文 UsageContext、可用性 Availability、扩展联系详情 ExtendedContactDetail 等，均从 DataType 类派生，见图 4.7。

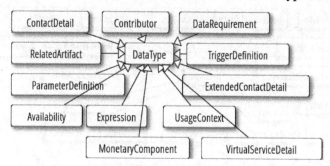

图 4.7 FHIR 数据类型-元数据类型

5. 特殊用途类型

特殊用途数据类型在标准中的其他位置定义特定用途：引用 Reference、可编码引用 CodeableReference、元 Meta、描述 Narrative、扩展 Extension、可扩展 HTML xhtml、元素定义 ElementDefinition 和剂量 Dosage，见图 4.8。

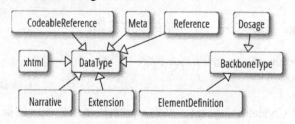

图 4.8 FHIR 数据类型-特殊用途类型

4.5.4 FHIR 的资源

1. 概述

资源（Resource）是表示特定类型医疗或健康相关信息的数据对象。这些资源可以是患者信息、医疗记录、实验室结果等。每个资源都有一个特定的结构，用于描述相关信息，如患者的姓名、性别、年龄，医生的诊断，医疗过程的状态等。这些资源在 FHIR 中也被称为 Artifact，表示资源的含义和特定目标。

所有资源都具有以下共同特征。

（1）资源的标识符：通常是定义资源所在位置的 URL。
（2）通用元数据。
（3）人类可读的 XHTML 摘要。
（4）一组已定义的数据元素：每种类型的资源都有不同的集合。
（5）支持医疗或健康信息变化的可扩展性框架。

每个 FHIR 资源都有一个特定的 URL 格式，用于在 FHIR 服务器上唯一标识该资源类型。例如，患者信息的资源类型为"Patient"，其 URL 格式为"http://hl7.org/fhir/Patient"。资源通常以 JSON 或 XML 格式进行序列化，并通过 RESTful API 或其他交换方式进行传输和交换。这使得 FHIR 成为一种强大的医疗信息交换标准，允许不同的医疗系统和应用程序之间共享和交互医疗信息，以实现更好的数据互通和互操作。

2. 资源分类

FHIR R5 共有 157 种资源，分为基础（Foundation）、实施支持（Implementer Support）、安全与隐私（Security & Privacy）、符合性（Conformance）、术语（Terminology）、交换（Exchange）、管理（Administration）、临床（Clinical）、诊断（Diagnostics）、用药（Medications）、工作流（Workflow）、财务（Financial）、临床推理（Clinical Reasoning）和用药定义（Medication Definition）等模块，涵盖 Level1 至 Level5 不同应用层级，见图 4.9。

3. 资源成熟度

上述资源从草案开始，需要经过投票和其他 HL7 流程进行严格审查，并且许多方面通过 Connectathons 集成测试和试用进行实施和互操作性测试。但测试的程度有所不同，一些资源已经在各种环境中经过了良好的测试，还有些接受的实际测试相对不足。一般来说，基础类资源更稳定。实施者可以使用成熟度级别来判断该资源的成熟程度。FHIR 定义了 0～5 的成熟度级别，0 为草案，5 为稳定版，资源经投票通过后成为正式标准（Normative，N）。

目前成为正式标准的仅有 15 个：标准化资源 CanonicalResource、二进制 Binary、资源包 Bundle、功能声明 CapabilityStatement、代码系统 CodeSystem、域资源 DomainResource、元数据资源 MetadataResource、观察 Observation、操作定义 OperationDefinition、操作结果 OperationOutcome、参数 Parameters、患者 Patient、资源 Resource、结构定义 StructureDefinition、值集 ValueSet。此外还有条件 Condition、免疫接种 Immunization、位置 Location、组织机构 Organization、医疗从业人员 Practitioner、问卷 Questionnaire、问卷答案 QuestionnaireResponse、相关人员 RelatedPerson、搜索参数 SearchParameter。上述 15 个

标准和 9 个资源处于成熟度 5，活动定义 ActivityDefinition、医疗服务 HealthcareService 等 31 个资源处于成熟度 4，免疫不耐受 AllergyIntolerance、预约 Schedule 等 14 个资源处于成熟度 3，账户 Account、治疗计划 CarePlan 等 33 个资源处于成熟度 2，角色定义 ActorDefinition、设备定义 DeviceDefinition 等 35 个资源处于成熟度 1，条件定义 ConditionDefinition、设备关联 DeviceAssociation 等资源处于成熟度 0（草案）。

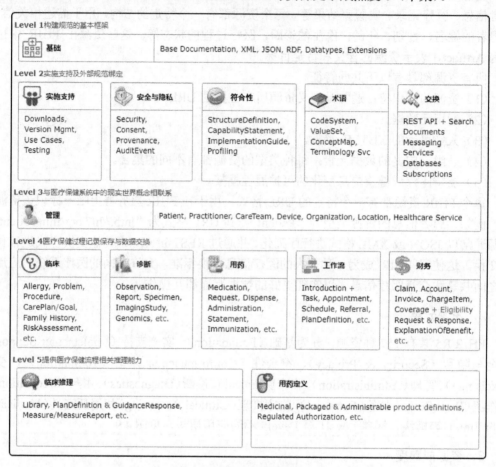

图 4.9　FHIR 资源模块

4. 患者

患者（Patient）资源是有关接受护理或其他健康相关服务的个人或动物的人口统计信息和其他管理信息，见图 4.10。该资源涵盖了参与各种健康相关活动的患者和动物的数据，包括治疗活动、精神科护理、社会服务、孕期护理、护理和辅助生活、膳食服务、跟踪个人健康和运动数据、跟踪金融服务（如保险订单/保单持有人）。

资源中的数据涵盖了有关患者是"谁"的信息，其属性集中于支持行政、财务和后勤程序中所需的人口统计信息。患者记录通常由为患者提供护理的每个组织创建和维护。因此，在多个组织接受护理的患者或动物信息可能存在于多个患者资源中。

第4章 医疗信息交换标准 HL7

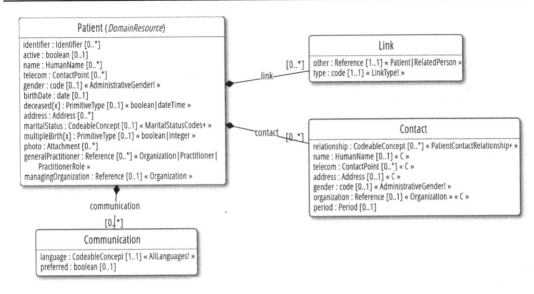

图 4.10 FHIR 资源-患者

XML 编码的患者资源示例如下：

```xml
<?xml version="1.0" encoding="UTF-8"?><Patient xmlns="http://hl7.org/fhir">
  <id value="pat3"/>
  <meta>
    <versionId value="1"/>
    <security>
      <system value="http://terminology.hl7.org/CodeSystem/v3-ActReason"/>
      <code value="HTEST"/>
      <display value="test health data"/>
    </security>
  </meta>
  <text>
    <status value="generated"/>
    <div xmlns="http://www.w3.org/1999/xhtml"><p style="border: 1px #661aff solid; background-color: #e6e6ff; padding: 10px;"><b>Simon Notsowell (OFFICIAL)</b> male, DoB: 1982-01-23 ( Medical record number: 123457 (use: USUAL))</p><hr/><table class="grid">...</table></div>
  </text><identifier>
    <use value="usual"/>
    <type>
      <coding>
        <system value="http://terminology.hl7.org/CodeSystem/v2-0203"/>
        <code value="MR"/>
      </coding>
    </type>
    <system value="urn:oid:0.1.2.3.4.5.6.7"/>
    <value value="123457"/>
  </identifier>
  <active value="true"/>
  <name id="n1">
    <use value="official"/>
    <family value="Notsowell"/>
    <given value="Simon"/>
```

```xml
    </name>
    <name id="n2">
      <use value="nickname"/>
      <given value="Jock"/>
    </name>
    <gender value="male"/>
    <birthDate value="1982-01-23"/>
    <deceasedDateTime value="2015-02-14T13:42:00+10:00"/>
    <managingOrganization>
      <reference value="Organization/1"/>
      <display value="ACME Healthcare, Inc"/>
    </managingOrganization>
</Patient>
```

JSON 编码的患者资源示例如下：

```json
{
  "resourceType": "Patient",
  "id": "pat3",
  "meta": {
    "versionId": "1",
    "tag": [
      {
        "system": "http://terminology.hl7.org/CodeSystem/v3-ActReason",
        "code": "HTEST",
        "display": "test health data"
      }
    ]
  },
  "text": {
    "status": "generated",
    "div": "\u003cdiv xmlns\u003d\"http://www.w3.org/1999/xhtml\"\u003e\u003cp style\u003d\"border: 1px #661aff solid; background-color: #e6e6ff; padding: 10px;\"\u003e\u003cb\u003eSimon Notsowell (OFFICIAL)\u003c/b\u003e male, DoB: 1982-01-23 ( Medical record number: 123457 (use: USUAL))\u003c/p\u003e\u003chr/\u003e\u003ctable\u003e \u003c/table\u003e\u003c/div\u003e"
  },
  "identifier": [
    {
      "use": "usual",
      "type": {
        "coding": [
          {
            "system": "http://terminology.hl7.org/CodeSystem/v2-0203",
            "code": "MR"
          }
        ]
      },
      "system": "urn:oid:0.1.2.3.4.5.6.7",
      "value": "123457"
    }
  ],
  "active": true,
  "name": [
```

```
    {
      "id": "n1",
      "use": "official",
      "family": "Notsowell",
      "given": [
        "Simon"
      ]
    },
    {
      "id": "n2",
      "use": "nickname",
      "given": [
        "Jock"
      ]
    }
  ],
  "gender": "male",
  "birthDate": "1982-01-23",
  "deceasedDateTime": "2015-02-14T13:42:00+10:00",
  "managingOrganization": {
    "reference": "Organization/1",
    "display": "ACME Healthcare, Inc"
  }
}
```

5．二进制内容

二进制内容（Binary）将单个原始资源的数据表示为以其本机格式访问的数字内容资源，见图 4.11。二进制资源可以包含任何内容，无论是文本、图像、PDF、.zip 包等。这些资源以其本机格式在其余接口上提供，但也可以以 XML、JSON 或其他格式表示，如将这些资源包含在资源包中时（当可以方便地将这些资源直接包含在响应中而不是通过引用保留它们时使用）。

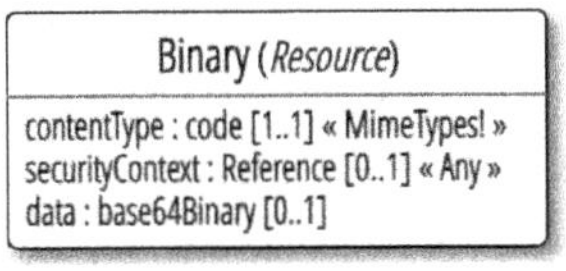

图 4.11　FHIR 资源-二进制内容

6．资源包

资源包（Bundle）将资源集合到包含上下文的单个实例中，是对资源执行的一个常见操作，见图 4.12。这些资源包有多种用途。

（1）作为服务器操作的一部分，返回一组满足某些条件的资源（如 RESTful 搜索）。

（2）作为服务器上历史操作的一部分返回一组资源版本。

（3）发送一组资源作为消息交换的一部分。

（4）将一组独立的资源分组，作为具有临床完整性的可交换且持久的集合，如临床文档。

（5）作为单个操作在服务器上创建/更新/删除一组资源（包括作为单个原子事务执行此操作）。

（6）发送与活动订阅相关的事件通知。

（7）存储资源集合。

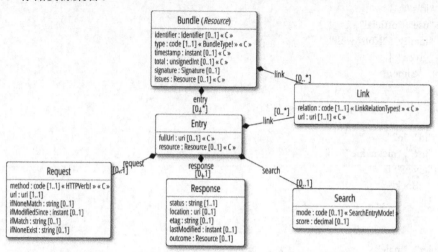

图 4.12　FHIR 资源-资源包

XML 格式示例如下：

```xml
<?xml version="1.0" encoding="UTF-8"?><Bundle xmlns="http://hl7.org/fhir">
  <id value="bundle-example"/>
  <meta>
    <lastUpdated value="2014-08-18T01:43:30Z"/>
    <security>
      <system value="http://terminology.hl7.org/CodeSystem/v3-ActReason"/>
      <code value="HTEST"/>
      <display value="test health data"/>
    </security>
  </meta>
  <type value="searchset"/>
  <total value="3"/>
  <link>
    <relation value="self"/>
    <url value="https://example.com/base/MedicationRequest?patient=347&amp;_include=MedicationRequest.medication&amp;_count=2"/>
  </link>
  <link>
    <relation value="next"/>
    <url value="https://example.com/base/MedicationRequest?patient=347&amp;searchId=ff15fd40-ff71-4b48-b366-09c706bed9d0&amp;page=2"/>
  </link>
  <entry>
    <fullUrl value="https://example.com/base/MedicationRequest/3123"/>
    <resource>
      <MedicationRequest>
        <id value="3123"/>
        <text><status value="generated"/><div xmlns="http://www.w3.org/1999/xhtml"><p><b>Generated Narrative: MedicationRequest。。。</b></p></div></text><status value="unknown"/>
        <intent value="order"/>
```

```xml
              <medication>
                <reference>
                  <reference value="Medication/example"/>
                </reference>
              </medication>
              <subject>
                <reference value="Patient/347"/>
              </subject>
            </MedicationRequest>
          </resource>
          <search>
            <mode value="match"/>
            <score value="1"/>
          </search>
        </entry>
        <entry>
          <fullUrl value="https://example.com/base/Medication/example"/>
          <resource>
            <Medication>
              <id value="example"/>
              <text><status value="generated"/><div xmlns="http://www.w3.org/1999/xhtml"><p><b>Generated Narrative: Medication。。。</b></p></div></text></Medication>
          </resource>
          <search>
            <mode value="include"/>
          </search>
        </entry>
      </Bundle>
```

7. 代码系统

代码系统（CodeSystem）资源用于声明（或补充）代码系统及其关键属性，并可选择定义部分或全部内容，见图 4.13。最初，在 HL7 V3 核心原则中定义了代码系统和值集的概念：代码系统定义了存在哪些代码（符号和/或表达式）及如何理解它们；值集是指从一个或多个代码系统中选择的一组代码，以指定哪些代码可以在特定上下文中使用。

代码系统资源包括识别 URL 和版本，描述、版权、发布日期和其他元数据，代码系统本身的一些关键属性（如是否表现出概念持久性、是否定义组合语法及代码是否区分大小写），在使用 ValueSet.compose 元素代码系统的值集时可以使用的过滤器，代码系统定义的概念属性等。

此外，代码系统资源可以列出代码系统中的部分或全部概念，以及它们的基本属性（代码、显示、定义）、名称和附加属性。代码系统资源也可用于定义补充，以附加名称和属性扩展现有代码系统。

代码系统资源并不需要支持维护代码系统的过程。相反，重点是发布属性和可选代码系统内容以供整个 FHIR 生态系统使用，如支持值集扩展和验证。现有重要的代码系统，如 SNOMED CT、LOINC、ICD 系列等，都有自己的维护系统和分发格式，并且通常不是分发其内容的有效方式，代码系统资源只是用来声明与这些代码系统关联的过滤器和属性的一种方式。

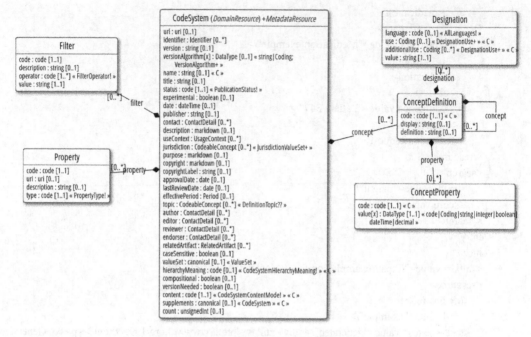

图 4.13 FHIR 资源-代码系统

8. 值集

值集（ValueSet）资源实例指定从一个或多个代码系统提取的一组代码，以用于特定上下文，见图 4.14。值集在代码系统资源定义与其在编码元素中的使用之间建立联系。值集有两个方面：.compose 定义哪些代码应包含在值集中，.expansion 在给定（"扩展"）条件集下实际存在于值集中的代码列表。

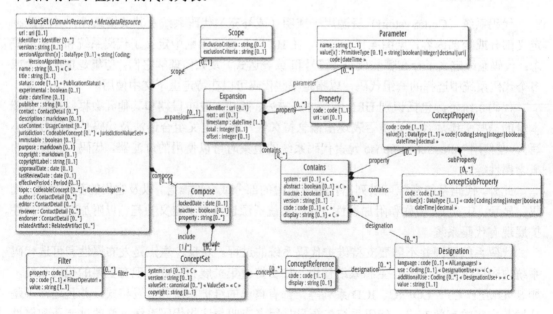

图 4.14 FHIR 资源-值集

9. 观察

观察（Observation）是对患者、设备或其他主体进行的测量和简单判断。观察是医疗健康的核心要素，用于支持诊断、监测进展、确定基线和模式，甚至捕获人口特征，以及捕获对产品和物质进行测试的结果，见图 4.15。大多数观察是带有一些元数据的简单名称/值对判断，但某些观察将其他观察逻辑地组合在一起，甚至是多组件观察。

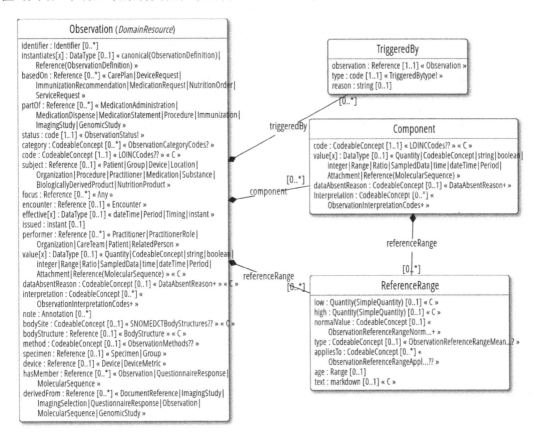

图 4.15　FHIR 资源-观察

观察资源包括生命体征（如体重、血压和体温等）、实验室数据（如血糖或估计 GFR 等）、成像结果（如骨密度或胎儿测量等）、临床表现（如腹部压痛）、设备测量（如 EKG 数据或脉搏血氧饱和度数据）、设备设置（如机械呼吸机参数）、临床评估工具（如格拉斯哥昏迷评分）、个人（如眼睛颜色）、社会史（如吸烟、家庭支持或认知状态）、核心特征（如怀孕状况或死亡判断）、产品质量测试（如产品和物质的 pH、含量、微生物限度等）。

例如，一次 BMI 测量报告的 XML 格式如下：

```xml
<?xml version="1.0" encoding="UTF-8"?><Observation xmlns="http://hl7.org/fhir">
    <id value="bmi"/>
    <meta>
        <profile value="http://hl7.org/fhir/StructureDefinition/vitalsigns"/>
        <security>
            <system value="http://terminology.hl7.org/CodeSystem/v3-ActReason"/>
            <code value="HTEST"/>
```

```xml
            <display value="test health data"/>
        </security>
    </meta>
    <text><status value="generated"/><div xmlns="http://www.w3.org/1999/xhtml"><p><b>Generated Narrative: Observation</b><a name="bmi"> </a></p><div style="display: inline-block; background-color: #d9e0e7; padding: 6px; margin: 4px; border: 1px solid #8da1b4; border-radius: 5px; line-height: 60%"><p style="margin-bottom: 0px">Resource Observation "bmi" </p><p style="margin-bottom: 0px">Profile: <a href="vitalsigns.html">Vital Signs Profile</a></p></div><p><b>status</b>: final</p><p><b>category</b>: Vital Signs <span style="background: LightGoldenRodYellow; margin: 4px; border: 1px solid khaki"> (<a href="http://terminology.hl7.org/5.1.0/CodeSystem-observation-category.html">Observation Category Codes</a>#vital-signs)</span></p><p><b>code</b>: BMI <span style="background: LightGoldenRodYellow; margin: 4px; border: 1px solid khaki"> (<a href="https://loinc.org/">LOINC</a>#39156-5 "Body mass index (BMI) [Ratio]")</span></p><p><b>subject</b>: <a href="patient-example.html">Patient/example</a> "Peter CHALMERS"</p><p><b>effective</b>: 1999-07-02</p><p><b>value</b>: 16.2 kg/m2<span style="background: LightGoldenRodYellow"> (Details: UCUM code kg/m2 = 'kg/m2')</span></p></div></text><status value="final"/>
    <category>
        <coding>
            <system value="http://terminology.hl7.org/CodeSystem/observation-category"/>
            <code value="vital-signs"/>
            <display value="Vital Signs"/>
        </coding>
        <text value="Vital Signs"/>
    </category>
    <code>
        <coding>
            <system value="http://loinc.org"/>
            <code value="39156-5"/>
            <display value="Body mass index (BMI) [Ratio]"/>
        </coding>
        <text value="BMI"/>
    </code>
    <subject>
        <reference value="Patient/example"/>
    </subject>
    <effectiveDateTime value="1999-07-02"/>
    <valueQuantity>
        <value value="16.2"/>
        <unit value="kg/m2"/>
        <system value="http://unitsofmeasure.org"/>
        <code value="kg/m2"/>
    </valueQuantity>
</Observation>
```

10. 结构定义

结构定义（StructureDefinition）资源用于描述底层资源、FHIR 中定义的数据类型，也用于描述资源和数据类型的扩展和约束，见图 4.16。这允许通过结构定义存储库共享和发布结构定义，相互比较，并作为代码、报告和 UI 生成的基础。

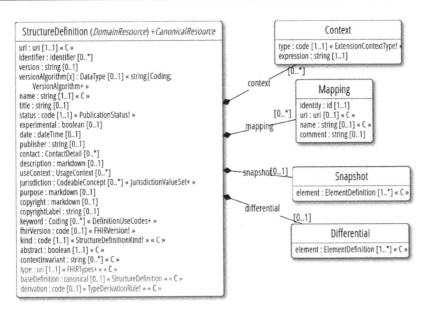

图 4.16 FHIR 资源-结构定义

4.5.5 FHIR 的交互

为了操作资源，FHIR 提供了 RESTful API，其中包含一组丰富但简单的交互：

创建= POST https://example.com/base/{resourceType}
读取= GET https://example.com/base/{resourceType}/{id}
更新= PUT https://example.com/base/{resourceType}/{id}
补丁= PATCH https://example.com/base/{resourceType}/{id}
删除= DELETE https://example.com/base/{resourceType}/{id}
搜索= GET https://example.com/base/{resourceType}?SearchingParameter...
历史记录= GET https://example.com/base/{resourceType}/{id}/_history
事务= POST https://example.com/base/
操作= GET https://example.com/base/{resourceType}/{id}/${opname}

FHIR 还描述了除此简单的 RESTful API 外的其他类型的交换，包括以文档、消息形式交换资源组，以及通过使用各种类型的服务进行交换。

1. 创建资源

要创建资源，将 HTTP POST 请求发送到资源类型的相应端点。

https://example.com/base/{resourceType}

创建资源实例时无须提供 ID，即便提供服务器也会覆盖。
以下示例向服务器提交一个新患者，服务器自行指定一个 ID 存储该患者：

```
POST /base/Patient HTTP/1.1
Authorization: Bearer 37CC0B0E-C15B-4578-9AC1-D83DCED2B2F9
Accept: application/fhir+json
Content-Type: application/fhir+json
Content-Length: 1198

{
  "resourceType": "Patient",
```

```
    ...(properties)
}
```

如果创建不成功,则服务器返回出错消息;如果创建成功,则服务器返回 HTTP 201 消息。下面示例中的 Location 属性显示为该患者指定的 ID 为 347:

```
HTTP/1.1 201 Created
Content-Length: 161
Content-Type: application/fhir+json
Date: Mon, 18 Aug 2014 01:43:30 GMT
ETag: W/"1"
Location: http://example.com/base/Patient/347

{
  "resourceType": "OperationOutcome",
  "text": {
    "status": "generated",
    "div": "<div xmlns=\"http://www.w3.org/1999/xhtml\">The operation was successful</div>"
  }
}
```

2. 读取资源

读取资源是通过将 HTTP GET 请求发送到所需的资源类型端点来完成的,需要提供资源的 ID。

```
https://example.com/base/{resourceType}/{id}
```

例子如下:

```
GET /base/Patient/347?_format=xml HTTP/1.1
Host: example.com
Accept: application/fhir+xml
Cache-Control: no-cache
```

对 GET 请求的响应消息包含所读取的资源:

```
HTTP/1.1 200 OK
Content-Length: 729
Content-Type: application/fhir+xml
Last-Modified: Sun, 17 Aug 2014 15:43:30 GMT
ETag: W/"1"

<?xml version="1.0" encoding="UTF-8"?>
<Patient xmlns="http://hl7.org/fhir">
  <id value="347"/>
  <meta>
    <versionId value="1"/>
    <lastUpdated value="2014-08-17T15:43:30Z"/>
  </meta>
  <!-- content as shown above for patient -->
</Patient>
```

3. 搜索资源

除获取单个已知资源外,还可以通过使用一组描述应检索资源集及其顺序的条件搜索资源类型端点来查找资源集合。一般模式是:

https://example.com/base/{resourceType}?criteria

条件是一组 HTTP 参数，指定要返回哪些资源。对搜索请求的响应是一个资源包（Bundle），带有一些元数据的匹配资源列表。

例如，搜索操作 https://example.com/base/MedicationRequest?patient=347 将返回上面创建的患者的所有处方：

```
HTTP/1.1 200 OK
Content-Length: 14523
Content-Type: application/fhir+xml
Last-Modified: Sun, 17 Aug 2014 15:49:30 GMT

{
  "resourceType": "Bundle",
  "type": "searchset",
  "id" : "eceb4882-5c7e-4ca4-af62-995dfb8cef01"
  "timestamp": "2014-08-19T15:49:30Z",
  "total": "3",
  "link": [
    {
      "relation" : "next",
      "url"  :  "https://example.com/base/MedicationRequest?patient=347&searchId=ff15fd40-ff71-4b48-b366-09c706bed9d0&page=2"
    }, {
      "relation" : "self",
      "url" : "https://example.com/base/MedicationRequest?patient=347"
    }
  ],
  "entry": [
    {
      "resource" : {
        "resourceType": "MedicationRequest",
        "id" : "3123",
        "meta" : {
          "versionId" : "1",
          "lastUpdated" : "2014-08-16T05:31:17Z"
        },
        ... content of resource ...
      },
    },
    ... 2 additional resources ....
  ]
}
```

4．更新资源

客户端向服务器发送资源新版本，以替换现有版本，将新版本置于（PUT）到现有资源的位置：

PUT https://example.com/base/{resourceType}/{id}

注意，{id} 处不需要已存在资源，服务器可以选择在指定地址自动创建资源。以下是更新患者的示例：

```
PUT /base/Patient/347 HTTP/1.1
Host: example.com
Content-Type: application/fhir+json
Content-Length: 1435
Accept: application/fhir+json
If-Match: 1

{
  "resourceType": "Patient",
  "id" : "347",
  "meta" : {
    "versionId" : "1",
    "lastUpdated" : "2014-08-18T15:43:30Z"
  },
  ...
}
```

对更新请求的响应包含元数据/状态,以及可选的操作结果。下面示例中的 ETag 返回了新版本号 2,Location 也指向了这个新版本:

```
HTTP/1.1 200 OK
Content-Length: 161
Content-Type: application/fhir+json
Date: Mon, 18 Aug 2014 01:43:30 GMT
ETag: W/"2"
Location: https://example.com/base/Patient/347/_history/2

{
  "resourceType": "OperationOutcome",
  "text": {
    "status": "generated",
    "div": "<div xmlns=\"http://www.w3.org/1999/xhtml\">The operation was successful</div>"
  }
}
```

4.5.6　FHIR 的实现

1. 公共测试服务器

(1) Firely Server。

STU3+R4:https://server.fire.ly。

R5:https://labs.server.fire.ly/。

Firely Server 是由 firely 提供的基于 .NET 的通用 FHIR 服务器,支持所有类型资源、查询参数,包括 XML 和 JSON,支持验证(如 POST /Patient/$validate,在消息体内放入待验证的患者资源)和其他插件。

(2) HAPI FHIR Reference Server。

Web UI: http://hapi.fhir.org。

DSTU2: http://hapi.fhir.org/baseDstu2。

STU3: http://hapi.fhir.org/baseDstu3。

R4: http://hapi.fhir.org/baseR4。

R5: http://hapi.fhir.org/baseR5。

其由 HAPI 开源项目提供，支持所有资源和许多 FHIR 功能，如订阅、术语服务等，开放源代码。

（3）Meld Sandbox。

https://meld.interop.community/。

其支持 DSTU2、DSTU3、R4 并即将支持 R5，可创建沙盒并与其他用户分享，支持 SMART on FHIR 应用和注册，支持使用 OAuth 2.0 实现开放和闭合端点。

（4）Spark。

DSTU2、STU3、R4：https://spark.incendi.no/。

其采用 Firely 开源服务器，由 Kufu 维护。

（5）NProgram Test Server。

R5：http://nprogram.azurewebsites.net。

DSTU2：http://fhir-dstu2-nprogram.azurewebsites.net/。

其是由 Rik Smithies 开发的 R5 版测试服务器，C#开发。支持患者、组织机构、诊断报告、用药定义资源、值集、只读，XML+JSON。

更多测试服务器见 https://confluence.hl7.org/display/FHIR/Public+Test+Servers。

2. 公共验证服务

（1）FHIR Validator。

validator.fhir.org。

提供 FHIR 官方的基于 Web 的访问验证接口。

（2）Simplifier Validator。

https://simplifier.net/validate。

提供图形用户界面，验证任何已发布的 FHIR 规范。需要一个免费账户。

（3）AEGIS WildFHIR Public Servers。

R4：http://wildfhir4.aegis.net/fhir4-0-1。

STU3：http://wildfhir3.aegis.net/fhir3-0-2。

DSTU2：http://wildfhir2.aegis.net/fhir1-0-2。

AEGIS 提供，每个 WildFHIR 版本支持对应的 FHIR 基础规范及后续的实现指南。

（4）Inferno Validator。

https://inferno.healthit.gov/validator/。

基于 Web 的 FHIR 资源验证器，支持 FHIR 基础规范、配置文件和实现指南。

验证服务器详见 https://confluence.hl7.org/display/FHIR/Public+FHIR+Validation+ Services。

3. 类库

（1）JAVA: https://github.com/jamesagnew/hapi-fhir。

由 UHN 的 James Agnew 开发，支持对象模型、解析器、客户端+服务器框架、FHIR 验证器。开放源代码的 Java 类库，快速创建 FHIR 的服务器和客户应用，为已有应用快速添加 FHIR 能力。支持所有资源类型、大部分操作、XML 和 JSON 编码。有 Marven 插件形式的代码生成器能从配置文件和一致性声明创建模型对象和客户机。

（2）.NET Client: https://github.com/FirelyTeam/firely-net-sdk。

由 Firely 提供的 .NET SDK，包括对象模型、解析器/串行化、工具集和客户机。有客户机参考设计及多种分支，支持每个 FHIR 版本，支持所有资源类型、搜索、所有操作、XML+JSON。具有验证器、FhirPath、基本术语服务的实现。

（3）.NET Server：https://github.com/FirelyTeam/spark。

由 Firely 开发的 Spark 服务器参考设计，支持 DSTU2、STU3 和 R4。支持所有资源类型、搜索功能、多种操作、XML 和 JSON 格式。使用.NET 平台构建，基于.NET 参考实现，采用 WebApi 2.0 和 Mongo DB 进行存储和搜索。

更多不同语言的类库详见 https://confluence.hl7.org/display/FHIR/Open+Source+Implementations。

习题 4

1. HL7 消息是如何组成的？HL7 的编码规则是什么？
2. 段（segment）及字段（field）的可选性与重复性有哪些规定？
3. 简单数据类型有哪些？
4. 什么是确认原始模式与确认增强模式？如何选择确认模式？
5. MLLP 协议是如何规定的?起什么作用？
6. HL7 ADT 消息主要由哪些段组成？各段主要由哪些必需字段组成？
7. 解析下列消息：

MSH|^~\&|HIS||DRAGONRIS||201206281130||ADT^A01|MSG00005|P|2.4<cr>
EVN|A01|201206281130|||0148^Addison^James|201206281130<cr>
PID|||263656||263656^zhang^sanfeng||19770101|M|||101 Zhongshangbei Road||(010)62256622<cr>
PV1||I|Neurology^room1^bed4^^^^Inpatient building^2|||||||||||||3<cr>

8. 解析下述 TQ 类型字段值的含义：

（1）1^Q1H^X5^201411051030。

（2）^TID&0830,1430,2030^D7^^^^^^^M20。

9. 什么是 FHIR？FHIR 由哪几部分组成？
10. FHIR 数据类型有哪几大类？
11. FHIR 资源共同特征有哪些？举例说明。

第5章 NHAPI 应用程序接口

5.1 概述

HL7 应用程序接口（HL7 Application Programming Interface，HAPI）是一个 Java 语言编写的面向对象的开源 HL7 V2.X 版的消息构造解析工具包，由加拿大的卫生研究机构多伦多大学健康网络（University Health Network，UHN）开发。HAPI 最新版本是 2017 年发布的 2.3 版，对 HL7 的 V2.7、V2.8、V2.8.1 提供了支持，可通过网络下载。

NHAPI 是 .net 版的 HAPI，是美国科罗拉多健康信息交换（Colorado Health Information Exchange，COHIE）项目的贡献，使得 .net 开发人员使用 HL7 V2.X 对象模型变得容易，该对象模型允许解析或构造以管道符（pipe，|）分隔的或 XML 格式的 HL7 消息。NHAPI 的当前版本仍然是 2014 年发布的 2.4 版，可通过开源网站 SourceForge 或 CodePlex 下载。

5.2 主要程序集及命名空间

HL7 标准版本众多，较为复杂。NHAPI 采用面向对象的思想，把各个版本所涉及的数据类型、段、消息的共性抽象出来模型化，定义成基类与接口。消息构造与解析面向基类编程，巧妙避开了各种版本细节的"羁绊"。每个版本都有该版本专门的程序集文件，实现该版本所定义的细节。NHAPI 由 9 个程序集构成，每个程序集按照功能相近划分为命名空间以方便使用。NHAPI 主要程序集及命名空间见表 5.1。

表 5.1 NHAPI 主要程序集及命名空间

程序集	功能	命名空间	内容
NHapi.Base	包含解析/编码消息的核心组件程序集，含有数据类型、消息及段的基类和接口。文件名为 NHapi.Base.dll	NHapi.Base.Model	提供所有数据类型、消息、段等的基类
		NHapi.Base.Parser	提供所有以管道符分隔的或 XML 格式的 HL7 消息解析器
		NHapi.Base.Validation	提供对以管道符分隔的或 XML 格式的 HL7 消息字符串和消息对象的验证
		NHapi.Base.SourceGeneration	提供所有 HL7 V2.X 规则的重新生成
NHapi.Model.V21 NHapi.Model.V22 NHapi.Model.V23 NHapi.Model.V231 NHapi.Model.V24 NHapi.Model.V25 NHapi.Model.V251	各种 HL7 V2.X 版程序集，包括符合 HL7 V2.X 规则的数据类型、消息及段。文件名为 NHapi.Model.V2X.dll	NHapi.Model.V2X.Datatype	包含符合 HL7 V2.X 规则的数据类型（如 CE、TX、ST）
		NHapi.Model.V2X.Group	包含符合 HL7 V2.X 规则的组合，用于表示消息中的字段组合（如 ADT_A01_Insurance）
		NHapi.Model.V2X.Message	包含符合 HL7 V2.X 规则的消息（如 ADT_A01、ACK）
		NHapi.Model.V2X.Segment	包含符合 HL7 V2.X 规则的消息段（如 PID、MSH）

续表

程 序 集	功 能	命名空间	内 容
NHapi.NUnit	基类类库和V2.X库的单元测试程序集。文件名为NHapi.NUnit.dll	NHapi.NUnit	提供基类及HL7 V2.X各版本库的单元测试
NHapi.NUnit.Additional	附加的单元测试库。文件名为NHapi.NUnit.Additional.dll	NHapi.NUnit.Additional	提供对自定义段Zxx的单元测试

5.3 NHapi.Base.Model 命名空间

5.3.1 接口

1. 数据类型接口

数据类型接口采用组合模式设计，见图5.1。抽象节点为IType；容器节点为IComposite，用来规范所有复杂数据类型类，如CE、PN、XCN等，其中Components组合了任意多个IType类型接口；叶子节点为IPrimitive，用来约束所有简单数据类型类，如ST、NM、ID、IS等。

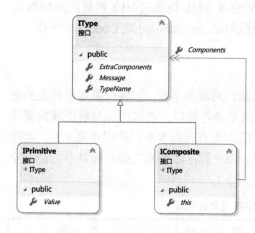

图5.1 NHAPI 数据类型接口

2. 数据结构接口

数据结构接口包括IStructure基接口及其派生接口ISegment和IGroup，见图5.2。ISegment规范了段类的访问接口。IGroup约束了各种可重复结构的属性和方法，其派生出的IMessage接口规定了消息的接口。

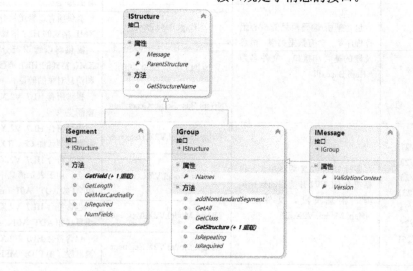

图5.2 数据结构接口

5.3.2 数据结构基类

数据结构基类包括 HL7 消息基类和 HL7 段基类。NHAPI 中并没有为字段、组件、子组件建立专门的类，只是把数据类型类作为段类的成员，从而把字段、组件、子组件三层结构统一用组合模式进行透明访问。

1. HL7 消息基类

AbstractGroup 类实现了 IGroup 接口，组合了 AbstractGroupItem 类。AbstractMessage 类继承了 AbstractGroup 类，并实现了 IMessage 接口，作为所有消息的抽象基类。GenericMessage 类继承了 AbstractMessage 类，内嵌了 V21～V25 类作为 GenericMessage 的子类，提供指定版本的通用消息，通常在解析消息时初始化指定类型消息类找不到时作为替代。HL7 消息基类见图 5.3。

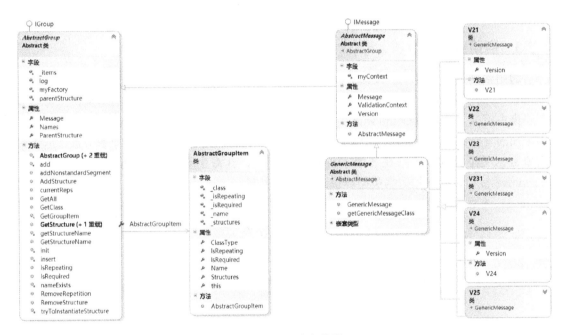

图 5.3 HL7 消息基类

2. HL7 段基类

HL7 段基类包括 AbstractSegment 类，实现了 ISegment 接口，其中组合了任意多个 AbstractSegmentItem 类。GenericSegment 类继承了 AbstractSegment 类，作为各种段的基类。GenericSegment 类可作为消息解析过程中指定段类找不到时的通用段容器，如用于解析用户自定义段 Zxx。HL7 段基类见图 5.4。

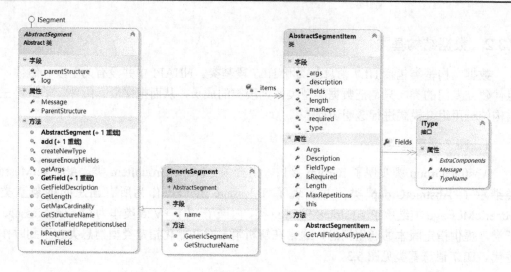

图 5.4　HL7 段基类

5.3.3　通用数据类型类

通用数据类型类实现了数据结构接口 IType，所以也是以组合模式设计的，见图 5.5。AbstractType 类实现了 IType 接口，为抽象节点，是所有复合数据类型类的基类，在各版本程序集中定义。GenericComposite 类实现了 IComposite 接口，为容器节点，在解析消息时为未知的复合数据类型提供一个通用的类型容器。AbstractPrimitive 类为叶子节点，是所有简单数据类型类的基类，在各版本程序集中定义，其派生类 GenericPrimitive 类实现了 IPrimitive 接口，为未知数据类型提供通用类型实例。

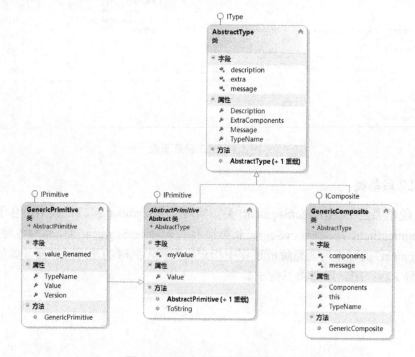

图 5.5　NHAPI 通用数据类型类

5.4 NHapi.Base.Parser 命名空间

5.4.1 模型接口 IModelClassFactory

IModelClassFactory 接口提供了对指定版本模型库中的指定消息、段、组、数据类型类的获取接口。

```
public interface IModelClassFactory
{
    //获取 theVersion 指定版本 theName 指定消息名的消息类
    Type GetMessageClass(String theName, String theVersion, bool isExplicit);
    //获取 theVersion 指定版本 theName 指定组名的组类
    Type GetGroupClass(String theName, String theVersion);
    //获取 theVersion 指定版本 theName 指定段名的段类
    Type GetSegmentClass(String theName, String theVersion);
    //获取 theVersion 指定版本 theName 指定类型名的数据类型类
    Type GetTypeClass(String theName, String theVersion);
}
```

实现该接口的类包括 DefaultModelClassFactory 类。

5.4.2 模型包管理类 PackageManager

PackageManager 静态类属于 NHapi.Base 命名空间，对所支持的各种版本模型库的包名和路径进行集中管理。其中 _packages 属性中有 HL7Package 对象的集合，每个对象对应一种版本的 HL7 模型信息，包括版本名 Version 和包名 PackageName，见图 5.6。

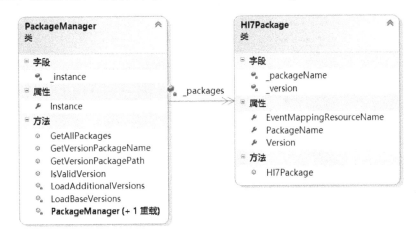

图 5.6　NHAPI 模型包管理类

5.4.3 模型工厂类 DefaultModelClassFactory

DefaultModelClassFactory 类实现了 IModelClassFactory 接口，见图 5.7。该类从 PackageManager 对象中获取模型包信息并加载，提供了 IModelClassFactory 接口规定的消

息、段、组、数据类型类的按类名查找接口,如果查找失败则可以返回通用消息、段、组、数据类型。

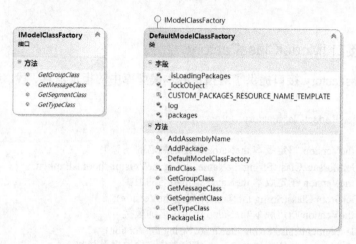

图 5.7　NHAPI 模型工厂类

5.4.4　消息构造解析器基类 ParserBase

ParserBase 类是消息构造解析器基类,派生出用传统编码字符分隔消息的 PipeParser 类和构造 XML 格式消息的 XMLParser 类,见图 5.8。

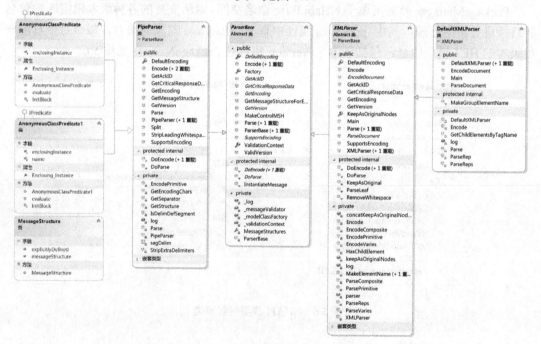

图 5.8　NHAPI 消息构造解析器基类

ParserBase 类提供 Parse 和 Encode 方法,分别作为构造消息和解析消息的入口,通过调用定义的 DoEncode 和 DoParse 抽象方法,由派生类实际完成消息构造和解析。ParserBase

类的主要成员见表 5.2。

表 5.2 ParserBase 类的主要成员

类别	成员名	类型	描述
属性	Factory	IModelClassFactory	模型工厂类对象
	ValidationContext	IValidationContext	验证环境对象
	DefaultEncoding	abstract String	默认编码
	MessageStructures	IDictionary	事件与消息结构映射表
方法	ParserBase		构造函数
	Parse	IMessage	用默认或指定版本解析消息
	DoParse	abstract IMessage	解析消息
	Encode	String	用默认或指定编码构造消息
	DoEncode	abstract String	构造消息
	GetEncoding	abstract String	从消息中得到编码
	SupportsEncoding	abstract bool	是否支持指定的编码
	GetCriticalResponseData	abstract ISegment	获取消息的 MSH-1、2、10、11 等发送应答所必需的信息
	GetAckID	abstract String	获取消息 MSA-2 应答消息号
	GetVersion	abstract String	获取消息 MSH-12 版本号
	MakeControlMSH	ISegment	创建指定版本的 MSH 段
	ValidVersion	bool	判别指定版本号是否可用
	GetMessageStructureForEvent	String	用事件和版本号获取消息模板
	InstantiateMessage	IMessage	创建消息对象

InstantiateMessage 方法通过 theName 指定消息类型，通过 theVersion 指定版本号，当 isExplicit 为 true 时，表示 theName 是 MSH-9-3 中的全消息名（如 ADT_A04），而不是通过 MSH-9-1 和 MSH-9-2 拼接出来的名称。当 DefaultModelClassFactory 类中指定消息类型的类没有找到、isExplicit 为 false 时，会返回通用消息类型的类，避免报错。

```
protected internal virtual IMessage InstantiateMessage(String theName, String theVersion, bool isExplicit)
{
    IMessage result = null;
    Type messageClass = _modelClassFactory.GetMessageClass(theName, theVersion, isExplicit);
    if (messageClass == null)
        throw new Exception("Can't find message class: " + theName);

    _log.Info("Instantiating msg of class " + messageClass.FullName);
    ConstructorInfo constructor = messageClass.GetConstructor(new Type[] {typeof (IModelClassFactory)});
    result = (IMessage) constructor.Invoke(new Object[] {_modelClassFactory});
    result.ValidationContext = _validationContext;
    return result;
}
```

5.4.5　经典构造解析器类 PipeParser

PipeParser 类是支持传统的、以编码字符（如 |、^、&、~）分隔消息的 HL7 V2 构造解析器类。对于非预期的段和字段，该类将其解析成通用段和字段加入解析结果。PipeParser 类是 NHAPI 中使用最频繁的核心类。

1. 类成员

PipeParser 类继承了 PipeBase 类，实现了其中定义的抽象方法，同时扩展了新的方法，见表 5.3。核心方法是 Parse 和 Encode，但它们不是对基类同名方法的重写而是新定义的重载方法。Parse 方法有两个重载方法，分别用于解析段对象和字段对象。Encode 方法有三个重载方法，分别用于构造消息/组编码、段编码和字段编码。

表 5.3　PipeParser 类方法

类别	成员名	类型	描述
扩展方法	PipeParser		默认构造函数或使用指定模型工厂类的构造函数
	GetMessageStructure	String	获取给定消息的消息类型，通过调用 GetStructure 实现
	GetStructure	MessageStructure	获取给定消息的消息类型，以及是显性（消息类型来自 MSH-9-3）还是隐性（消息类型来自 MSH-9-1 与 MSH-9-2 的组合）
	GetEncodingChars	EncodingCharacters	获取给定消息的字段分隔符及编码字符
	IsDelimDefSegment	bool	判断是否是 MSH、FHS、BHS 这些定义分隔符的段
	GetSeparator	char	从给定的编码字符中获取组件或子组件分隔符
	Split	String[]	用指定分隔符将给定的复合类型字符串拆分为组件数组
	Parse	ISegment/IType	解析段、字段字符串，返回对应的段对象、字段对象，非预期字段以可变类型 Varies 添加在段的最后
	Encode	String	用给定的编码字符将消息/组、段及字段对象编码，得到该消息/组、段及字段对应的字符串
	EncodePrimitive	String	对简单类型的编码字符做转义处理
	StripExtraDelimiters	String	去除字段或段尾多余的分隔符
	StripLeadingWhitespace	String	去除给定字符串左端的空白字符
重写基类方法	GetEncoding	String	返回给定消息编码格式，如 "VB" "XML"，如果不能识别则返回 null（VB 指竖杠）
	SupportsEncoding	bool	判断是否支持输入参数指定的编码
	DoParse	IMessage	解析传入的消息字符串，返回对应的消息对象。非预期的段添加在所在组的最后
	DoEncode	String	用默认编码（VB）或给定的编码字符将消息对象编码成 HL7 消息字符串（VB 指竖杠）
	GetCriticalResponseData	ISegment	获取消息的 MSH-1、2、10、11 等发送应答所必需的信息
	GetAckID	String	获取消息 MSA-2 应答消息号
	GetVersion	String	获取消息 MSH-12 版本号

2. 消息解析方法

1) DoParse 方法

DoParse 方法作为消息解析的入口，创建了与消息类型和版本号一致的消息对象实例，将消息字符串拆分为段，并对每个段去除首部的空白字符及尾部的多余分隔符，然后调用解析段对象的 Parse 方法得到段对象，添加到消息对象中。

2) 解析段对象的 Parse 方法

解析段对象的 Parse 方法用 encodingChars 指定编码字符，将段 segment 解析为段对象实例 destination，其中嵌套调用了解析字段字符串的 Parse 方法用于对每个字段和组件进行解析。

```
//解析段对象的 Parse 方法
public virtual void Parse(ISegment destination, System.String segment, EncodingCharacters encodingChars)
{
    int fieldOffset = 0;
    if (IsDelimDefSegment(destination.GetStructureName())){   //判断是否是 MSH 等定义分隔符的段
        fieldOffset = 1;   //设置字符串的第 4 个字母为字段 1，即字段分隔符，前 3 个为字段名
        Terser.Set(destination, 1, 0, 1, 1, System.Convert.ToString(encodingChars.FieldSeparator));
    }
    //用字段分隔符将段字符串拆分为字段数组
    System.String[] fields = Split(segment, System.Convert.ToString(encodingChars.FieldSeparator));
    for (int i = 1; i < fields.Length; i++) {
        //用重复分隔符将字段拆分为重复值数组
        System.String[] reps = Split(fields[i], System.Convert.ToString(encodingChars.RepetitionSeparator));
        //但 MSH-2 用来定义重复分隔符会被错误拆分，需要单独处理
        bool isMSH2 = IsDelimDefSegment(destination.GetStructureName()) && i + fieldOffset == 2;
        if (isMSH2) {
            reps = new System.String[1];
            reps[0] = fields[i];
        }
        for (int j = 0; j < reps.Length; j++){     //将每个重复值作为一个字段对象处理
            try{
                IType field = destination.GetField(i + fieldOffset, j);
                if (isMSH2) {   //MSH2 直接获取值
                    Terser.getPrimitive(field, 1, 1).Value = reps[j];
                }
                else{     //其他调用重载方法 Parse 对字段做下一层解析
                    Parse(field, reps[j], encodingChars);
                }
            }
            catch (HL7Exception e) {throw e;   //抛出异常  }
        }
    }
    // OBX-5 特殊处理
    if (destination.GetType().FullName.IndexOf("OBX") >= 0) {
        Varies.fixOBX5(destination, Factory);
    }
}
```

3）解析字段对象的 Parse 方法

解析字段对象的 Parse 方法由于没有复杂情况及重复值需要处理，因此比较直观。先用组件分隔符将字段字符串拆分为组件数组，对每个组件再用子组件分隔符拆分为子组件数组，再对每个子组件做去除转义处理，保存为简单类型对象。每个字段或组件可能是复合类型，有下一级结构；但也可能是简单类型，没有下一级结构。由于 Split 方法会返回至少一个组件或子组件，因此可以不用区分字段或组件是复合类型还是简单类型，进行一致化处理即可。

```
//解析字段对象的 Parse 方法
private static void Parse(IType destinationField, System.String data, EncodingCharacters encodingCharacters) {
    System.String[] components = Split(data, System.Convert.ToString(encodingCharacters.
                ComponentSeparator));       //用组件分隔符将字段字符串拆分为组件数组
    for (int i = 0; i < components.Length; i++){
        System.String[] subcomponents = Split(components[i], System.Convert.ToString(encodingCharacters.
                SubcomponentSeparator));    //用子组件分隔符拆分组件字符串为子组件数组
        for (int j = 0; j < subcomponents.Length; j++) {
            System.String val = subcomponents[j];
            if (val != null) {
                val = Escape.unescape(val, encodingCharacters);  //对子组件值做去除转义处理
            }
            Terser.getPrimitive(destinationField, i + 1, j + 1).Value = val;   //获取简单类型对象
        }
    }
}
```

3. 消息构造方法

1）DoEncode 方法

DoEncode 方法作为消息编码的入口，有指定编码和默认编码两个重载方法。指定编码的 DoEncode 方法先判断是否支持指定编码，然后调用构造消息编码的 Encode 重载方法。默认编码的 DoEncode 方法使用 PipeParser 默认的"VB"编码（VB 指竖杠），即先创建一个 MSH 段对象，从中获取字段分隔符、编码字符、版本号、消息类型，再调用构造消息编码的 Encode 方法。

2）构造消息编码的 Encode 方法

构造消息编码的 Encode 方法用 encodingChars 指定编码字符，对消息对象实例 source 进行编码，其中嵌套调用了构造段编码的 Encode 重载方法对每个段对象进行编码，得到各段编码字符串。用段终止符连接各段编码字符串，最终得到消息编码字符串。

```
//构造消息编码的 Encode 方法
public static System.String Encode(IGroup source, EncodingCharacters encodingChars) {
    System.Text.StringBuilder result = new System.Text.StringBuilder();   //初始化组/消息编码缓存
    System.String[] names = source.Names;
    for (int i = 0; i < names.Length; i++){          //逐个组进行编码
        IStructure[] reps = source.GetAll(names[i]);  //获取第 i 组的所有重复对象
        for (int rep = 0; rep < reps.Length; rep++){  //第 rep 个重复对象
            if (reps[rep] is IGroup) {                //如果是组就递归编码
                result.Append(Encode((IGroup)reps[rep], encodingChars));
```

```
                }
                else{                                     //否则调用段编码重载方法
                    System.String segString = Encode((ISegment)reps[rep], encodingChars);
                    if (segString.Length >= 4) {          //编码长度大于4为有效段编码
                        result.Append(segString);         //添加到组/消息编码缓存
                        result.Append('\r');              //添加段终止符'\r'
                    }
                }
            }
        }
    }
    return result.ToString();                             //返回组/消息编码字符串
}
```

3）构造段编码的 Encode 方法

构造段编码的 Encode 方法使用 encodingChars 指定编码字符，对段对象实例 source 的每个字段对象进行编码，其中嵌套调用构造字段编码的 Encode 方法，对每个组件和子组件对象进行编码，得到各字段编码字符串。用字段分隔符连接段名和各字段编码字符串，得到段编码字符串。

```
//构造段编码的 Encode 方法
public static System.String Encode(ISegment source, EncodingCharacters encodingChars)
{
    System.Text.StringBuilder result = new System.Text.StringBuilder();  //初始化段编码缓存
    result.Append(source.GetStructureName());             //添加段名
    result.Append(encodingChars.FieldSeparator);          //添加字段分隔符
    int startAt = 1;
    if (IsDelimDefSegment(source.GetStructureName()))     //判断是否是 MSH 等定义分隔符的段
        startAt = 2;                    //从第2个字段开始，因为第1个字段（字段分隔符）已经添加
    int numFields = source.NumFields();
    for (int i = startAt; i <= numFields; i++){           //逐字段编码
        try{
            IType[] reps = source.GetField(i);            //获取第i个字段的所有重复值对象
            for (int j = 0; j < reps.Length; j++){        //对每个重复值用编码字符编码
                System.String fieldText = Encode(reps[j], encodingChars); //调用字段编码方法
                if (IsDelimDefSegment(source.GetStructureName()) && i == 2) //判断是否为 MSH-2
                    fieldText = Escape.unescape(fieldText, encodingChars);  //去除转义
                result.Append(fieldText);                 //添加第i个字段编码
                if (j < reps.Length - 1)                  //如果不是最后一个重复值对象，则添加重复分隔符
                    result.Append(encodingChars.RepetitionSeparator);
            }
        }
        catch (HL7Exception e) {}
        result.Append(encodingChars.FieldSeparator);      //添加字段分隔符
    }
    //去除最后一个字段分隔符并返回
    return StripExtraDelimiters(result.ToString(), encodingChars.FieldSeparator);
}
```

4）构造字段编码的 Encode 方法

构造字段编码的 Encode 方法用 encodingChars 指定编码字符，通过两层循环对字段对

象实例 source 的每个组件和子组件对象进行编码。外循环对字段对象的每个组件对象编码，内循环对组件对象的每个子组件对象编码，得到子组件编码字符串。用子组件分隔符连接各子组件编码字符串得到组件编码字符串，然后用组件分隔符连接各组件编码字符串得到字段编码字符串。

```
//构造字段编码的 Encode 方法
public static System.String Encode(IType source, EncodingCharacters encodingChars) {
    System.Text.StringBuilder field = new System.Text.StringBuilder();   //初始化字段编码缓存
    for (int i = 1; i <= Terser.numComponents(source); i++){             //第 i 个组件
        System.Text.StringBuilder comp = new System.Text.StringBuilder();  //初始化组件编码缓存
        for (int j = 1; j <= Terser.numSubComponents(source, i); j++){    //第 j 个子组件
            IPrimitive p = Terser.getPrimitive(source, i, j);             //获取简单类型对象
            comp.Append(EncodePrimitive(p, encodingChars));               //将编码字符添加到组件缓存
            comp.Append(encodingChars.SubcomponentSeparator);             //向组件缓存添加子组件分隔符
        }
        //去除组件编码尾部多余的子组件分隔符，添加到字段编码缓存
        field.Append(StripExtraDelimiters(comp.ToString(), encodingChars.SubcomponentSeparator));
        field.Append(encodingChars.ComponentSeparator);      //向字段编码缓存添加组件分隔符
    }
    //去除字段编码尾部多余的组件分隔符并返回
    return StripExtraDelimiters(field.ToString(), encodingChars.ComponentSeparator);
}
```

5.4.6 XML 构造解析器类 XMLParser

XMLParser 类是支持 XML 格式的 HL7 消息构造解析器类，遵循 HL7 标准的 XML 编码规则。该类是个抽象类，只处理数据类型和段的构造解析，而不对整个消息进行构造解析。需要为某一特定消息结构创建派生类来使用该类，派生类需要能够识别与 XML 文档中各种段节点对应的段对象，然后调用解析段的 Parse 方法或构造段的 Encode 方法。

DefaultXMLParser 类是一个默认的 XMLParser 扩展类，使用段名把 XML 编码消息中的段元素指定为消息对象中的段对象，但通用性不强。

5.5 NHapi.Base.Validation 命名空间

在 NHapi.Base.Validation 命名空间中，ParserBase 类组合了验证器对象_messageValidate，构造消息的 Encode 方法和解析消息的 Parse 方法对消息编码字符串及消息对象均进行了验证。

5.5.1 验证器接口

验证规则接口包括 IRule 及其派生的编码规则接口 IEncodingRule、消息规则接口 IMessageRule 和简单数据类型规则接口 IPrimitiveTypeRule。验证环境接口 IValidationContext 定义了获取 IEncodingRule 实例的 getEncodingRules 方法、获取 IMessageRule 实例的 getMessageRules 方法和获取 IPrimitiveTypeRule 实例的 getPrimitiveRules 方法。NHAPI 验证器接口见图 5.9。

实现了 IPrimitiveTypeRule 接口的类包括 SizeRule 类、TrimLeadingWhitespace 类、

RegexPrimitiveRule 类。实现了 IValidationContext 接口的类有 ValidationContextImpl 类。

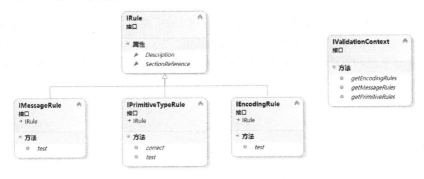

图 5.9　NHAPI 验证器接口

5.5.2　验证器类

MessageValidator 类通过其构造函数传入 IValidationContext 接口验证环境实例 myContext，Validate 方法对传入的 IMessage 消息实例或字符串进行规则验证，见图 5.10。

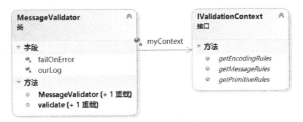

图 5.10　NHAPI 验证器类

5.5.3　NHapi.Base.Validation.impl 子空间

NHapi.Base.Validation.impl 子空间包括验证规则类、验证环境类。

1. 验证规则类

验证规则类包括实现了 IPrimitiveTypeRule 接口的 SizeRule 类、TrimLeadingWhitespace 类、RegexPrimitiveRule 类，可分别对原始类型值进行长度验证与修正、前导空格的验证与消去、正则表达式定义的验证与修正，见图 5.11。

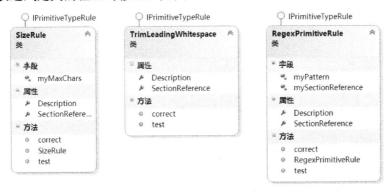

图 5.11　NHAPI 验证规则类

2. 验证环境类

验证环境类见图 5.12，包括 ValidationContextImpl 类及其派生类 DefaultValidation，以及 DefaultValidation 类的派生类 StrictValidation。ValidationContextImpl 类组合了许多 RuleBinding 对象，保存了 IRule 验证规则与版本、类的绑定关系，并实现了 IValidationContext 接口，提供对验证规则的获取方法。

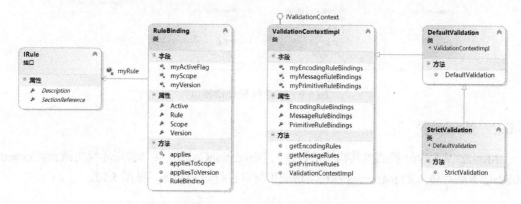

图 5.12　NHAPI 验证环境类

但 ValidationContextImpl 类并没有添加验证规则的绑定关系或提供添加方法，因此验证规则的绑定关系是通过其派生类 DefaultValidation 的构造函数添加的，如对 FT、ST、TX 的前导空格验证和对 FT、ID、IS 的长度验证规则。更严格的正则表达式验证规则是通过 DefaultValidation 类的派生类 StrictValidation 的构造函数添加的，包括对 SI、NM、DT、TM、TS 的正则表达式规则的验证。

```
public class DefaultValidation : ValidationContextImpl{
    public DefaultValidation(){
        IRule trim = new TrimLeadingWhitespace();
        PrimitiveRuleBindings.Add(new RuleBinding("*", "FT", trim));
        PrimitiveRuleBindings.Add(new RuleBinding("*", "ST", trim));
        PrimitiveRuleBindings.Add(new RuleBinding("*", "TX", trim));
        IRule size200 = new SizeRule(200);
        IRule size65536 = new SizeRule(65536);
        PrimitiveRuleBindings.Add(new RuleBinding("*", "FT", size65536));
        PrimitiveRuleBindings.Add(new RuleBinding("*", "ID", size200));
        PrimitiveRuleBindings.Add(new RuleBinding("*", "IS", size200));
    }
}

public class StrictValidation : DefaultValidation{
    public StrictValidation(){
        IRule nonNegativeInteger = new RegexPrimitiveRule(@"^\d*$", "SI Fields should contain non-negative integers");
        PrimitiveRuleBindings.Add(new RuleBinding("*", "SI", nonNegativeInteger));
        IRule number = new RegexPrimitiveRule(@"^(\+|\-)?\d*\.?\d*$", "NM Fields should only contain numbers / decimals");
        PrimitiveRuleBindings.Add(new RuleBinding("*", "NM", number));
        ...
```

```
        }
}
```

5.6 NHapi.Model.V2X 命名空间

HL7 每个版本对数据类型、段、组、消息均可以有不同的定义，NHAPI 通过不同的程序集来提供，包括 NHapi.Model.V21、NHapi.Model.V22、NHapi.Model.V23、NHapi.Model.V231、NHapi.Model.V24、NHapi.Model.V25、NHapi.Model.V251。每个程序集再分为 DataType、Segment、Group 和 Message 命名空间，在这些命名空间下定义各种数据类型类、段类、组类和消息类。

5.6.1 NHapi.Model.V2X.Datatype

HL7 数据类型分为简单数据类型和复合数据类型两种，每种数据类型都有一个类。

1. 简单数据类型类

该类从 AbstractPrimitive 抽象基类派生，在构造函数中为基类传递参数，比较简单。例如，HL7 V2.5 的 ST 数据类型类定义如下。

```
public class ST: AbstractPrimitive{
    virtual public System.String Version{
        get{ return "2.5"; }
    }
    public ST(IMessage theMessage):base(theMessage) {}
    public ST(IMessage message, string description) : base(message,description) {}
}
```

2. 复合数据类型类

该类从 AbstractType 抽象基类派生，并实现了 IComposite 接口，组合了 IType 类型对象数组 data，在构造函数中创建组件或子组件类加入 data。

以 HL7 V2.5 的 HD 数据类型类为例，其由 3 个组件构成，格式为<namespace ID (IS)> ^ <universal ID (ST)> ^ <universal ID type (ID)>，HD 类相应地提供了 3 个按名访问只读属性。

```
public class HD : AbstractType, IComposite{
    private IType[] data;
    public HD(IMessage message) : this(message, null){}
    public HD(IMessage message, string description) : base(message, description){
        data = new IType[3];                                //组合 3 个 IType 接口对象
        data[0] = new IS(message, 300,"Namespace ID");      //对象 1：IS
        data[1] = new ST(message,"Universal ID");           //对象 2：ST
        data[2] = new ID(message, 301,"Universal ID Type"); //对象 3：ID
    }
    public IType[] Components{
        get{    return this.data; }
    }
    public IType this[int index] {                          //IComposite 接口索引成员, 对象数组下标访问入口
        get{ try { return this.data[index]; }
```

```
            catch (System.ArgumentOutOfRangeException) {
                throw new DataTypeException("Element " + index + " doesn't exist… ");
            }
        }
    }

    public IS NamespaceID {                    //按名访问只读属性 NamespaceID，绑定对象 1
        get{ IS ret = null;
            try { ret = (IS)this[0]; } catch (DataTypeException e) {
                throw new System.Exception("An unexpected error ocurred",e);
            }
            return ret;
        }
    }
    public ST UniversalID {…}                  //按名访问只读属性 UniversalID，绑定对象 2（略）
    public ID UniversalIDType {…}              //按名访问只读属性 UniversalIDType，绑定对象 3（略）
}
```

对象数组成员访问方式有以下三种。

（1）通过 Components 属性做只读访问：复合数据类型对象.Components[i]。

（2）通过 IComposite 定义的索引成员以下标只读方式访问：复合数据类型对象[i]。

（3）通过组件名按名只读访问：复合数据类型对象.组件名。

例如，对 HD 对象实例 hd 的 universalID 组件的访问方式为 hd.Component[1]、hd[1]或 hd.UniversalID。

三种访问方式中前两种是基础，都是通过下标来访问的，需要上层应用开发者对数据类型类的组件或子组件结构有相当程度的理解。而按名访问方法能够在编程过程中即时提示，方便在应用程序中引用。

5.6.2 NHapi.Model.V2X.Segment

该类从 AbstractSegment 抽象基类派生，在构造函数中为基类传递参数，同时通过基类定义的 add 方法把字段（包括长度、数据类型、可选性、重复性、表格号、条目号、字段名）加入段结构。对于段中的不可重复组件，该类定义了按名访问只读属性；对于可重复组件，由于重复数是可变的，该类定义了×××RepetitionsUsed 属性用于获取组件对象重复数，并定义了无参数的 Get×××方法用于获取重复组件对象数组，或者带下标参数的 Get×××方法用于访问指定下标的重复组件对象。

HL7 V2.5 的 MSA 段定义见表 5.4，其中 MSA-5 已停用，改为使用 ERR 段，所以长度为 0。

表 5.4 MSA 段定义

序号 SEQ	长度 LEN	数据类型 DT	可选性 OPT	重复性 RP/#	表格号 TBL#	条目号 ITEM #	字段名 ELEMENT NAME
1	2	ID	R		0008	00018	Acknowledgment Code
2	20	ST	R			00010	Message Control ID
3	80	ST	B			00020	Text Message

续表

序号 SEQ	长度 LEN	数据类型 DT	可选性 OPT	重复性 RP/#	表格号 TBL#	条目号 ITEM #	字段名 ELEMENT NAME
4	15	NM	O			00021	Expected Sequence Number
5	0	ID	W			00022	Delayed Acknowledgment Type
6	250	CE	B		0357	00023	Error Condition

对应的 MSA 类定义如下：

```
public class MSA : AbstractSegment    {
    public MSA(IGroup parent, IModelClassFactory factory) : base(parent,factory) {
        IMessage message = Message;
        try {                            //将各字段的类名等信息加入段结构
            this.add(typeof(ID), true, 1, 2, new System.Object[]{message, 8}, "Acknowledgment Code");
            this.add(typeof(ST), true, 1, 20, new System.Object[]{message}, "Message Control ID");
            this.add(typeof(ST), false, 1, 80, new System.Object[]{message}, "Text Message");
            this.add(typeof(NM), false, 1, 15, new System.Object[]{message}, "Expected Sequence Number");
            this.add(typeof(ID), false, 1, 0, new System.Object[]{message, 0}, "Delayed Acknowledgment Type");
            this.add(typeof(CE), false, 1, 250, new System.Object[]{message}, "Error Condition");
        } catch (HL7Exception he) {…}
    }
    public ID AcknowledgmentCode{              //字段对象 1 按名访问只读属性
        get{   ID ret = null;
            try{  IType t = this.GetField(1, 0);   ret = (ID)t; }
            catch (HL7Exception he) {…}
            catch (System.Exception ex) {…}
            return ret;
        }
    }
    public ST MessageControlID              //字段对象 2 按名访问只读属性
    {
        get{   ST ret = null;
            try{ IType t = this.GetField(2, 0); ret = (ST)t; }
            catch (HL7Exception he) {…}
            catch (System.Exception ex) {…}
            return ret;
        }
    }
    public ST TextMessage{…}              //字段对象 3 按名访问只读属性（略）
    public NM ExpectedSequenceNumber{…}    //字段对象 4 按名访问只读属性（略）
    public ID DelayedAcknowledgmentType{…} //字段对象 5 按名访问只读属性（略）
    public CE ErrorCondition{…}            //字段对象 6 按名访问只读属性（略）
}
```

5.6.3 NHapi.Model.V2X.Group

该类从 AbstractGroup 抽象基类派生，在构造函数中为基类传递参数，同时通过基类定义的 add 方法把段（包括段类型名、是否必需、是否重复）加入组中。对于组中的不可重复成员，该类定义了按名访问只读属性；对于可重复成员，由于重复数是可变的，该类定义了×××RepetitionsUsed 属性用于获取成员对象重复数，并定义了带下标参数的 Get××× 方法用于获取指定下标重复成员对象。

HL7 V2.5 的 ADT_A01 消息定义中的 PROCEDURE 组见表 5.5。

表 5.5　ADT_A01 消息定义中的 PROCEDURE 组

段 Segments	描述 Description	章 Chapter
MSH	Message Header	2
...	...	...
[{	--- PROCEDURE begin	
PR1	Procedures	6
[{ ROL }]	Role	15
}]	--- PROCEDURE end	
...	...	...

相应地，NHAPI 中定义的 ADT_A01_PROCEDURE 组类如下：

```
public class ADT_A01_PROCEDURE : AbstractGroup {
    public ADT_A01_PROCEDURE(IGroup parent, IModelClassFactory factory) : base(parent, factory){
        try {
            this.add(typeof(PR1), true, false);              //添加 PR1，必需，不可重复
            this.add(typeof(ROL), false, true);              //添加 ROL，可选，可重复
        } catch(HL7Exception e) {…}
    }
    public PR1 PR1 {                                         //PR1 按名访问属性
        get{ PR1 ret = null;
            try { ret = (PR1)this.GetStructure("PR1");
            } catch(HL7Exception e) {…}
            return ret;
        }
    }
    public ROL GetROL() {                                    //首个 ROL 按名访问方法
        ROL ret = null;
        try { ret = (ROL)this.GetStructure("ROL");
        } catch(HL7Exception e) {… }
        return ret;
    }
    public ROL GetROL(int rep) {                             //指定 ROL 按名访问方法
        return (ROL)this.GetStructure("ROL", rep);
    }
    public int ROLRepetitionsUsed {                          //ROL 可重复成员数属性
        get{ int reps = -1;
            try { reps = this.GetAll("ROL").Length;
            } catch (HL7Exception e) {…}
            return reps;
        }
```

```
        }
    }
```

不可重复成员是用成员名按名访问的，可重复成员可通过 Get×××方法访问。

(1) 不可重复成员：组对象.组成员名。

(2) 可重复成员：首先获取重复数，然后依次遍历，组对象.Get×××(i)。

例如，对 ADT_A01_PROCEDURE 对象实例 aap 中不可重复成员 PR1 和可重复成员 ROL 访问，代码如下：

```
PR1 pr1 = aap.PR1;
ROL rol;
for(int i = 0; I < aap. ROLRepetitionsUsed; i++){
    rol = aap.GetROL(i);
    …
}
```

5.6.4　NHapi.Model.V2X.Message

该类从 AbstractMessage 抽象基类派生，在构造函数中为基类传递参数，同时通过基类定义的 add 方法把段或组（包括段或组类型名、是否必需、是否重复）加入消息。与组类似，对于消息中的不可重复成员，该类定义了按名访问只读属性；对于可重复成员，由于重复数是可变的，该类定义了×××RepetitionsUsed 属性用于获取成员对象重复数，定义了带下标参数的 Get×××方法用于获取指定下标的重复成员对象。

HL7 V2.5 的 ACK 消息定义见表 5.6。

表 5.6　ACK 消息定义

段 Segments	描述 Description	章 Chapter
MSH	Message Header	2
[{ SFT }]	Software Segment	2
MSA	Message Acknowledgment	2
[{ ERR }]	Error	2

NHAPI 中定义的 ACK 消息类如下：

```
public class ACK : AbstractMessage   {
    public ACK(IModelClassFactory factory) : base(factory){
        init(factory);
    }
    public ACK() : base(new DefaultModelClassFactory()) {
        init(new DefaultModelClassFactory());
    }
    private void init(IModelClassFactory factory) {       //消息结构初始化
        try { this.add(typeof(MSH), true, false);         //添加 MSH，必需，不可重复
            this.add(typeof(SFT), false, true);           //添加 SFT，可选，可重复
            this.add(typeof(MSA), true, false);           //添加 MSA，必需，不可重复
            this.add(typeof(ERR), false, true);           //添加 ERR，可选，可重复
        } catch(HL7Exception e) {…}
    }
```

```csharp
        public override string Version{ get{ return Constants.VERSION; }}
        public MSH MSH {                        //不可重复成员 MSH 按名只读访问属性
            get{ MSH ret = null;
                try { ret = (MSH)this.GetStructure("MSH"); }
                catch(HL7Exception e) {throw new System.Exception("An unexpected error ocurred",e); }
                return ret;
            }
        }
        public SFT GetSFT() {…}                 //可重复成员 SFT 首个重复对象按名访问方法
        public SFT GetSFT(int rep) {            //可重复成员 SFT 指定重复对象按名访问方法
            return (SFT)this.GetStructure("SFT", rep);
        }
        public int SFTRepetitionsUsed {         //可重复成员 SFT 重复数只读属性
            get{ int reps = -1;
                try { reps = this.GetAll("SFT").Length; }
                catch (HL7Exception e) {  throw new System.Exception(e.message); }
                return reps;
            }
        }
        public MSA MSA {…}                      //不可重复成员 MSA 按名访问方法（略）
        public ERR GetERR() {…}                 //可重复成员 ERR 按名访问方法（略）
        public ERR GetERR(int rep) {
            return (ERR)this.GetStructure("ERR", rep);
        }
        public int ERRRepetitionsUsed {…}
}
```

不可重复成员是用段或组名按名访问的，可重复成员通过 Get×××方法访问。

（1）不可重复成员：消息对象.段/组名。

（2）可重复成员：首先获取重复数，然后依次遍历，消息对象.Get×××(i)。

例如，对 ACK 消息对象实例 ack 中不可重复段 MSA 和可重复段 ERR 的访问代码如下：

```csharp
MSA msa = ack.MSA;
ERR err;
for(int i = 0; i < ack.ERRRepetitionsUsed; i++){
    err = ack.GetERR(i);
    …
}
```

5.7 NHAPI 的应用

5.7.1 构造消息

1. 构造消息步骤

（1）引用类库：NHapi.Base.dll、Nhapi.Model.V2X.dll。

（2）使用命名空间：using NHapi.Base.Parser; using NHapi.Base; using NHapi.Model.V2X; using NHapi.Model.V2X.Message; using NHapi.Model.V2X.Segment;等。

（3）实例化 PipeParser 类：PipeParser parser = new PipeParser();。
（4）实例化消息：Message.消息类型（msg = new Message.消息类型();）。
（5）填写消息各段、字段的值：msg.MSH.EncodingCharacters.Value = @"^~\&";等。
（6）编码消息：String strMsg = parser.encode(msg);。

2．构造消息例子

```
using NHapi.Base.Parser;
using NHapi.Base;
using NHapi.Model.V231.Message;
using NHapi.Model.V231.Datatype;
static String EncodeTest(){
    PipeParser parser = new PipeParser();
    QRY_R02 qry = new QRY_R02();
    qry.MSH.MessageType.MessageType.Value = "QRY";
    qry.MSH.MessageType.TriggerEvent.Value = "R02";
    qry.MSH.MessageType.MessageStructure.Value = "QRY_R02";
    qry.MSH.FieldSeparator.Value = "|";
    qry.MSH.SendingApplication.NamespaceID.Value = "CohieCentral";
    qry.MSH.SendingFacility.NamespaceID.Value = "COHIE";
    qry.MSH.ReceivingApplication.NamespaceID.Value = "Clinical";
    qry.MSH.ReceivingFacility.NamespaceID.Value = "IHE";
    qry.MSH.EncodingCharacters.Value = @"^~\&";
    qry.MSH.VersionID.VersionID.Value = "2.3.1";
    qry.MSH.DateTimeOfMessage.TimeOfAnEvent.SetLongDate(DateTime.Now);
    qry.MSH.MessageControlID.Value = "000123";
    qry.MSH.ProcessingID.ProcessingID.Value = "P";
    XCN st = qry.QRD.GetWhoSubjectFilter(0);
    st.AssigningAuthority.UniversalID.Value = "";
    st.IDNumber.Value = "123456";
    qry.QRD.QueryDateTime.TimeOfAnEvent.SetLongDate(DateTime.Now);
    qry.QRD.QueryFormatCode.Value = "R";
    qry.QRD.QueryPriority.Value = "I";
    CE what = qry.QRD.GetWhatSubjectFilter(0);
    what.Identifier.Value = "RES";
    return(parser.Encode(qry));
}
```

返回的编码后的消息字符串内容如下：
MSH|^~\&|CohieCentral|COHIE|Clinical|IHE|202204241526||QRY^R02^QRY_R02|000123|P|2.3.1
QRD|202204241526|R|I|||||123456|RES

5.7.2 解析消息

1．解析消息步骤

（1）引用类库：NHapi.Base.dll、NHapi.Model.V2X.dll。
（2）使用命名空间 using NHapi.Base; using NHapi.Model.V2X; using NHapi.Model.V2X.Message; using NHapi.Model.V2X.Segment;等。

（3）实例化 PipeParser 类：PipeParser parser = new PipeParser();。
（4）解析消息：IMessage m = parser.parse(strMsg)。
（5）强制转换消息：消息类型 msg = m as 消息类型。
（6）获得消息各字段的值：String msgID = msg.MSH.MessageControlID.Value;等。

2. 解析消息例子

```
using NHapi.Base.Model;
using NHapi.Base.Parser;
using NHapi.Base;
using NHapi.Model.V25;
using NHapi.Model.V25.Message;
using NHapi.Model.V25.Segment;

static void DecodeTest()
{
    string message ="MSH|^~\\&|ADT1|MCM|LABADT|MCM|202108181126|SECURITY|ADT^A01|MSG00001|P|2.5\rEVN|A01|202108181123||\rPID|1||PATID1234^5^M11^ADT1^MR^MCM~123456789^^^USSSA^SS||JONES^WILLIAM^A^III||19610615|M||C|1200 N ELM STREET^^GREENSBORO^NC^27401-1020|GL|(919)379-1212|(919)271-3434||S||PATID 12345001^2^M10^ADT1^AN^A|123456789|987654^NC|\rNK1|1|JONES^BARBARA^K|WI^WIFE||||NK^NEXT OF KIN\rPV1|1|I|2000^2012^01||||004777^LEBAUER^SIDNEY^J.|||SUR||||ADM|A0|\r";
    PipeParser parser = new PipeParser();
    IMessage m = parser.Parse(message);
    ADT_A01 adtA01 = m as ADT_A01;
    XPN[] pn = adtA01.PID.GetPatientName();    //获取重复字段 PatientName 数组
    for (int i = 0; i < pn.Length;i++)
        Console.WriteLine("Name:" + pn[i].GivenName.Value + "^" + pn[i].FamilyName.Surname.Value);
    for (int j = 0; j < adtA01.PID.PatientIdentifierListRepetitionsUsed; j++)
    {
        CX pid = adtA01.PID.GetPatientIdentifierList(j); //获取重复字段 PatientIdentifierList 重复值 j
        Console.WriteLine("ID:" + pid.IDNumber.Value + "^" + pid.AssigningAuthority.NamespaceID.Value);
    }
}
```

运行结果如下：
Name:WILLIAM^JONES
ID:PATID1234^ADT1
ID:123456789^USSSA

习题 5

1. NHAPI 主要程序集、命名空间有哪些？
2. NHAPI 数据类型类设计是如何应用组合模式的？
3. 多种版本模型接口类是如何应用工厂模式进行设计的？
4. PipeParser 类的主要成员有哪些？
5. PipeParser 类如何实现消息编码与解析？
6. 用类库解析以下消息，输出各个字段的值：

```
MSH|^~\&|REGADT|MCM|IFENG||199901101501||ADT^A04|00001|P|2.3.1|<cr>
EVN|A04|199901101500|199901101400|01||199901101410<cr>
PID|||191919^^^GENHOS^MR~371-66-9256^^^USSSA^SS|253763|MASSIE^JAMES^A||
19560129|M||||171 ZOBERLEIN^^ISHPEMING^MI^49849^""^||(900)485-5344|(900)
485-5344||S|C|10199925^^^GENHOS^AN|371-66-9256||<cr>
PV1||O|O/R||||0148^ADDISON,JAMES|0148^ADDISON,JAMES|0148^ADDISON,JAMES|AMB
|||||||0148^ADDISON,JAMES|S|1400|A||||||||||||||GENHOS|||||
199501101410|<cr>
```

第6章 医疗健康信息集成规范 IHE

6.1 概述

6.1.1 互操作性

互操作性（Interoperability）是指针对某一项特定的任务，一个应用系统能够从另一个应用系统接收数据并以准确和适当的方式执行这个任务，无须操作员的干预，也称为互用性。应用系统间不仅要能相互传递数据，还要彼此能够理解信息的内容并协同工作。

医疗业务环境是一个典型的多系统共存的环境，不同系统间互操作问题越来越引起关注。遵循共同的标准是实现互操作的重要基础，但是还不足以解决互操作问题。

北美放射学会（RSNA）和美国医疗卫生信息和管理系统协会（HIMSS）在1997年共同发起 IHE 活动，基于现有的 HL7、DICOM 等标准，通过制定技术框架来对流程规范化并对标准的使用进行约束，为医疗影像和信息系统间的互操作提供一个通用的解决方案。IHE 技术框架一经推出即受到成像设备和医疗信息系统厂商的有力支持和广泛应用，经过二十多年的发展，IHE 已经成为解决医疗信息领域多系统互操作问题的事实上的标准。

6.1.2 IHE 领域

由于医疗业务的复杂性，IHE 把医疗业务流程的信息共享与互操作问题划分为不同的领域（Domains）分别提供解决方案，每一个 IHE 领域都有一套技术框架。应用领域不断扩展，从最初的放射学（Radiology）领域发展到 IT 基础架构（IT Infrastructure），病理学和检验学（Pathology and Laboratory Medicine），患者医疗协调（Patient Care Coordination），设备（Devices），心脏病学（Cardiology），眼科学（Eye Care），放射治疗学（Radiation Oncology），药学（Pharmacy），质控、科研和公共卫生（Quality, Research and Public Health），牙科学（Dental），内窥镜（Endoscopy）多个领域。各领域技术框架不断充实完善，集成模式逐年增加。放射学领域技术框架发展最成熟，到目前为止共发布了 25 个集成模式。IHE 领域一览表见表 6.1。

表 6.1 IHE 领域一览表

领域	成立时间	技术框架	集成模式
放射学 Radiology	1998年	21.0版 2023年	预定工作流 SWF、SWF.b、患者信息一致性 PIR、后处理工作流 PWF、报告工作流 RWF、导入工作流 IRWF、核医学图像 NMI、乳腺摄片 MAMMO、证据文档 ED、简单图像和数值报告 SINR、辐射剂量检测 REM、数字乳腺断层合成 DBT、关键图像标注 KIN、图像显示一致性 CPI、成组操作显示 PGP、可携带图像数

续表

领　域	成立时间	技术框架	集成模式
放射学 Radiology	1998 年	21.0 版 2023 年	据 PDI、跨机构图像共享 XDS-I.b、教学文件及临床试验导出 TCE、放射科信息访问 ARI、审计跟踪节点认证 ATNA、收费 CHG、跨域图像访问 XCA-I、图像对象变更管理 IOCM、放射学报告模板管理 MRRT、核医学放射监测 REM-NM
IT 基础架构 IT Infrastructure	2003 年	19.0 版 2022 年	审计跟踪节点认证 ATNA、基本患者隐私许可 BPPC、时间一致性 CT、跨域访问 XCA、跨域患者发现 XCPD、跨机构文档介质交换 XDM、跨机构文档可靠交换 XDR、跨机构文档共享 XDS、扫描文档跨机构共享 XDS-SD、跨机构用户认证 XUA、跨机构工作流 XDW、文档数字签名 DSG、文档元数据订阅 DSUB、企业用户认证 EUA、多患者查询 MPQ、患者登记管理 PAM、患者信息查询 PDQ、患者 ID 交叉索引 PIX、患者信息查询 v3 版 PDQv3、患者 ID 交叉索引 v3 版 PIXv3、患者同步应用 PSA、员工白页 PWP、数据捕获获取表单 RFD、获取信息显示 RID、共享值集合 SVS、患者标识变更管理 XPID
心脏病学 Cardiology	2003 年	5.0 版 2013 年	心导管工作流 CATH、超声心动图工作流 ECHO、获取心电图显示 ECG、证据文档 ED
眼科学 Eye Care	2005 年	4.0 版 2016 年	眼科收费 EC-CHG、眼科证据文档 ECED、眼科可显示报告 ECDR、统一眼科工作流 U-EYECARE
患者医疗协调 Patient Care Coordination	2005 年	11.0 版 2016 年	医疗摘要跨机构共享 XDS-MS、急诊部转诊 EDR、个人健康档案交换 XPHR、免疫接种内容 IC
设备 Devices	2019 年由患者护理设备 PCD（2006 年）扩展而来	9.0 版 2019 年	报警通信管理 ACM、设备数据通信 DEC、植入设备心脏观测 IDCO、输液泵事件通信 IPEC、床旁输液验证 PIV、术语映射 RTM
质控、科研和公共卫生 Quality, Research and Public Health	2007 年	2.0 版 2019 年	临床研究文档 CRD、药物安全内容 DSC、新生儿入院通知 NANI
放射治疗学 Radiation Oncology	2007 年	2.0 版 2020 年	基本放疗对象 BRTO、放疗多模态影像注册 MMRO、治疗计划-计划内容 TPPC
药学 Pharmacy	2009 年	开发中	
牙科学 Dental	2011 年	开发中	
内窥镜 Endoscopy	2011 年	开发中	
病理学和检验学 Pathology and Laboratory Medicine	2016 年由病理学和检验学两个领域合并而来	10.0 版 2019 年	检验分析工作流 LAW、检验测试工作流 LTW、检验设备自动化 LDA、检验床旁测试 LPOCT、检验代码集发布 LCSD、检验条码标贴 LBL、检验报告共享 XDS-LAB

6.1.3　IHE 技术框架

IHE 技术框架（Technical Framework）的开发首先根据现实流程，由医疗和信息专家共同分析找出共性的集成问题，形成应用案例（Use Case），描述工作流程所涉及的角色顺序及角色间的信息传递；然后技术委员会专家选用合适的现有标准来规定角色间的事务，形成集成模式，开发出技术框架。厂商再根据技术框架实现应用系统，通过测试过程验证后，提供给临床用户选用。

1. 角色

IHE 不针对特定的系统，而是将应用系统的部分或全部功能进行抽象，称为角色（Actor）。例如，在放射学领域就有患者登记（Patient Registration，PR）、医嘱下达者（Order Placer，OP）、医嘱执行者（Order Filler，OF）、成像设备（Modality，MOD）、影像管理器（Image Manager，IM）、影像显示器（Image Display，ID）等角色。

2. 事务

为某一特定任务而定义的两个角色之间的交互称为事务（Transaction）。事务明确定义了为完成某特定任务时角色间必须如何协作，并规定了如何采用 HL7、DICOM 等现有标准。例如，放射学领域中定义了患者登记（Patient Registration）、下达者医嘱管理（Placer Order Management）、执行者医嘱管理（Filler Order Management）、操作预定（Procedure Schedule）、成像设备工作列表查询（Modality Worklist Query）、成像设备操作步骤进行中（Modality Procedure Step in Progress）、成像设备操作步骤完成（Modality Procedure Step Completed）、存储确认（Storage Commitment）等事务。

3. 集成模式

集成模式（Integration Profile）是某个流程或某一方面应用问题的互操作解决方案，用一组特定的角色，通过基于标准的事务来达到支持临床业务流程所需要的互操作能力。例如，放射学领域的预定工作流（Scheduled Workflow，SWF）、患者信息一致性（Patient Information Reconciliation，PIR）、图像显示一致性（Consistent Presentation of Images，CPI）、关键图像标记（Key Image Note，KIN）、可携带图像数据（Portable Data for Imaging，PDI）等。

6.2 IHE 互操作性

6.2.1 互操作性问题

IHE 从影像检查的流程电子化起步，涉及医院信息系统 HIS、放射信息系统 RIS 和医学影像存储与传输系统 PACS 之间的互操作。尽管有 HL7、DICOM 等标准的支撑，但是这种涉及多个系统的医疗流程的电子化还是有很多困难的，分析其原因有以下几点。

1. 标准有局限性

尽管已经有了 HL7 和 DICOM 等标准，但是这些标准都只在各自领域的信息共享和流程优化中发挥作用，如 PACS 遵循的标准是 DICOM，HIS 采用的标准是 HL7。

2. 标准是宽松的

因为要考虑通用性，标准往往会比较宽松，不同的系统开发者会对标准有不同的理解和实现，也没有验证测试，因而影响了系统之间的互操作性。

3. 标准之间有缝隙

HL7 标准与 DICOM 标准之间的缝隙没有现成标准可以遵循，使得 HIS、RIS、PACS 之间的互操作困难重重。

在影像检查流程电子化的过程中，对典型影像检查的整个工作流程进行了仔细梳理，包括患者登记、检查医嘱、操作预约、影像获取、影像发送和保存，对标准的采用进行了约束性规定和补充，采取了许多互操作性增强措施，确保患者资料、医嘱、检查等各项工作流程顺畅和资料一致性，形成了 IHE 的第一个解决方案——预定工作流（SWF），并在应用中取得了成功。以此为起点，标准将成功经验从最初的放射学领域逐步扩展到其他领域。SWF 集成模式是最能反映 IHE 解决方案互操作能力的典型例子，体现了 IHE 互操作性的实现机制。

6.2.2 医嘱两级分解模板

患者信息通常来自 HIS，通过检查医嘱（申请单）传递。影像检查在成像设备上完成并在 PACS 中存储。检查医嘱中的患者信息如何正确地与 PACS 中的影像匹配是 HIS、RIS、PACS 互操作的关键问题之一。这些内容 HL7 中没有涉及，DICOM 标准中的现实模型（参见 DICOM PS3.3）也没有很清晰地描述。IHE 从互操作角度出发，对 DICOM 的模型进行了适当简化，并在患者和影像请求实体中间加入了医嘱（Order）实体，给出了 IHE SWF 信息模型。

在 IHE SWF 信息模型中，检查医嘱（Order，通常来自 HIS）送达医嘱执行者（OF，通常是 RIS）后，对于如何将医嘱细化分解并执行，IHE 给出了一个通用的医嘱两级分解模板，见图 6.1。

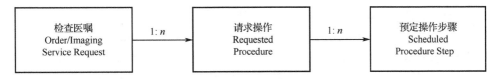

图 6.1 IHE 医嘱两级分解模板

对于每条检查医嘱，OF 事先定义一份操作计划（Procedure Plan），把这条医嘱分解为 1~n 条请求操作（Requested Procedure，RP），每条请求操作又进一步分解为 1~n 个预定操作步骤（Scheduled Procedure Step，SPS），定义如下。

（1）检查医嘱：影像检查的一次请求，用 Accession Number 唯一标识。

（2）请求操作：产生一份报告的有关联代码和可收费的工作单位。用 RP ID 相互区分。

（3）预定操作步骤：工作流程中可预约安排的最小工作单位，通常可对应单一的成像设备操作，由 SPS ID 表示。

对医嘱的两级分解过程所产生的 Accession Number、RP ID、SPS ID 等标识信息连同患者编号、患者姓名等信息一同放入成像设备工作列表中。

各个医院的影像科室可以根据自身实际，按照这个两级分解模板定义自己的操作计划，使得同一个医嘱可以得到不同的分解。图 6.2 是肺栓塞排除（R/O Pulmonary Embolism）医嘱的两种不同分解计划示例：分解计划（a）中 X 线片和 NM 由两个放射科医生分别诊断，产生两份报告；分解计划（b）中同一个医生对 X 线片和 NM 检查综合分析，产生一份报告，这对医生的能力有更高的要求。

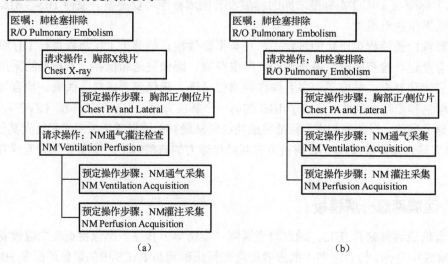

图 6.2　医嘱分解计划示例

6.2.3　HL7 标准的使用和互操作性增强

HL7 消息众多，IHE 主要引用其患者管理（ADT）、通用医嘱（ORM）、主动观察报告（ORU）等消息进行患者、检查医嘱和结果信息的传递。IHE 引用 ADT 消息来传递患者入/出/转院状态的改变及患者信息的更新，采用 ORM 消息及其应答消息 ORR 来进行检查医嘱下达、预约操作和更新等相关信息的传递。IHE 还使用 ORU 消息将审核完成的结构化诊断检查报告通过 ASCII 文本方式传递到报告库供临床查阅。

HL7 版本众多，对消息的使用比较灵活，对同一个事件不同系统可能采用不同的标准版本、不同的消息，影响系统间的互操作性。IHE SWF 明确采用 2.3.1 版，并对 HL7 消息的使用做了一些增强，以提高系统间的互操作性。例如，对 HL7 中字段的可选择性进行调整、明确部分字段的用途及定义 ZDS 段的使用等。

HL7 消息控制信息在 MSH 段中，IHE 对 MSH 段做了进一步规范，除了 HL7 标准要求的 1、2、7、9、10、11、12 必备字段，又增加了 3、4、5、6 必备字段。

6.2.4　DICOM 标准的使用和互操作性增强

1. 强调成像设备工作列表的应用

成像设备工作列表（MWL）是 DICOM 标准中定义的流程管理服务类之一，提供患者信息、请求操作信息、预定操作信息从 OF 到成像设备的传递服务，基本免除了技术人员对相关信息的手工输入。对 MWL 的应用一方面缩短了检查时间，提高了成像设备的操作效率，另一方面避免了二次输入可能导致的信息不一致，降低了出错的可能性。因此，MWL 是 IHE SWF 中的关键部分。

成像设备工作列表中除包含预定操作步骤信息外，还包含患者信息、就诊信息、影像检查申请信息和请求操作信息。成像设备在检查前访问 MWL，得到上述信息，在其后产生的影像 DICOM 信息对象中把相关信息包含进去，再提交给 IM 存档。即通过这个流程直接在影像中无差错地保存患者、检查、序列和图像信息，有效地解决匹配出错的问题，通过 Accession Number 和 RP ID 来为临床医生在多个不同厂商系统间提供一致和准确的访问。

2. 强化操作过程的跟踪反馈

使用成像设备执行操作步骤（Modality Performed Procedure Steps，MPPS）时，成像设备在每个预定操作步骤开始执行时，发送成像设备操作开始通知消息（MPPS N-CREATE）；在每个预定操作步骤结束时，发送成像设备操作完成通知消息（MPPS N-SET）。这些通知消息发送给 PPS 管理者角色（PPS Manager，PPSM），并进一步转发给 OF 和 IM。利用这些信息，系统得以跟踪预定操作步骤的完成情况、患者到达和离开的时间、成像设备检查和空闲时间等信息，以进一步优化工作流程，提高成像设备的使用效率及影像科室的管理水平。

由于 OF 和 IM 都要用到 MPPS 通知消息，IHE 要求 OF 和 IM 都要实现 PPSM 的功能，即有能力把接收到的 MPPS 通知消息转发给另一方。

3. 注重存储确认

当成像设备、图像工作站等使用 IM 的图像存储服务（C-Store）上传图像、显示状态、关键图像和证据文档时，IHE 要求成像设备、图像工作站必须使用存储确认推送模式 SOP 类（Storage Commitment Push Model SOP Class）向 IM 发送存储确认消息 N-ACTION，请求将存储的责任移交给 IM。在收到 IM 的存储确认消息 N-EVENT-REPORT 后，成像设备、图像工作站才可以自行处理内部的源数据。这样能避免因某些网络或系统的原因，数据未成功存储到 IM，而源数据已经被删除，导致的图像等数据丢失。

4. 对 DICOM 标准进行增强

DICOM 标准把服务类或信息对象的属性分为不同的类型。Type 1 为必需属性，Type 1C 为满足一定条件时的必需属性，Type 2 为必需但可以是空值的属性，Type 2C 为满足一定条件必需但可以是空值的属性，Type 3 为可选的属性（参见 DICOM PS3.5）。

IHE 特别强调 Type 2 属性（如患者姓名、患者标识）的使用，如果源系统没有这些属性的合法值，则不得使用缺省值，而必须为空值（长度为零）。

对于 DICOM 图像存储事务中属性的使用，不管是服务提供方还是服务使用方，IHE 定义了一些附加要求。即把 DICOM 中一些 Type 2 或 Type 3 的属性提高为 Type 1，作为必需属性存在于成像设备创建的图像中。

在 DICOM 查询中有关匹配（Matching）和返回（Return）关键字属性的使用上，IHE 也进行了改进，如 Scheduled Station AE Title(*0040,0001*)、Scheduled Procedure Step Start Date(*0040,0002*)、Modality(*0008,0060*)都被增加为必需属性。

6.2.5 IHE 互操作性验证测试

HL7 和 DICOM 没有规定验证测试，标准的采用相对松散。IHE 则要求所有的技术实现必须通过 IHE Connectathon 测试进行验证，确认其符合 IHE 技术框架。IHE 会在网站上公布测试结果,厂商根据测试结果撰写产品的集成声明(Integration Statement),描述产品具备哪些集成模式、哪些角色的能力,供临床用户选用时参考。因此,IHE 的验证测试强化了技术框架的实施,是确保医疗信息产品互操作能力的重要一环。

6.3 预定工作流(SWF)集成模式

6.3.1 概述

影像检查从患者挂号登记开始,临床医生根据病情开具影像检查申请单医嘱,患者凭检查申请单到放射科预约检查,并按照预约到设备机房做影像检查,此时患者和预约相关信息传递到影像设备,检查所得影像以数字化方式保存到影像库(早期打印成胶片),放射科医生调取数字影像(或胶片)读片并书写检查报告,返回给临床医生进行后续的诊断和治疗,见图 6.3。

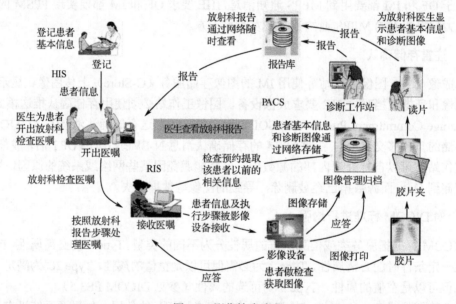

图 6.3 影像检查流程

该影像检查流程的电子化涉及医院信息系统 HIS(登记、开具医嘱)、放射信息系统 RIS(接收医嘱并安排预约、诊断报告)和医学影像存储传输系统 PACS(影像获取、影像归档、阅片等)等多个系统,是一个典型的多系统信息集成互操作应用场景。其中,HIS 和 RIS 之间主要采用的是 HL7 标准,而 RIS 与影像设备及 PACS 之间遵循的是 DICOM 标准。如何解决影像检查工作流程的多个系统交互问题是医疗信息化发展到一定阶段所要解决的重要问题。

预定工作流集成模式是 IHE 的第一个集成解决方案,通过规范 HL7 和 DICOM 标准的使用,对影像检查流程的各个环节进行细致的分析,采取针对性的措施,很好地解决了这个复杂的多系统集成问题,实现了影像检查全流程的电子化,取得了巨大的成功,也为此后 IHE 的快速发展奠定了基础。

6.3.2 SWF 集成模式

对影像检查全流程的各个环节进行抽象，得到入/出/转患者登记（ADT-PR）、医嘱下达者（OP）、医嘱执行者（DSS/OF）、执行操作步骤管理器（PPSM）、成像设备（MOD）、证据创建者（EC）、影像管理器（IM）、影像档案库（IA）、影像显示器（ID）共 9 个角色（见图 6.4，图中事务的释义见表 6.2）。这些角色是现实 HIS/RIS/PACS 系统部分功能的抽象。

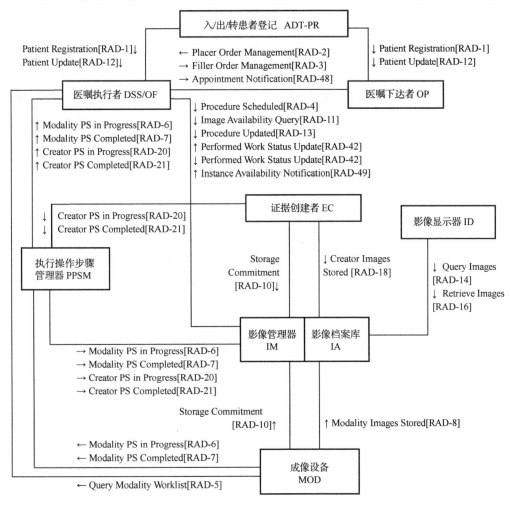

图 6.4　预定工作流角色事务图

SWF 集成模式是以 HL7 V2.3.1 版本为基础定义的，得到了广泛的应用。后来随着 HL7 新版标准的发布，2020 年又增加了 SWF.b 集成模式，采用了 HL7 V2.5.1 版，但是所定义的角色和事务基本相同，只是在具体消息格式上有所差异。

6.3.3 SWF 角色

1. 入/出/转患者登记（ADT Patient Registration，ADT-PR）

该角色负责患者人口统计学信息或账户信息的添加或更新，特别是登记开了医嘱的新患者。实现该角色的系统包括挂号子系统、住院信息管理子系统等。

2. 医嘱下达者（Order Placer，OP）

该角色是为各个科室创建医嘱并把这些医嘱分发到正确科室的全院系统。实现该角色的系统包括门诊医生工作站、住院医生工作站等。

3. 医嘱执行者（Department System Scheduler/Order Filler，DSS/OF）

该角色基于科室信息系统（如放射科、检验科），提供从外部系统接收医嘱或通过科室系统用户界面输入医嘱的相关功能。实现该角色的系统包括放射科信息系统（RIS）。

4. 成像设备（Modality，MOD）

该角色是从患者身体采集或创建医学影像的系统，如计算机断层扫描 CT 或核医学相机等影像设备。成像设备也可创建其他证据对象（如软拷贝显示状态），用于影像或待测量的证据文档的一致性显示。

5. 证据创建者（Evidence Creator，EC）

该角色能够创建附加的证据对象，如影像、显示状态、关键图像标注和证据文档，并传送给影像档案库，也可为之前传送的数据向影像管理器请求存储确认，对应于胶片数字化扫描仪、诊断工作站、后处理工作站等产生二次影像或显示状态的系统。

6. 影像档案库（Image Archive，IA）

该角色是长期保存证据对象（如影像、显示状态、关键图像标注、证据文档等）的系统，对应于 PACS 服务器的存储功能。

7. 影像管理器（Image Manager，IM）

该角色是提供证据对象安全存储与管理相关功能的系统，为 DSS/OF 提供这些对象的可用性信息，常与 IA 一起构成 PACS 服务器。

8. 影像显示器（Image Display，ID）

该角色可通过网络查询、获取或读取交换介质来访问影像证据对象（如影像、显示状态、关键图像标注、证据文档等），并允许用户查看这些对象系统的部分功能。实现该角色的系统包括 PACS 工作站、影像浏览器等。

9. 执行操作步骤管理器（Performed Procedure Step Manager，PPSM）

该角色是接收成像设备或证据创建者设备执行操作步骤（MPPS）信息并分发给医嘱执行者、影像管理器和报告管理器（RM）的系统。它可能不是从现实系统功能中抽象出来的，因此找不到实际对应的系统，IHE 在测试时要求所有 OF 或 IM 都必须实现 PPSM 角色。

6.3.4 SWF 事务

预定工作流涵盖从挂号、入院到检查医嘱的执行全过程，具体实现过程所定义的事务见表 6.2。

表6.2 SWF 事务一览表

事务	名称	可选性	发起方	接收方	消息类型
RAD-1	Patient Registration 患者登记	R	ADT-PR	OP/OF	HL7 ADT*
RAD-2	Placer Order Management 下达者医嘱管理	R	OP	OF	HL7 ORM^O01
RAD-3	Filler Order Management 执行者医嘱管理	R	OF	OP	HL7 ORM^O01
RAD-4	Procedure Scheduled 操作预约	R	OF	IM	HL7 ORM^O01
RAD-5	Query Modality Worklist 查询成像设备工作列表	R	MOD	OF	DICOM C-FIND-RQ/RSP
RAD-6	Modality Procedure Step in Progress 成像设备操作步骤进行中	R	MOD	PPSM	DICOM N-CREATE-RQ/RSP
		R	PPSM	OF/IM	
RAD-7	Modality Procedure Step Completed 成像设备操作步骤完成	R	MOD	PPSM	DICOM N-SET-RQ/RSP
		R	PPSM	OF/IM	
RAD-8	Modality Images Stored 成像设备图像存储	R	MOD	IM/IA	DICOM C-STORE-RQ/RSP
RAD-10	Storage Commitment 存储确认	R	MOD	IM/IA	DICOM N-ACTION-RQ/RSP N-EVENT-REPORT-RQ/RSP
		R	EC		
RAD-11	Image Availability Query 图像可用性查询	O/R	OF	IM	
RAD-12	Patient Update 患者信息更新	R	ADT-PR	OP/OF	
RAD-13	Procedure Update 操作更新	R	OF	IM	
RAD-14	Query Images 查询图像	R	ID	IM/IA	DICOM C-FIND-RQ/RSP
RAD-16	Retrieve Images 获取图像	R	ID	IM/IA	DICOM C-MOVE-RQ/RSP
RAD-18	Creator Images Stored 创建者图像存储	R	EC	IM/IA	DICOM C-STORE-RQ/RSP
RAD-20	Creator Procedure Step in Progress 创建者操作步骤进行中	O/R	EC	PPSM	DICOM N-CREATE-RQ/RSP
		R	PPSM	OF/IM	
RAD-21	Creator Procedure Step Completed 创建者操作步骤完成	O/R	EC	PPSM	DICOM N-SET-RQ/RSP
		R	PPSM	OF/IM	
RAD-42	Performed Work Status Update 任务执行状态更新	O	OF	IM	
		O	IM	OF	
RAD-48	Appointment Notification 预约通知	O	OF	OP	
RAD-49	Instance Availability Notification 影像可用性通知	O	IM	OF	

1. 患者登记 RAD-1

患者登记（Patient Registration）事务涉及在就诊时采集的患者信息（包括人口统计学信息）。如果患者在到达医院前先预约了就诊，那么该事务也可以发生。该事务既可用于住院患者，也可用于门诊患者。该事务由 ADT-PR 角色发送给医嘱下达者（OP）和医嘱执行者（OF），以便 OP/OF 在后续的医嘱事务中使用。

该事务序列图见图 6.5。触发事件包括：A01，医疗机构接收住院患者（入院）；A04，门诊患者到医疗机构就诊登记；A05，住院患者的预入院（即先于实际入院的患者信息登记）；A11，由于信息有误或患者决定不来就诊，取消了患者的医疗机构入院或门诊的就诊挂号；A38，由于信息有误或患者决定不来就诊，取消了一位住院患者的预入院。

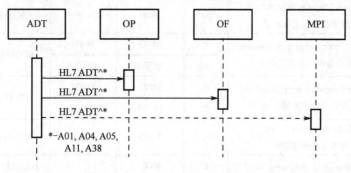

图 6.5 患者登记事务序列图

该事务采用 HL7 V2.3.1 版 ADT 消息。入院患者、门诊患者分别用 ADT_A01 消息、ADT_A04 消息传递 OP 和 OF 所需要的患者信息，对这两个消息的取消必须用 ADT_A11 消息。预入院患者需要使用 ADT_A05 消息，取消预入院则需要使用 ADT_A38 消息。表 6.3 中所列的段均为必需段，如果患者在登记时明确有过敏情况则需要有一到多个 AL1 段，否则可以没有。如果患者有体重或身高信息，则需要有一到多个 OBX 段，否则可以没有。

表 6.3 患者入院/挂号 ADT 消息结构

ADT	患者管理消息	HL7 V2.3.1 章	IHE 章节
MSH	消息头	2	4.1.4.1.2.1.1
EVN	事件类型	3	4.1.4.1.2.1.2
PID	患者标识	3	4.1.4.1.2.1.3
PV1	患者就诊	3	4.1.4.1.2.1.4
[{OBX}]	观察/结果	7	4.1.4.1.2.1.6
[{AL1}]	过敏信息	3	4.1.4.1.2.1.5

2. 下达者医嘱管理 RAD-2

下达者医嘱管理（Placer Order Management）事务用于医嘱下达者（OP）向医嘱执行者（OF）下达一条新医嘱，也允许 OP 取消医嘱。对于符合 HL7 V2.5.1 的 OP，本事务可用于修改医嘱。但对于符合 HL7 V2.3.1 的 OP，修改医嘱信息需要 OP 取消原来的医嘱然后下达新医嘱。

该事务序列图见图 6.6。触发事件包括：ORM，OP 为 OF 下达一条新医嘱/OP 取消一条医嘱（医嘱控制码=CA）/OP 中断（试图停止）某条正在执行的医嘱（医嘱控制码=DC）（HL7 V2.3.1）；OMG，OP 为 OF 下达一条新医嘱/OP 取消一条医嘱（医嘱控制码=CA）/OP 中断（试图停止）某条正在执行的医嘱（医嘱控制码=DC）（HL7 V2.5.1）。

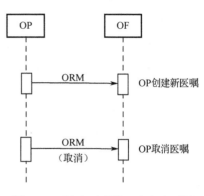

图 6.6　下达者医嘱管理事务序列图

本事务采用 ORM_O01 消息，消息结构见表 6.4，表中列出了必需段，其他段均为可选段。IHE 要求 ORC 段和 OBR 段的字段包含一致的信息，见表 6.5。

表 6.4　新建医嘱 ORM_O01 消息结构

ORM	通用医嘱消息	HL7 V2.3.1 章	IHE 章节
MSH	消息头	2	4.2.4.1.2.1.1
PID	患者标识	3	4.2.4.1.2.1.2
PV1	患者就诊	3	4.2.4.1.2.1.3
ORC	通用医嘱	4	4.2.4.1.2.1.4
OBR	医嘱详情	4	4.2.4.1.2.1.5

表 6.5　IHE 对 ORC 段与 OBR 段的字段的一致性要求

字　段　名	ORC 字段	OBR 字段
下达者医嘱号	ORC-2	OBR-2
执行者医嘱号	ORC-3	OBR-3
定量/定时	ORC-7	OBR-27
父医嘱	ORC-8	OBR-29

3. 执行者医嘱管理 RAD-3

执行者医嘱管理（Filler Order Management）事务把 OF 创建和取消的医嘱、正在执行医嘱的状态通知给 OP。下达者医嘱和执行者医嘱必须维持一对一的关系。

该事务序列图见图 6.7。触发事件：支持 HL7 V2.3.1 必须实现 ORM 医嘱执行者 OF 下达一条新医嘱（医嘱控制码=SN）、ORR 医嘱下达者 OP 应答（医嘱控制码=NA）、ORM 更新一个医嘱状态（医嘱控制码=SC）、ORM OF 取消了之前从 OP 接收的医嘱（医嘱控制码=OC），支持 HL7 V2.5.1 必须实现 OMG 医嘱执行者 OF 下达一条新医嘱（医嘱控制码=SN）或修改医嘱（医嘱控制码=XX）、ORG 医嘱下达者 OP 应答（医嘱控制码=NA）、OMG 更新一个医嘱状态（医嘱控制码=SC)、OMG OF 取消了之前从 OP 接收的医嘱（医嘱控制码=OC)。

本事务采用的消息包括 ORM_O01、ORR（Success）、ORR（Error）三种，分别见表 6.4、表 6.6 和表 6.7。同样地，ORC 段和 OBR 段的部分字段需满足表 6.5 的要求。

表 6.6 ORR（Success）消息主要结构

ORR（Success）	通用医嘱消息	HL7 V2.3.1 章	IHE 章节
MSH	消息头	2	4.3.4.1.2.1.1
MSA	消息应答	2	4.3.4.1.2.1.2
ORC	通用医嘱	4	4.3.4.1.2.1.5
OBR	医嘱详情	4	4.3.4.1.2.1.6

表 6.7 ORR（Error）消息主要结构

ORR（Error）	通用医嘱消息	HL7 V2.3.1 章	IHE 章节
MSH	消息头	2	4.3.4.1.2.1.1
MSA	消息应答	2	4.3.4.1.2.1.2
ERR	错误	2	4.3.4.1.2.1.7

OF 必须为 OP 提供医嘱的状态更新，至少应注意到下列事件。

（1）执行中（in Progress），医嘱对应的第一个执行过程步骤被创建时。

（2）中止（Discontinued），在医嘱状态被设置为"in Progress"后接收到 OP 的取消请求时。

（3）完成（Completed），对应的医嘱完成且审核好的报告可访问时。

OF 必须发送至少一个状态为"CM"的医嘱状态更新消息。医嘱状态更新 ORM 消息主要结构见表 6.8。

表 6.8 医嘱状态更新 ORM 消息主要结构

ORM	通用医嘱消息	HL7 V2.3.1 章	IHE 章节
MSH	消息头	2	4.3.4.2.2.1.1
ORC	通用医嘱	4	4.3.4.2.2.1.2

OF 取消医嘱 ORM 消息主要结构见表 6.9。

表 6.9 OF 取消医嘱 ORM 消息主要结构

ORM	通用医嘱消息	HL7 V2.3.1 章	IHE 章节
MSH	消息头	2	4.3.4.3.2.1.1
PID	患者标识	3	4.3.4.3.2.1.2
PV1	患者就诊	3	4.3.4.3.2.1.3
ORC	通用医嘱	4	4.3.4.3.2.1.4

4. 操作预约 RAD-4

操作预约（Procedure Scheduled）事务规定了从 OF 到 IM 及 RM 的一个消息，用来通知 IM 及 RM 已经预约了一个执行操作。预约并不一定为特定操作分配了精确的时间，而可能是"今天""尽快"等模糊的时间。当操作将要被执行时，OF 必须提供日期和时间，尽管时间的精度允许根据具体实现而有所不同。

该事务序列图见图 6.8。当 OF 决定好完成一条医嘱所需要执行的操作、每个操作需要的步骤，以及时序和所需要的资源时，触发该事务。本事务必须在特定的检查实例 UID 首次从 OF 传送到 IM 或 RM 时使用。如果某个检查实例 UID 之前已经发送过，则必须使用操作更新事务 RAD-13。

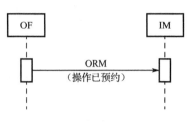

图 6.8 操作预约事务序列图

OF 使用 ORM 消息传输必要的操作和预约信息，并向 IM 和 RM 提供患者人口统计学信息。IM 和 RM 不需要接收所有 ADT 系统发送的患者登记事件，因为大部分患者并不做影像检查。IM 和 RM 通过操作预约 ORM 消息，特别是其中的 PID 和 PV1 段，获得患者人口统计学信息。因此，OF 必须按照患者登记事务中所描述的那样填充这些段，此外还定义了 ZDS 段用来传送附加的标识信息。表 6.10 中列出了所有必需段，不在表中的其他段都是可选的。每条消息都必须由 ORM 消息的接收方用 HL7 ACK 消息来应答发送方。

表 6.10 操作预约 ORM 消息主要结构

ORM	通用医嘱消息	HL7 V2.3.1 章	IHE 章节
MSH	消息头	2	4.4.4.1.2.1.1
PID	患者标识	3	4.4.4.1.2.1.2
PV1	患者就诊	3	4.4.4.1.2.1.3
{ORC	通用医嘱	4	4.4.4.1.2.1.4
OBR}	医嘱详情	4	4.4.4.1.2.1.5
ZDS	附加的标识信息（IHE 定制）		4.4.4.1.2.1

5. 查询成像设备工作列表 RAD-5

查询成像设备工作列表（Query Modality Worklist）事务由 OF 和工作列表客户端（如成像设备、导入设备）使用。本事务由技术员使用成像设备扫描/获取的时候发生。当患者做预约操作时，执行操作的技术员必须检查与该操作相关的关键信息元素，所下达医嘱操作的正确性、转诊医生、放射科医生及其他人可能录入的备注信息。技术员在成像设备上使用 DICOM 成像设备工作列表查询 OF 的已预约操作步骤。列表下载到成像设备，技术员在成像设备控制台验证信息。在成像设备图像存储事务中这些信息将被包含在产生的影像信息中。

查询成像设备工作列表事务序列图见图 6.9。患者到达成像设备（扫描/采集）并进行操作时触发该事务。

成像设备或导入者使用 DICOM 成像设备工作列表 SOP 类的 C-FIND 请求从 OF 查询工作列表。成像设备或导入者担任 SCU（服务请求者）角色，DSS/OF 担任 SCP

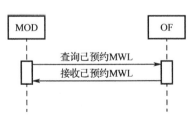

图 6.9 查询成像设备工作列表事务序列图

(服务提供者)角色。

成像设备必须支持表 6.11 中所列的匹配件属性,即能够处理并响应查询成像设备工作列表事务中所需的每一个匹配键和返回键,并且至少支持以下两种键组合中的一组。

(1)基于患者的查询:查询某一位指定患者的相关工作列表。SCU 必须包含 1 个以上的键,支持表 6.11 中所列的匹配键属性的所有 15 种组合。

表 6.11 患者查询 MWL 键

匹配键属性	Tag
患者姓名	(0010,0010)
患者 ID	(0010,0020)
影像检查号	(0008,0050)
请求操作 ID	(0040,1001)

(2)宽泛的查询:查询宽泛的工作列表。SCU 必须包含 1 个以上的键,支持表 6.12 中所列的匹配键属性的所有 7 种组合。

表 6.12 宽泛查询 MWL 键

匹配键属性	Tag
已预约操作开始日期	(0040,0002)
成像设备	(0008,0060)
所预约站点 AE	(0040,0001)

通过 MWL SOP 类查询得到的属性,部分源自 OP 或 ADT,其余由 DSS/OF 内部管理。DSS/OF 决定执行医嘱所需的请求操作(RP),并将请求操作分解为一至多个预定操作步骤(SPS),每个 SPS 分配一个合适的预约规程代码。DSS/OF 必须支持预定规程代码序列中的多规程代码集的定义,预约规程代码序列包含在任何请求操作的预约操作步骤中,必须使用编码值来准确指示成像设备需要执行的动作,DSS/OF 必须能通过配置来提供这些编码。

6. 成像设备操作步骤进行中 RAD-6

成像设备操作步骤进行中(Modality Procedure Step in Progress)事务包括从成像设备到执行操作步骤管理器(PPSM)的消息,引发 PPSM 向 DSS/OF、IM 发出消息,表明执行操作步骤正在进行中。这可能是一个未经预约的操作步骤。接收消息的 PPSM 与 IM 或 DSS/OF 组合,必须支持将消息转发到除组合参与者外的其他两个目的角色(如 PPSM 与 IM 组合时,必须将消息转发给 DSS/OF),在接收到来自成像设备的响应消息后,必须立即向配置好的目的角色发送信息。

成像设备操作步骤进行中事务序列图见图 6.10,当技术员从成像设备控制台启动了操作步骤触发该事务时,成像设备使用成像设备执行操作步骤(MPPS)SOP 类 N-CREATE 服务通知 PPSM 某一个特定操作步骤已经启动正在执行中。接着 PPSM 也使用 N-CREATE 服务转发信息给 DSS/OF、IM 和 RM。在此交互过程中,PPS 的 SOP 实例 UID 的值必须在引用 SOP 实例 UID(0000,1000)中传递。

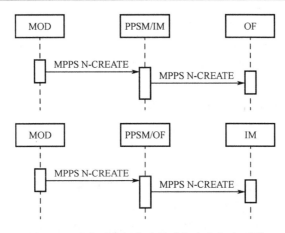

图 6.10 成像设备操作步骤进行中事务序列图

7．成像设备操作步骤完成 RAD-7

成像设备操作步骤完成（Modality Procedure Step Completed）事务包括成像设备向 PPSM 发送消息，然后 PPSM 向 DSS/OF、IM 发送消息说明操作步骤已完成。此时不会发布用于计费的信息，但可能会分配一个编码。IM 可能需要此编码来定位检查的图像。成像设备操作步骤完成消息并不一定意味着图像集已完成或可供检索。

成像设备操作步骤完成事务序列图见图 6.11。当技术员在成像设备控制台完成操作步骤时，触发该事务。成像设备使用成像设备执行操作步骤 SOP 类（N-SET 服务）通知 PPSM 特定的执行操作步骤已完成或中断。成像设备在采集过程中可使用 MPPS N-SET 服务发送执行操作步骤的信息更新。最后一个 N-SET 的 MPPS 状态为"COMPLETED"（已完成）或"DISCONTINUED"（已中断）。PPSM 将相应的多个 N-SET 发送给 DSS/OF、IM。

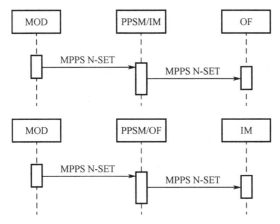

图 6.11 成像设备操作步骤完成事务序列图

8．成像设备图像存储 RAD-8

在成像设备图像存储（Modality Images Stored）事务中，成像设备将采集得到的图像发送给影像档案库 IA。从 RAD-5 得到的信息必须在所生成图像的数据集里，这是因为患者信息、检查预约信息（包括检查实例 UID）通常由 OF 通过 RAD-5 传送给成像设备，技术员验证这些信息是否正确。而序列和图像信息是由成像设备生成的。一个序列不能包含不同设备的输出,在不同设备上创建图像应触发创建一个新的序列。序列中的所有图像必须共享同一个参考帧。一般来说,这意味着创建具有不同患者定位的图像将触发新序列的创建。

成像设备使用 DICOM C-STORE 消息传送图像,在这个过程中,成像设备是 DICOM 存储 SCU,影像档案库是 DICOM 存储 SCP。

9. 存储确认 RAD-10

存储确认（Storage Commitment）事务是在成像设备 MOD 或证据创建者 EC 将图像、显示状态、证据文件或关键图像标注等发送到影像档案库后,请求 IM/IA 承担这些对象的存储责任,是避免丢片采取的二次确认,使得 MOD 或 EC 能安全释放存储资源。

该事务序列图见图 6.12。成像设备和证据创建者作为存储确认的 SCU,在一个或多个 SOP 实例成功地发送给 IM/IA 后的任何时间都可以启动一个确认请求,IM/IA 是存储确认的 SCP。

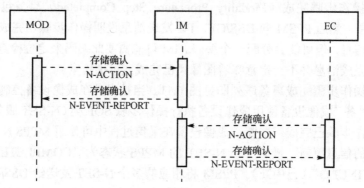

图 6.12 存储确认事务序列图

MOD 和 EC 使用 DICOM 存储确认 SOP 类与影像管理器通信。IM 使用的存储确认应用实体名可以与存储图像（C-STORE）服务使用的应用实体名相同,也可以不同。由 IM 发送的用于传达其存储确认的 N-EVENT-REPORT 可以与 N-ACTION 在相同关联上发生,也可以在不同关联上发生。

10. 图像可用性查询 RAD-11

图像可用性查询（Image Availability Query）事务的目标是让 DSS/OF 和 RM 确定与特定执行操作步骤相关联的 SOP 实例是否已在 IM 中存储,并可用于后续工作流步骤或检索这些 SOP 实例的存储位置。

图像可用性查询事务序列图见图 6.13。接收到状态为"COMPLETED"的 MPPS N-SET 消息后,DSS/OF 需要验证图像可用性。

DSS/OF 使用 DICOM 标准,通过根查询/获取信息模型来查找 SOP 类标准中的规定,并发出 C-FIND 请求。DSS/OF 必须配置要查询的 IM 的应用实体名。为了获得所提问的图像列表,DSS/OF 必须根据 DICOM 中的规定执行图像级别的查询,必须支持层次搜索方法。表 6.13 中列出了查询关键字。此事务的目的不是提供轮询机制。DSS/OF 和 RM 应以最少的查询次数查询 IM。例如，如果目的是验证某个序列所有图像的可用性，DSS/OF 不能以逐个图像的方式发送查询。在这种情况下，可以发送单值长度为零的 SOP 实例 UID，就能返回所有匹配的图像信息。

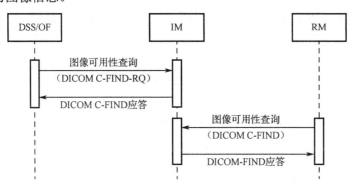

图 6.13　图像可用性查询事务序列图

表 6.13　图像可用性查询关键字

属　　性	标　　记	查 询 键 值
查询/获取级别	(0008,0052)	IMAGE
检查实例 UID	(0020,000D)	单值匹配的唯一值
序列实例 UID	(0020,000E)	单值匹配的唯一值
SOP 实例 UID	(0008,0018)	单值、零长度或 UID 列表

11．患者信息更新 RAD-12

患者信息更新（Patient Update）事务涉及对患者信息的更改，包括人口统计、患者标识、患者位置/类别更改和患者合并。对一个患者记录的这些变化可能发生在任何时间。此事务既用于住院患者，也用于以前已经登记过的门诊患者。

图 6.14 为患者信息更新事务序列图，触发事件包括：A02，患者转院/转科改变其分配的物理位置；A03，患者已出院就诊结束；A06，非住院就诊的患者入院；A07，将住院患者改为门诊患者；A08，更改患者人口统计学信息或账户信息；A40，合并患者的多条 ID 记录；A12，取消将患者从一个位置转移到另一个位置；A13，取消患者出院。

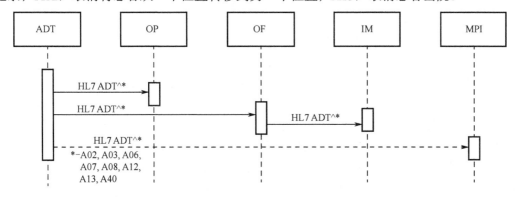

图 6.14　患者信息更新事务序列图

患者信息更新事务是一个 HL7 ADT 消息,基本结构见表 6.14。当更改患者人口统计学信息或账户信息时,A08 消息中所有必需信息都需重新发送,A08 消息中接收到任何 NULL 值都应从接收系统数据库中删除该患者记录。如果 A08 消息中没有发送任何值(即空值),则接收系统数据库中该患者记录的旧值必须保持不变。A08 消息是唯一可用于更新患者人口统计学信息和就诊信息的方法。但是,不能用 A08 消息更新患者 ID。为此,应使用 A40 消息。表 6.15 所列的患者信息更新消息的段是必需的,如果添加/更新了过敏信息,则过敏段 AL1 必须出现。如果更新了患者体重和/或身高信息,则 OBX 段必须出现。当患者 ID 发生变化或发现两条记录引用同一个患者时,执行更新的系统必须发送 ADT_A40 消息,此时必须有合并信息段 MRG,PV1 段是可选的。

表 6.14 患者信息更新 ADT 消息基本结构

ADT_A02/A03/A06/A07/A12/A13	患者管理消息	HL7 V2.3.1 章	IHE 章节
MSH	消息头	2	4.12.4.2.2.1.1
EVN	事件类型	3	4.12.4.2.2.1.2
PID	患者标识	3	4.12.4.2.2.1.3
PV1	患者就诊	3	4.12.4.2.2.1.4

表 6.15 患者信息更新 ADT_A08 消息结构

ADT_A08	患者管理消息	HL7 V2.3.1 章	IHE 章节
MSH	消息头	2	4.12.4.2.2.1.1
EVN	事件类型	3	4.12.4.2.2.1.2
PID	患者标识	3	4.12.4.2.2.1.3
PV1	患者就诊	3	4.12.4.2.2.1.4
[{OBX}]	观察/结果	7	4.12.4.3.2.1.6
[{AL1}]	过敏	3	4.12.4.3.2.1.5

12. 操作更新 RAD-13

操作更新(Procedure Update)事务对从 DSS/OF 到 IM 和 RM 的操作信息进行更改。与 OP 和 OF 之间发送的医嘱消息不同(其中只有医嘱状态可以在不取消/新建医嘱的情况下更新),来自 DSS/OF 和 IM 的 ORM 或 OMI(HL7 V2.5.1 选项)消息可以引用之前已预约的请求操作,这些请求操作由检查实例 UID 标识。

若 DSS/OF 之前已预约了某个操作并通过操作预约事务 RAD-4 将安排传输给 IM 和 RM,则当取消、重新预约或修改该操作的特征时,会触发操作更新事务。

操作更新事务用 HL7 ORM 消息传输,消息结构参考表 6.10。但 ORC-5 医嘱状态字段的值应反映医嘱的状态,如果医嘱已被 OP 或 OF 取消,则字段中的值应为"CA"。特别地,如果字段 ORC-1 的值为"CA"或"DC",则字段 ORC-5 的值为"CA"。如果医嘱已更改且仍在已预约或进行中,则 ORC-1 的值为"XO",ORC-5 的值为"SC"。如果医嘱已更改并完成,则 ORC-1 的值为"XO",ORC-5 的值为"CM"。

RAD-13 事务仅可以更改 OBR 和 ORC 段中传输的操作信息,当医嘱控制码为"XO"

时，任何 OBR 或 ORC 段中的其他元素都可以更改，但下达者医嘱号（OBR-2、ORC-2）、执行者医嘱号（OBR-3、ORC-3）、下达者组号（ORC-4）和检查实例 UID（ZDS-1）不得更改。患者信息或就诊信息的任何更新必须通过 RAD-12 事务执行。

13．查询图像 RAD-14

查询图像（Query Images）事务允许我们从 IA 查询检查、序列和图像实例中获取图像显示器（ID）。

当用户想在图像显示器处浏览选定的图像时，查询图像事务就会被触发。查询图像事务序列图见图 6.15。

该事务使用 DICOM 查询/获取服务类，DICOM 检查为根查询/检索信息模型 FIND SOP 类，可选的 DICOM 患者为根查询/检索信息模型 FIND SOP 类，ID 为 SCU，IM/IA 为 SCP。ID 必须发送 C-FIND 请求给 IA，必须支持层次搜索方法。ID 必须至少能够执行检查和序列层次查询。IM 必须支持检查、序列、复合对象实例和图像特定层次的查询。

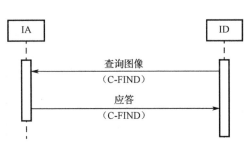

图 6.15　查询图像事务序列图

表 6.16 中定义了图像查询匹配键（在查询请求中用于匹配条件）和返回键（在查询响应中返回相应的属性）是必需的（R）还是可选的（O）。特别地，如果标记为 R+或 R+*，则强调 IHE 放射学技术框架添加的要求。其中，患者姓名支持不区分大小写的匹配，并支持末尾通配符"*"。

表 6.16　图像查询匹配键和返回键

层次	属性名	标记	查询匹配键		查询返回键	
			SCU	SCP	SCU	SCP
检查层次	检查日期	(0008,0020)	R+	R	R+	R
	检查时间	(0008,0030)	R+	R	R+	R
	影像检查号	(0008,0050)	R+	R	R+	R
	患者姓名	(0010,0010)	R+	R	R+	R
	患者 ID	(0010,0020)	R+	R	R+	R
	检查 ID	(0020,0010)	R+	R	R+	R
	检查实例 UID	(0020,000D)	R+*	R	R+*	R
	检查用成像设备	(0008,0061)	R+	R+	R+	R+
	转诊医生	(0008,0090)	R+	R+	R+	R+
	患者出生日期	(0010,0030)	O	O	R+	R+
	患者性别	(0010,0032)	O	O	R+	R+
	检查相关序列数	(0020,1206)	N/A	N/A	O	R+
	检查相关实例数	(0020,1208)	N/A	N/A	O	R+

续表

层次	属性名	标记	查询匹配键 SCU	查询匹配键 SCP	查询返回键 SCU	查询返回键 SCP
序列层次	成像设备	(0008,0060)	R+	R	R+	R
序列层次	序列号	(0020,0011)	R+	R	R+	R
序列层次	序列实例 UID	(0020,000E)	R+*	R	R+*	R
序列层次	序列相关实例数	(0020,1209)	N/A	N/A	O	R+
序列层次	序列描述	(0008,103E)	O	O	R+	R+
序列层次	请求属性序列	(0040,0275)				
序列层次	>请求操作 ID	(0040,1001)	R+	R+	R+	R+
序列层次	>已预约操作步骤 ID	(0040,0009)	R+	R+	R+	R+
序列层次	执行操作步骤开始日期	(0040,0244)	R+	R+	R+	R+
序列层次	执行操作步骤开始时间	(0040,0245)	R+	R+	R+	R+
复合对象实例层次	实例号	(0020,0013)	O	R	O	R
复合对象实例层次	SOP 实例 UID	(0008,0018)	O	R	O	R
复合对象实例层次	SOP 类 UID	(0008,0016)	O	R+	O	R+
复合对象实例层次	行数（仅图像）	(0028,0010)	O	O	O	R+
复合对象实例层次	列数（仅图像）	(0028,0011)	O	O	O	R+
复合对象实例层次	分配位数（仅图像）	(0028,0100)	O	O	O	R+
复合对象实例层次	帧数（仅图像）	(0028,0008)	O	O	O	R+

14. 获取图像 RAD-16

获取图像（Retrieve Images）事务由 ID 发起，用于从 IA 中请求和获取图像。在 ID 向 IA 发送请求后，IA 会将所请求的 DICOM 图像传输给 ID，以供查看。

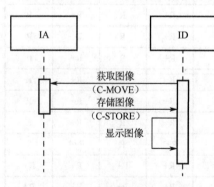

图 6.16 获取图像事务序列图

在 ID 处选择了需要显示的图像就会触发获取图像事务，该事务序列图见图 6.16。

该事务使用 DICOM 查询/获取服务类和 DICOM 图像存储服务类，以及 DICOM 检查为根查询/检索信息模型 MOVE SOP 类、DICOM 患者为根查询/检索信息模型 MOVE SOP 类。C-MOVE 请求应从 ID 发送至 IA。IA 接收 C-MOVE 请求，与 ID 建立 DICOM 关联，并使用适当的 DICOM 图像存储 SOP 类传输请求的图像。ID 应至少支持一个图像存储 SOP 类。如果 ID 支持某个 SOP 类的获取，则也支持其显示。

创建者图像存储（Creator Images Stored，RAD-18）、创建者操作步骤进行中（Creator Procedure Step in Progress，RAD-20）、创建者操作步骤完成（Creator Procedure Step Completed，RAD-21）与 RAD-10、RAD-6、RAD-7 类似，这里不再赘述。此外，任务执行状态更新（Performed Work Status Update，RAD-42）、预约通知（Appointment Notification，RAD-48）、影像可用性通知（Instance Availability Notification，RAD-49）为可选事务。

6.4 跨机构文档共享 XDS.b

6.4.1 概述

跨机构文档共享（Cross-Enterprise Document Sharing，XDS）是在一个区域内共享电子健康档案的解决方案。XDS 集成模式是 IT 基础架构领域的一个集成模式，采用了互联网领域的技术架构，在广域网上提供通用的基于文档的分布式的共享架构，为基于文档的电子健康档案 EHR 提供支撑，也为现有医疗信息产品的文档存储提供支持。可以实现以患者为中心的文档索引、查询和获取。是一种分布式、可动态扩展的文档共享基础架构，使得临床文档能够有效地跨医疗机构实现共享。

XDS 采用了电子商务标准 ebXML 注册中心信息模型（ebRIM），随着 ebRIM 从 2.1 版升级到 3.0 版，XDS 相应地升级成为 XDS.b，原本的 XDS 也改称为 XDS.a。

XDS 的技术特点如下。

（1）可扩展性：在各种不同的临床 IT 系统之间共享文档，如诊所、药房、急救中心、医疗中心等系统。

（2）分布式：每个医疗机构"发布"临床信息，但文档本身仍在原来的系统中，由注册中心提供已"发布"文档的索引供查阅。

（3）以文档为中心：发布的临床数据组织成"临床文档"，采用标准文档类型（HL7-CDA、PDF、DICOM 文档等）。

（4）文档内容无关性：文档内容仅由文档源和文档用户处理，共享架构通用。

（5）标准化的注册属性：文档由标准化的属性集描述，标准化的查询能被所有供应商支持。

为高效地完成文档共享，XDS.b 采用了集中式索引分布式存储的架构，定义了角色和事务，XDS.b 集成模式角色事务图见图 6.17。

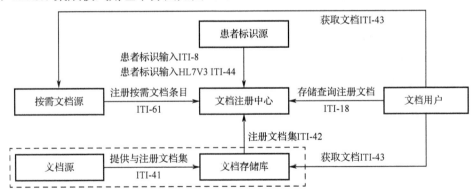

图 6.17 XDS.b 集成模式角色事务图

6.4.2 XDS 角色

XDS 角色包括文档源、文档存储库、文档注册中心、文档用户、患者标识源和按需文档源。

1. 文档源

文档源（Document Source）是文档的制作者和发布者。它负责将文档发送到文档存储库角色，同时向文档存储库提供元数据（Metadata），以便后者向文档注册中心注册文档。现实中产生可共享数据的医疗信息系统都可以是文档源，如 HIS、LIS、PACS。

2. 文档存储库

文档存储库（Document Repository）从文档源接收文档和文档元数据，把文档保存在本地，为文档分配一个唯一的 ID，修改文档元数据并转发给文档注册中心注册。在接收到文档用户的文档获取请求后，复制并传送文档。

文档存储库通常与文档源存在于同一个机构中，如图像的文档存储库就可构建在 PACS 服务器中。这是 XDS 分布式存储和良好可扩展性的关键。

3. 文档注册中心

文档注册中心（Document Registry）从文档存储库接收文档元数据，保存在本地。当接收到文档用户的元数据的查询请求时返回查询匹配的元数据，包括指向存储该文档的存储库中的文档链接。文档注册中心在一个 XDS 域中只有一个，存在于一个跨院的管理区域中，如医疗集团、区、市等。

4. 文档用户

文档用户（Document Consumer）产生查询请求发送到文档注册中心，接收文档注册中心返回的文档元数据，解析显示文档列表让用户选择。在选定文档后，文档用户向对应的文档存储库获取文档并显示文档。

文档用户就是具有查询、使用共享文档功能的医疗应用系统的抽象，如电子健康档案系统、医生工作站、PACS 工作站等。

5. 患者标识源

患者标识源（Patient Identity Source）为文档注册中心提供患者标识，是提供唯一患者标识符的应用系统，如患者 ID 交叉索引 PIX 集成模式中的管理器。

6. 按需文档源

按需文档源（On-demand Document Source）通过在文档注册中心注册按需文档条目，并通过反映所请求条目当前信息的文档来响应这些条目的获取文档集事务。

6.4.3 XDS 文档注册中心数据模型

XDS 文档注册中心数据模型见图 6.18。

1. XDS 稳定文档条目

XDS 稳定文档条目（Stable Document Entry）是由文档注册中心管理的信息实体，其中包含一组描述 XDS 文档主要特征的元数据及可检索实际 XDS 文档的文档存储库链接，以及有关已创建的可供检索的文档元数据。文档是稳定的，因为文档内容在注册前已经生成。

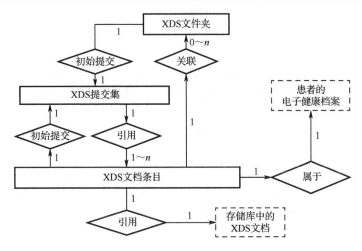

图 6.18　XDS 文档注册中心数据模型

2．XDS 按需文档条目

XDS 按需文档条目（On-Demand Document Entry）是由文档注册中心管理的信息实体，其中包含一组描述按需内容特征的元数据，这些按需内容可以通过从按需文档源获取来实例化。按需内容是在获取请求时生成的文档内容，并且包含与描述它的元数据相关的最新可用信息。

3．XDS 文档条目

XDS 文档条目（Document Entry）一般指 XDS 稳定文档条目和 XDS 按需文档条目。

4．XDS 文档

XDS 文档（Document）是存储在文档存储库中并由 XDS 文档条目指向的字节流。

5．XDS 文件夹

XDS 文件夹（Folder）是一种逻辑容器，以任何所需方式对一个或多个 XDS 文档条目进行分组（医疗机构、事件、护理团队、临床专业或临床状况等）。文件夹是提供 XDS 文档组织的一种方式。相同的 XDS 文档条目可能属于零个或多个文件夹。

6．XDS 提交集

当文档源角色注册 XDS 文档时，它们应包含在一个提交集（Submission Set）中。XDS 提交集将零个或多个新 XDS 文档及对已注册 XDS 文档的引用进行分组，以确保其提交的持久记录。

7．XDS 提交请求

XDS 提交请求（Submission Request）包括一个提交集、零个或多个新 XDS 文件夹及将 XDS 文档分配到新的或现有文件夹中。提交请求由文档存储库和文档注册中心以原子方式处理（即，提交集中包含或引用的所有 XDS 文档以及文件夹注册要么全部成功要么全部失败）。这确保了它们同时供文档用户角色使用。

6.4.4 XDS 文档

文档是提供给文档存储库并在文档注册中心注册为条目的最小单位。XDS 文档是临床信息的组合，其中包含用于共享的观察结果和服务。由文档源生成、文档存储库存储、文档用户的人员可读或装置可读。必须符合某一公开发布的标准如 PDF、DOC、XML、CDA 等。必须与一个元数据关联，必须以字节流形式提供给文档存储库，并可以某种 MIME 类型原样被获取。

文档的生命周期中的可用性状态分为已提交（Submitted）、已批准（Approved）、已失效（Deprecated）、已删除（Deleted）。由生成该文档的文档源改变，如果域策略允许，也可由患者改变。只有已批准、已失效文档状态为文档用户可见。

6.4.5 XDS 元数据

1. 元数据概述

元数据（Metadata）是文档的描述信息。XDS 不对文档本身而是只对文档元数据进行集中存储来实现共享。因为文档可能很大，集中存储具有可扩展性问题。但描述文档的文档条目元数据比较小，且足以用于存储、组织和定位文档以供检索，这样文档注册中心专注于集中式索引，而文档存储库则实现了分布式的文档存储。

元数据对象描述了提交集、文档条目、文件夹及关联。

（1）提交集（Submission Set）：包含在所有提交中，用来记录提交的内容。每个提交的创建实体都必须将文档条目、文件夹和关联分组到唯一的提交集中。提交集一旦提交，就是所提交内容集合的永久记录。

（2）文档条目（Document Entry）：文档的元数据对象。该元数据对象不包含文档的内容，只包含描述文档的属性。例如，XDS 稳定文档条目是文档源提交给文档存储库的文档在文档注册中心中的逻辑表示。

（3）文件夹（Folder）：以某种方式相关的文档条目的逻辑集合，如与临床用例相关。文件夹是任意分组关系，文件夹可以由在不同时间提交文档条目对象的多个部门发送的多个提交集进行更新。文件夹中的所有文档条目应针对同一位患者。

（4）关联（Association）：从源对象到目标对象的链接，关联对象描述了该链接的所有方面，包括对源和目标对象的引用、关联的特定变体或名称，以及状态和版本信息。关联有两种类型：文档条目与文件夹或提交集之间的关系（HasMember）；文档条目之间的关系（替换 Replace、转换 Transform、增补 Append、转换和替换 Transform and Replace、签名 Signs）。

图 6.19 例举了一个提交集，包含两个文档条目、一个文件夹，通过 4 个成员关联形成图中的逻辑结构。

2. 文档条目元数据属性

（1）作者 Author：撰写文档的人和/或机器。该属性包含子属性：authorInstitution、authorPerson、authorRole、authorSpecialty 和 authorTelecommunications。

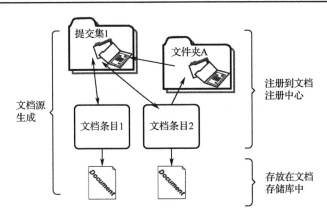

图 6.19 包含两个文档条目和一个文件夹的提交集

（2）一般信息：Title、Comments、creationTime、serviceStartTime/serviceStopTime。

（3）可用状态：availabilityStatus（Submitted/Approved/Deprecated）。

（4）标识：包括 patientId、uniqueId、entryUUID。

（5）患者信息：sourcePatientId、sourcePatientInfo、homeCommunityId。

（6）编码：Kind of Document、classCode、typeCode、eventCode、healthcareFacility TypeCode、practiceSettingCode、confidentialityCode。

（7）技术细节：MIME Type、Format Code、Size、Hash、URI、Language。

（8）存放位置：repositoryUniqueId。

文档条目用 ebXML ExtrinsicObject 对象表示，示例代码如下：

```
<rim:ExtrinsicObject id="Document01" mimeType="text/xml" objectType="urn:uuid:7edca82f-054d-47f2-a032-9b2a5b5186c1">
        <rim:Slot name="creationTime">...
        <rim:Slot name="languageCode">...
        <rim:Slot name="serviceStartTime">...
        <rim:Slot name="serviceStopTime">...
        <rim:Slot name="sourcePatientId">...
        <rim:Slot name="sourcePatientInfo">
            <rim:ValueList>
                <rim:Value>PID-3|ST-1000^^^&amp;1.3.6.1.4.1.21367.2003.3.9&amp;ISO</rim:Value>
                <rim:Value>PID-5|Doe^John^^^</rim:Value>
                <rim:Value>PID-7|19560527</rim:Value>
                <rim:Value>PID-8|M</rim:Value>
                <rim:Value>PID-11|100 Main St^^Metropolis^Il^44130^USA</rim:Value>
            </rim:ValueList>
        </rim:Slot>
        <rim:Name>
            <rim:LocalizedString value="Physical"/>
        </rim:Name>
        <rim:Description/>
        <rim:Classification id="cl01" classificationScheme="urn:uuid:93606bcf-9494-43ec-9b4e-a7748d1a838d" classifiedObject="Document01">
            <rim:Slot name="authorPerson">
                <rim:ValueList>
                    <rim:Value>Gerald Smitty</rim:Value>
```

```xml
                    </rim:ValueList>
                </rim:Slot>
                <rim:Slot name="authorInstitution">
                    <rim:ValueList>
                        <rim:Value>Cleveland Clinic</rim:Value>
                        <rim:Value>Parma Community</rim:Value>
                    </rim:ValueList>
                </rim:Slot>
                <rim:Slot name="authorRole">
                    <rim:ValueList>
                        <rim:Value>Attending</rim:Value>
                    </rim:ValueList>
                </rim:Slot>
                <rim:Slot name="authorSpecialty">
                    <rim:ValueList>
                        <rim:Value>Orthopedic</rim:Value>
                    </rim:ValueList>
                </rim:Slot>
            </rim:Classification>
            <rim:Classification id="cl02" classificationScheme="urn:uuid:41a5887f-8865-4c09-adf7-e362475b143a" classifiedObject="Document01" nodeRepresentation="History and Physical">...
            <rim:Classification id="cl03" classificationScheme="urn:uuid:f4f85eac-e6cb-4883-b524-f2705394840f" classifiedObject="Document01" nodeRepresentation="1.3.6.1.4.1.21367.2006.7.101">...
            <rim:Classification id="cl04" classificationScheme="urn:uuid:a09d5840-386c-46f2-b5ad-9c3699a4309d" classifiedObject="Document01" nodeRepresentation="CDAR2/IHE 1.0">...
            <rim:Classification id="cl05" classificationScheme="urn:uuid:f33fb8ac-18af-42cc-ae0e-ed0b0bdb91e1" classifiedObject="Document01" nodeRepresentation="Outpatient">...
            <rim:Classification id="cl06" classificationScheme="urn:uuid:cccf5598-8b07-4b77-a05e-ae952c785ead" classifiedObject="Document01" nodeRepresentation="General Medicine">...
            <rim:Classification id="cl07" classificationScheme="urn:uuid:f0306f51-975f-434e-a61c-c59651d33983" classifiedObject="Document01" nodeRepresentation="34108-1">...
            <rim:ExternalIdentifier id="ei01" registryObject="Document01" identificationScheme="urn:uuid:58a6f841-87b3-4a3e-92fd-a8ffeff98427" value="SELF-5^^^&amp;1.3.6.1.4.1.21367.2005.3.7&amp;ISO">...
            <rim:ExternalIdentifier id="ei02" registryObject="Document01" identificationScheme="urn:uuid:2e82c1f6-a085-4c72-9da3-8640a32e42ab" value="1.3.6.1.4.1.21367.2005.3.9999.32">...
        </rim:ExtrinsicObject>
```

3. 提交集元数据属性

（1）作者 Author：撰写文档的人和/或机器。该属性包含子属性：authorInstitution、authorPerson、authorRole、authorSpecialty 和 authorTelecommunications。

（2）标题：Title，Comments，submissionTime。

（3）标识：patientId、sourceId、uniqueId、entryUUID。

（4）可用状态：availabilityStatus（Submitted/Approved）。

（5）其他：contentTypeCode、homeCommunityCode、intendedRecipient。

提交集用 ebXML RegistryPackage 对象表示，示例代码如下：

```xml
<rim:RegistryPackage id="SubmissionSet01">
    <rim:Slot name="submissionTime">...
    <rim:Name>...
```

```xml
<rim:Description>...
<rim:Classification id="cl08" classificationScheme="urn:uuid:a7058bb9-b4e4-4307-ba5b-e3f0ab85e12d" classifiedObject="SubmissionSet01">
    <rim:Slot name="authorPerson">...
    <rim:Slot name="authorInstitution">...
    <rim:Slot name="authorRole">...
    <rim:Slot name="authorSpecialty">...
</rim:Classification>
<rim:Classification id="cl09" classificationScheme="urn:uuid:aa543740-bdda-424e-8c96-df4873be8500" classifiedObject="SubmissionSet01" nodeRepresentation="History and Physical">...
<rim:ExternalIdentifier id="ei03" registryObject="SubmissionSet01" identificationScheme="urn:uuid:96fdda7c-d067-4183-912e-bf5ee74998a8" value="1.3.6.1.4.1.21367.2005.3.9999.33">
    <rim:Name>
        <rim:LocalizedString value="XDSSubmissionSet.uniqueId"/>
    </rim:Name>
</rim:ExternalIdentifier>
<rim:ExternalIdentifier id="ei04" registryObject="SubmissionSet01" identificationScheme="urn:uuid:554ac39e-e3fe-47fe-b233-965d2a147832" value="3670984664">
    <rim:Name>
        <rim:LocalizedString value="XDSSubmissionSet.sourceId"/>
    </rim:Name>
</rim:ExternalIdentifier>
<rim:ExternalIdentifier id="ei05" registryObject="SubmissionSet01" identificationScheme="urn:uuid:6b5aea1a-874d-4603-a4bc-96a0a7b38446" value="SELF-5^^^&amp;1.3.6.1.4.1.21367.2005.3.7&amp;ISO">
    <rim:Name>
        <rim:LocalizedString value="XDSSubmissionSet.patientId"/>
    </rim:Name>
</rim:ExternalIdentifier>
</rim:RegistryPackage>
```

4．文件夹元数据属性

（1）名称：Title、Comments。

（2）可用状态：availabilityStatus。

（3）标识：patientId、uniqueId、entryUUID。

（4）其他：lastUpdateTime、homeCommunityId、codeList。

文件夹采用 ebXML RegistryPackage 对象表示，示例代码如下：

```xml
<rim:RegistryPackage id="Folder1">
    <rim:Slot name="lastUpdateTime">...
    <rim:Name>...
    <rim:Classification classificationScheme="urn:uuid:1ba97051-7806-41a8-a48b-8fce7af683c5" classifiedObject="Folder1" id="urn:uuid:5f66c2c9-1509-4052-80ad-8921d3961968" objectType="urn:oasis:names:tc:ebxml-regrep:ObjectType:RegistryObject:Classification">
        <rim:Slot name="codingScheme">...
    <rim:Classification classificationNode="urn:uuid:d9d542f3-6cc4-48b6-8870-ea235fbc94c2" classifiedObject="Folder1" id="IdExample_066" objectType="urn:oasis:names:tc:ebxml-regrep:ObjectType:RegistryObject:Classification"/>
    <rim:ExternalIdentifier id="ei06" identificationScheme="urn:uuid:75df8f67-9973-4fbe-a900-df66cefecc5a" registryObject="Folder1" value="1.3.6.1.4.1.12559.11.1.2.2.1.1.3.149230">...
    <rim:ExternalIdentifier id="ei07" identificationScheme="urn:uuid:f64ffdf0-4b97-4e06-b79f-a52b38ec2f8a"
```

registryObject="Folder1" value="6cef78cc-d450-4242-9943-88a0a53d77f2^^^&1.3.6.1.4.1.21367. 2005.3.7&ISO">…
        </rim:RegistryPackage>

5. 关联元数据属性

（1）类型：associationType（包含 HasMember、替换 RPLC、修订 APND、转换 XFRM、签名 Signs）。

（2）提交集状态：SubmissionSetStatus、Original/Reference。

（3）链接：sourceObject、targetObject。

关联采用 ebXML Association 对象表示，示例代码如下：

<rim:Association id="as01" associationType="HasMember" sourceObject="SubmissionSet01" targetObject="Document01">
    <rim:Slot name="SubmissionSetStatus">
        <rim:ValueList>
            <rim:Value>Original</rim:Value>
        </rim:ValueList>
    </rim:Slot>
</rim:Association>

6. 注册表对象列表

在提交请求和查询响应中，注册表对象列表（RegistryObjectList）包含文件夹、提交集、文档条目对象和关联的列表。图 6.20 详细列出了 rim:RegistryObjectList 的内容，用于交换文档共享元数据，是 ebXML 注册表信息模型（ebRIM）的子集。包含多个元数据对象的注册表对象列表示例代码如下：

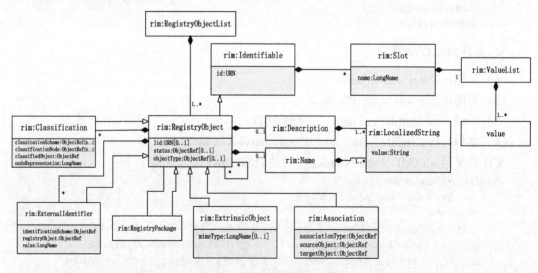

图 6.20 注册表对象列表类图

<rim:RegistryObjectList>
    <rim:RegistryPackage id=" SubmissionSet01"> ... </rim:RegistryPackage>
    <rim:Association id="Document01InSubmissionSet01" ... />
    <rim:ExtrinsicObject id="Document01"> ... </rim:ExtrinsicObject>
</rim:RegistryObjectList>

7. 提交请求

提交请求（Submission Request）是 XDS 角色之间传输元数据的集合。一个提交请求应包含：

(1) 一个提交集对象。

(2) 至少满足以下条件之一：

① 一个或多个文档条目对象；

② 一个或多个文件夹对象；

③ 一个或多个文件夹与文档条目的成员关联。

(3) 对于(2)中的每个对象，有一个成员关联将(1)中的提交集链接到该对象。

(4) 零个或多个关联关系。

提交请求中包含的所有对象均应引用同一位患者，无论是否填充了患者 ID 属性，提交请求中所有填充的患者 ID 属性应相同。

提交请求以<lcm:SubmitObjectsRequest>元素编码，应包含一个<rim:RegistryObjectList>元素。该<rim:RegistryObjectList>元素应包含<rim:RegistryPackage> <rim:ExtrinsicObject> <rim:Association> <rim:RegistryPackage>元素。

<rim:RegistryObjectList>元素还可以包含将 RegistryPackage 标识为 SubmissionSet 或 Folder 的<rim:Classification>元素，示例代码如下。

```
<lcm:SubmitObjectsRequest>
    <rim:RegistryObjectList>
        <rim:ExtrinsicObject> …</rim:ExtrinsicObject>   <!--每个文档条目各一个-->
            …
        <rim:RegistryPackage> …</rim:RegistryPackage>     <!--提交集一个-->
        <rim:RegistryPackage> …</rim:RegistryPackage><!--每个文件夹各一个-->
            …
        <rim:Association>…</rim:Association>              <!--每个关联各一个-->
            …
    </rim:RegistryObjectList>
</lcm:SubmitObjectsRequest>
```

6.4.6 XDS 存储查询

存储查询（Stored Query）定义了一组标准化的查询：查询名称、查询 ID、查询参数等，见表 6.17。所有的文档注册中心都必须支持存储查询。

1. 查询类型

(1) 主要查询：基于患者（在共享域患者标识域中的）标识号等，必须有的查询参数为患者 ID 和状态($XDSSubmissionSetPatientId 和$XDSSubmissionSetStatus，或者$XDSDocumentEntryPatientId 和$XDSDocumentEntryStatus，或$XDSFolderPatientId 和$XDSFolderStatus）等。

(2) 辅助查询：基于文档注册中心支持的各类标识号，必须有的查询参数包括文档提交集唯一标识号（$XDSSubmissionSetEntryUUID 或$XDSSubmissionEntryUniqueId）、文档唯一标识号（$XDSDocumentEntryEntryUUID 或$XDSDocumentEntryUniqueId）、文件夹唯一标识号（$XDSFolderEntryUUID 或$XDSFolderEntryUniqueId）等。

表 6.17　XDS 存储查询一览表

类别	查询名称	查询ID	查询参数	可选性	多值
主要查询	FindDocuments 查询文档	urn:uuid:14d4debf-8f97-4251-9a74-a90016b0af0d	$XDSDocumentEntryPatientId	R	—
			$XDSDocumentEntryClassCode	O	M
			$XDSDocumentEntryTypeCode	O	M
			$XDSDocumentEntryPracticeSettingCode	O	M
			$XDSDocumentEntryCreationTimeFrom	O	—
			$XDSDocumentEntryCreationTimeTo	O	—
			$XDSDocumentEntryServiceStartTimeFrom	O	—
			$XDSDocumentEntryServiceStartTimeTo	O	—
			$XDSDocumentEntryServiceStopTimeFrom	O	—
			$XDSDocumentEntryServiceStopTimeTo	O	—
			$XDSDocumentEntryHealthcareFacilityTypeCode	O	M
			$XDSDocumentEntryEventCodeList	O	M
			$XDSDocumentEntryConfidentialityCode	O	M
			$XDSDocumentEntryAuthorPerson	O	M
			$XDSDocumentEntryFormatCode	O	M
			$XDSDocumentEntryStatus	R	M
			$XDSDocumentEntryType	O	M
	FindSubmissionSets 查询提交集	urn:uuid:f26abbcb-ac74-4422-8a30-edb644bbc1a9	$XDSSubmissionSetPatientId	R	—
			$XDSSubmissionSetSourceId	O	M
			$XDSSubmissionSetSubmissionTimeFrom	O	—
			$XDSSubmissionSetSubmissionTimeTo	O	—
			$XDSSubmissionSetAuthorPerson	O	—
			$XDSSubmissionSetContentType	O	M
			$XDSSubmissionSetStatus	R	M
	FindFolders 查询文件夹	urn:uuid:958f3006-baad-4929-a4de-ff1114824431	$XDSFolderPatientId	R	—
			$XDSFolderLastUpdateTimeFrom	O	—
			$XDSFolderLastUpdateTimeTo	O	—
			$XDSFolderCodeList	O	M
			$XDSFolderStatus	R	M
	FindDocumentsByReferenceId 查询患者相关文档（Reference ID 选项）	urn:uuid:12941a89-e02e-4be5-967c-ce4bfc8fe492	$XDSDocumentEntryPatientId	R	—
			$XDSDocumentEntryReferenceIdList	R	M
			$XDSDocumentEntryClassCode	O	M
			$XDSDocumentEntryTypeCode	O	M
			$XDSDocumentEntryPracticeSettingCode	O	M
			$XDSDocumentEntryCreationTimeFrom	O	—
			$XDSDocumentEntryCreationTimeTo	O	—
			$XDSDocumentEntryServiceStartTimeFrom	O	—
			$XDSDocumentEntryServiceStartTimeTo	O	—
			$XDSDocumentEntryServiceStopTimeFrom	O	—
			$XDSDocumentEntryServiceStopTimeTo	O	—
			$XDSDocumentEntryHealthcareFacilityTypeCode	O	M
			$XDSDocumentEntryEventCodeList	O	M
			$XDSDocumentEntryConfidentialityCode	O	M
			$XDSDocumentEntryAuthorPerson	O	M
			$XDSDocumentEntryFormatCode	O	M
			$XDSDocumentEntryStatus	R	M
			$XDSDocumentEntryType	O	M

续表

类别	查询名称	查询ID	查询参数	可选性	多值
辅助查询	GetAll 查询所有	urn:uuid:10b545ea-725c-446d-9b95-8aeb444eddf3	$patientId	R	—
			$XDSDocumentEntryStatus	R	M
			$XDSSubmissionSetStatus	R	M
			$XDSFolderStatus	R	M
			$XDSDocumentEntryFormatCode	O	M
			$XDSDocumentEntryConfidentialityCode	O	M
			$XDSDocumentEntryType	O	M
	GetDocuments 获取文档	urn:uuid:5c4f972b-d56b-40ac-a5fc-c8ca9b40b9d4	$XDSDocumentEntryEntryUUID	RO	M
			$XDSDocumentEntryUniqueId	RO	M
			$homeCommunityId	O	—
	GetFolders 获取文件夹	urn:uuid:5737b14c-8a1a-4539-b659-e03a34a5e1e4	$XDSFolderEntryUUID	RO	M
			$XDSFolderUniqueId	RO	M
			$homeCommunityId	O	—
	GetAssociations 获取关联	urn:uuid:a7ae438b-4bc2-4642-93e9-be891f7bb155	$uuid	R	M
			$homeCommunityId	O	—
	GetDocumentsAndAssociations 获取文档和关联	urn:uuid:bab9529a-4a10-40b3-a01f-f68a615d247a	$XDSDocumentEntryEntryUUID	RO	M
			$XDSDocumentEntryUniqueId	RO	M
			$homeCommunityId	O	—
	GetSubmissionSets 获取提交集	urn:uuid:51224314-5390-4169-9b91-b1980040715a	$uuid	R	M
			$homeCommunityId	O	—
	GetSubmissionSetAndContents 获取提交集及内容	urn:uuid:e8e3cb2c-e39c-46b9-99e4-c12f57260b83	$XDSSubmissionSetEntryUUID	RO	—
			$XDSSubmissionSetUniqueId	RO	—
			$XDSDocumentEntryFormatCode	O	M
			$XDSDocumentEntryConfidentialityCode	O	M
			$homeCommunityId	O	—
			$XDSDocumentEntryType	O	M
	GetFolderAndContents 获取文件夹及内容	urn:uuid:b909a503-523d-4517-8acf-8e5834dfc4c7	$XDSFolderEntryUUID	RO	—
			$XDSFolderUniqueId	RO	—
			$XDSDocumentEntryFormatCode	O	M
			$XDSDocumentEntryConfidentialityCode	O	M
			$homeCommunityId	O	—
			$XDSDocumentEntryType	O	M
	GetFoldersForDocument 获取文档所在文件夹	urn:uuid:10cae35a-c7f9-4cf5-b61e-fc3278ffb578	$XDSDocumentEntryEntryUUID	RO	—
			$XDSDocumentEntryUniqueId	RO	—
			$homeCommunityId	O	—
	GetRelatedDocuments 获取相关文档	urn:uuid:d90e5407-b356-4d91-a89f-873917b4b0e6	$XDSDocumentEntryEntryUUID	RO	—
			$XDSDocumentEntryUniqueId	RO	—
			$AssociationTypes	R	M
			$homeCommunityId	O	—
			$XDSDocumentEntryType	O	M

2. 返回类型

由文档用户向文档注册中心发起一个查询请求，提供返回类型、查询ID及查询参数，文档注册中心按照指定的返回类型返回注册对象引用或详细信息。返回类型分以下两种。

（1）LeafClass：返回对象的叶子类的 XML 元素列表。用于返回少量完全指定的 ebXML 对象（如具有完整内容的 ExtrinsicObject <XDSDocumentEntry>元素列表、槽、外部标识符、分类等）。这种类型的查询结果是独立的，返回有关对象的所有已知信息。

（2）ObjectRef：返回对查询匹配的注册中心对象的引用。当返回的对象列表可能很大时，建议使用此类型查询。初次查询返回所有感兴趣对象的 ObjectRef，然后请求完整元数据的辅助查询（查询类型为 LeafClass），这是查询大量元数据的有效方法。

3. 存储查询举例

（1）主要查询请求示例。

此示例指定主要查询 FindDocuments，患者 ID 为 st3498702^^^&1.3.6.1.4.1.21367.2005.3.7&ISO，仅返回已批准的文档，创建时间为 2022 年 12 月 25 日 23:00 至 2023 年 1 月 1 日 8:00，指定了急诊科所在医疗机构代码。

以下是查询请求 SOAP 消息的<body>节点的内容，ebRS 3.0 规定使用槽（Slot）中的名称/值对传递存储查询的参数。

```
<query:AdhocQueryRequest xmlns:xsi="http://www.w3.org/2001/XMLSchema-instance" xmlns:query="urn:oasis:names:tc:ebxml-regrep:xsd:query:3.0" xmlns:rim="urn:oasis:names:tc:ebxml-regrep:xsd:rim:3.0" xmlns:rs="urn:oasis:names:tc:ebxml-regrep:xsd:rs:3.0">
    <query:ResponseOption returnComposedObjects="true" returnType="LeafClass"/>
    <rim:AdhocQuery id="urn:uuid:14d4debf-8f97-4251-9a74-a90016b0af0d">
      <rim:Slot name="$XDSDocumentEntryPatientId">
        <rim:ValueList>
          <rim:Value>'st3498702^^^&amp;1.3.6.1.4.1.21367.2005.3.7&amp;ISO'</rim:Value>
        </rim:ValueList>
      </rim:Slot>
      <rim:Slot name="$XDSDocumentEntryStatus">
        <rim:ValueList>
          <rim:Value>('urn:oasis:names:tc:ebxml-regrep:StatusType:Approved')</rim:Value>
        </rim:ValueList>
      </rim:Slot>
      <rim:Slot name="$XDSDocumentEntryCreationTimeFrom">
        <rim:ValueList>
          <rim:Value>202212252300</rim:Value>
        </rim:ValueList>
      </rim:Slot>
      <rim:Slot name="$XDSDocumentEntryCreationTimeTo">
        <rim:ValueList>
          <rim:Value>202301010800</rim:Value>
        </rim:ValueList>
      </rim:Slot>
      <rim:Slot name="$XDSDocumentEntryHealthcareFacilityTypeCode">
        <rim:ValueList>
          <rim:Value>('Emergency Department')</rim:Value>
        </rim:ValueList>
      </rim:Slot>
    </rim:AdhocQuery>
</query:AdhocQueryRequest>
```

（2）辅助查询请求示例。

本示例使用 GetDocuments 查询，针对指定的 entryUUID 列表(urn:uuid:aff99222-18e3-4812-bc71-c410b2860e18、urn:uuid:aff99222-18e3-4812-bc71-c410b2860e19、urn:uuid:aff99222-18e3-4812-bc71-c410b2860e20)和相应的 homeCommunityId 值(urn:oid:1.2.3)获取 XDSDocumentEntry 对象。

```
<query:AdhocQueryRequest ... >
  <query:ResponseOption returnComposedObjects="true" returnType="LeafClass"/>
  <rim:AdhocQuery id="urn:uuid:5c4f972b-d56b-40ac-a5fc-c8ca9b40b9d4" home="urn:oid:1.2.3">
    <rim:Slot name="$XDSDocumentEntryEntryUUID">
      <rim:ValueList>
        <rim:Value>("urn:uuid:aff99222-18e3-4812-bc71-c410b2860e18","urn:uuid:aff99222-18e3-4812-bc71-c410b2860e19","urn:uuid:aff99222-18e3-4812-bc71-c410b2860e20")</rim:Value>
      </rim:ValueList>
    </rim:Slot>
  </rim:AdhocQuery>
</query:AdhocQueryRequest>
```

6.4.7 XDS 事务

XDS 采用电子商务标准 ebXML Registry、Internet 标准（如 HTML、HTTP、PDF、JPEG 等）及医学信息标准（如 HL7 CDA、EHRcom、HL7、DICOM 等），定义了事件。

1. 提供与注册文档集 ITI-41

提供与注册文档集（Provide and Register Document Set）事务用于文档源角色向文档存储库角色传送文档和相关元数据。

该事务序列图见图 6.21。请求消息用于发送患者特定的以一套文档和相关元数据形式表示的医疗信息。元数据使接收方能够程序化地处理消息的内容，而无须理解其中文档的格式和内容。

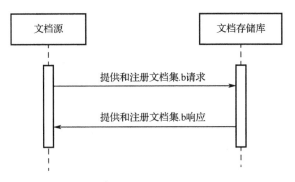

图 6.21 XDS 提供与注册文档集事务序列图

该请求消息需使用 SOAP1.2 和 MTOM/XOP 编码，并以调用 Web Service 接口形式进行传送。

2. 注册文档集 ITI-42

注册文档集（Register Document Set）事务允许文档存储库通过提供有关要注册的每个

文档的元数据来向文档注册中心注册一个或多个文档，该事务序列图见图 6.22。该文档元数据将用于在注册中心创建 XDS 文档条目。文档注册中心在允许文档注册之前确保文档元数据有效。如果一个或多个文档未能通过元数据验证，则注册文档集事务将整体失败。

为了支持复合文档，XDS 文档可以是多部分文档。文档存储库必须将多部分数据集作为"不透明实体"处理。文档存储库不需要分析或处理其大部分结构，也不需要分析或处理 XDS 上下文中任何部分的内容。

该事务还可能包括关联。例如，可以包括关联以用稳定文档条目替换按需文档条目。该事务不能携带按需文档条目，但可用于用稳定文档条目替换按需文档条目。

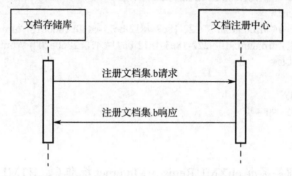

图 6.22　XDS 注册文档集事务序列图

3. 存储查询注册文档 ITI-18

存储查询注册文档（Stored Query Registry Document）事务由文档用户向文档注册中心发出。文档注册中心搜索注册表以查找满足指定查询条件的文档，返回注册表元数据，其中包含满足指定条件的文档条目列表，包括一个或多个文档存储库中每个相应文档的位置和标识符。

在存储查询中，查询的定义存储在文档注册中心中，调用该查询需要传送查询相关联的标识符连同该查询定义的参数。存储查询的好处是无法引入恶意 SQL 事务，并与数据库的具体实现分离。

由文档用户向文档注册中心发起一个查询请求消息，包括返回类型、查询 ID 和查询参数。注册中心匹配查询参数后将匹配结果按照返回类型指定的格式返回查询响应消息。该事务序列图见图 6.23。

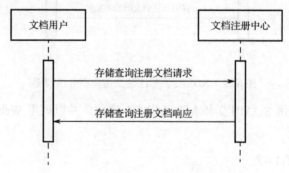

图 6.23　XDS 存储查询注册文档事务序列图

4. 获取文档集 ITI-43

获取文档集（Retrieve Document Set）事务由文档用户发起，文档存储库或按需文档源应返回文档用户指定的文档集，该事务序列图见图 6.24。

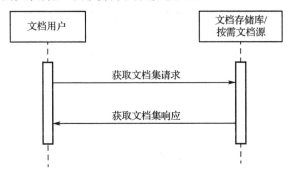

图 6.24　XDS 获取文档集事务序列图

文档用户通过存储查询文档事务获取文档的 uniqueId 和解析 repositoryUniqueId。并生成获取文档集请求消息，其中包括以下信息：必需的 repositoryUniqueId，用于标识要从中检索文档的存储库；必需的 documentUniqueId，用于标识存储库中的文档。如果包含文档 uniqueId 的 XDSDocumentEntry 包含 homeCommunityId 属性，则应指定 homeCommunityId 元素。例如：

```
<RetrieveDocumentSetRequest xmlns="urn:ihe:iti:xds-b:2007">
  <DocumentRequest>
    <RepositoryUniqueId>1.19.6.24.109.42.1.5</RepositoryUniqueId>
    <DocumentUniqueId>1.42.20101110141555.15</DocumentUniqueId>
  </DocumentRequest>
</RetrieveDocumentSetRequest>
```

5. 患者标识信息输入 ITI-8，ITI-44

患者标识信息输入（Patient Identity Feed）事务传送患者标识符和确定的人口统计数据，采用 HL7 V2/V3 ADT 消息传递，该事务序列图见图 6.25。这些数据是在建立、修改或合并患者身份时或者在修改人口统计关键数据的情况下捕获的。其在 XDS 集成模式中的目的是为文档注册中心收集在 XDS 管理域中注册的患者标识。

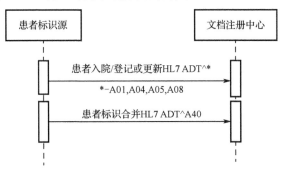

图 6.25　XDS 患者标识信息输入事务序列图

6. 注册按需文档条目 ITI-61

注册按需文档条目（Register On-demand Document Entry）事务由按需文档源用来在文档注册中心注册一个或多个按需文档条目，该事务序列图见图6.26。

该事务可能包括关联。例如，包括关联以用新的按需文档条目替换旧的按需文档条目、用按需文档条目替换稳定文档条目，或者将按需文档条目添加到文件夹。

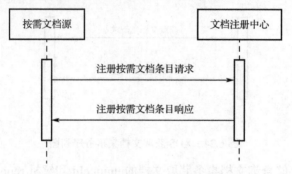

图6.26 XDS 注册按需文档条目事务序列图

习题 6

1. 什么是 IHE 的角色（Actor）、事务（Transaction）和集成模式（Integration Profile）？
2. IHE 的领域有哪些？放射学领域有哪些主要的集成模式？
3. 什么是互操作性？什么是医嘱两级分解模板，它对 IHE 互操作性有何作用？
4. RIS 接收 HIS 的检查申请并预约为设备的工作列表，需要实现 SWF 的哪些角色和事务？如何实现？
5. XDS 的角色与事务有哪些？XDS 的技术特点是什么？
6. 什么是元数据？如何用 ebXML 对象表示元数据对象？
7. XDS 定义了哪些存储查询？如何通过存储查询注册文档事务来实现查询？

参考文献

[1] 李小华. 医疗卫生信息标准化技术与应用[M]. 北京：人民卫生出版社，2016.

[2] Tim Benson, Grahame Grieve. Principles of Health Interoperability [M]. 3rd Edition. NewYork: Springer, 2016.

[3] ACC, HIMSS and RSNA. 医疗健康信息集成规范[M]. 梁铭会，等，译. 北京：北京大学医学出版社，2008.

[4] HL7 Organization. 医疗健康信息传输与交换标准 V2.4[S]. 梁铭会，等，译. 北京：北京大学医学出版社，2007.

[5] Digital Imaging and communication of Medicine[S/OL]. https://www.dicom standard.org.

[6] Integrating the Healthcare Enterprise. IHE Radiology (RAD) Technical Frame work [OL]. 2023.6. https://www.ihe.net/uploadedFiles/Documents/Radiology/IHE_RAD_TF_Vol1.pdf.

[7] 刘伟，胡志刚. C#设计模式[M]. 2 版. 北京：清华大学出版社，2018.

参考文献

[1] 冈野原大辅. 于振海, 译. 深度学习[M]. 北京: 人民邮电出版社, 2019.

[2] Jun Yamao, Cristiano. One of Principles of High's Interoperability[M]. 3rd Edition. Newyork: Springer 2010.

[3] APC, HMSL and ESNA. 工业机器人的检测与校准[M]. 范春玉, 李梁, 陈辉, 译. 北京: 机械工业出版社, 2006.

[4] 田志. 刘燕德. 基于图像识别的水果自动分拣系统[D]. 华东交通大学, 华东交通大学, 2007.

[5] Daniel Burges and Communication of Methods[PDF]. http://www.library.standard.org.

[6] Integrating the Healthcare Enterprise IHE Radiology(RAD)Technical Framework[OL]. 2020. http://www.ihe.net/Technical_Framework/index.html/IHE_RAD_TF_Vol.ohe.

[7] 余亮, 姜勇刚. 深度学习实践[M]. 北京: 机械工业出版社, 2017.